Erste Hilfe im Polizei-Einsatz

Maßnahmen nach C-ABCDE-Schema

Ein Handbuch für Polizei, Bundespolizei,
Zoll und Sicherheitsdienste

Carsten Roelecke / Britta Voller

2., komplett überarbeitete und erweiterte Auflage

S+K

Verlagsgesellschaft Stumpf + Kossendey mbH, Edewecht · 2018

Anmerkungen des Verlags
Die Autoren und der Verlag haben höchste Sorgfalt hinsichtlich der Angaben von Therapie-Richtlinien, Versorgungsmaßnahmen oder Gesetzen aufgewendet. Für versehentliche falsche Angaben übernehmen sie keine Haftung. Da die gesetzlichen Bestimmungen und wissenschaftlich begründeten Empfehlungen einer ständigen Veränderung unterworfen sind, ist der Benutzer aufgefordert, die aktuell gültigen Richtlinien anhand der Literatur und der medizinischen Fachinformationen zu überprüfen und sich entsprechend zu verhalten. Die Durchführung der hier genannten Maßnahmen als auch eine durch eine Fehlinterpretation verursachte Schädigung des Patienten liegen in der Verantwortung des Ersthelfers.
Die Angaben von Handelsnamen, Warenbezeichnungen etc. ohne die besondere Kennzeichnung ®/TM/© bedeuten keinesfalls, dass diese im Sinne des Gesetzgebers als frei anzusehen wären und entsprechend benutzt werden könnten.
Der Text und/oder das Literaturverzeichnis enthalten Links zu externen Webseiten Dritter, auf deren Inhalt der Verlag keinen Einfluss hat. Deshalb kann er für diese fremden Inhalte auch keine Gewähr übernehmen. Für die Inhalte der verlinkten Seiten ist stets der jeweilige Anbieter oder Betreiber der Seite verantwortlich.
Aus Gründen der Lesbarkeit ist in diesem Buch meist die männliche Sprachform gewählt worden. Alle personenbezogenen Angaben gelten jedoch stets für jedes beliebige Geschlecht.

Bibliografische Information der Deutschen Nationalbibliothek
Die Deutsche Nationalbibliothek verzeichnet diese Publikation in der Deutschen Nationalbibliografie; detaillierte bibliografische Daten sind im Internet über http://dnb.dnb.de abrufbar.

Umschlagbild: Adobe Stock (Hintergrund); R. Roelecke, Bremen;
Druck: mediaprint solutions GmbH, 33100 Paderborn
(Nachdruck 2021)

ISBN 978-3-943174-95-3

Erste Hilfe im Polizei-Einsatz

Maßnahmen nach C-ABCDE-Schema

Inhalt

Abkürzungen

ACLS	Advanced Cardiac Life Support (erweiterte Reanimationsmaßnahmen)
AED	Automatisierte Externe Defibrillation
AIDS	Acquired Immune Deficiency Syndrome (= erworbenes Immunschwächesyndrom)
BAuA	Bundesamt für Arbeitsschutz und Arbeitsmedizin
BOS	Behörden und Organisationen mit Sicherheitsaufgaben
BZ	Blutzucker
CO	Kohlenmonoxid
CPR	Cardiopulmonary Resuscitation (= Herz-Lungen-Wiederbelebung)
dl	Deziliter
DMS	Durchblutung, Motorik und Sensorik
EDD/LZ	Einsatzdauerdienst/Lagezentrum
EKG	Elektrokardiogramm
ERC	European Resuscitation Council (= europäischer Rat für Wiederbelebung)
FustKW	Funkstreifenwagen
GGSK	Größere Gefahren- und Schadenslagen, Katastrophen
GRC	German Resuscitation Council (= deutscher Rat für Wiederbelebung)
HBV	Hepatitis-B-Virus
HCV	Hepatitis-C-Virus
HIV	Human Immunodeficiency Virus (= Humanes Immundefizienz-Virus)
ITLS®	International Trauma Life Support (Kurskonzept zur Traumaversorgung)
Kfz	Kraftfahrzeug
KG	Körpergewicht
KSA	Körperschutzausstattung
mg	Milligramm
min	Minute(n)
Mio.	Million(en)
mmHg	Millimeter Quecksilbersäule

NEF	Notarzteinsatzfahrzeug
PA	Positional Asphyxia (= lagebedingter Erstickungstod)
PHT	plötzlicher Herztod
PHTLS®	Pre Hospital Trauma Life Support (Kurskonzept zur Traumaversorgung)
PVB	Polizeivollzugsbeamter
RD	Rettungsdienst
ReCap	Rekapillarisierungszeit
RTH	Rettungshubschrauber
ROSC	Rescued on Scene/Return of Spantaneous Circulation (= Wiederkehr des Spontankreislaufes)
SCA	Sudden Cardiac Arrest (= Herzinfarkt)
sec	Sekunde(n)
SI	Système international d'unités (= internationales Einheitensystem)
SRS	Supplemental Restraint System (= ergänzendes Rückhaltesystem in Fahrzeugen)
StGB	Strafgesetzbuch
TCCC	Tactical Combat Casualty Care (= Verwundetenversorgung im Gefecht)
TECC	Tactical Emergency Casualty Care (= taktische Notfallversorgung in Bedrohungslagen)
TIA	transitorisch-ischämische Attacke
UN	United Nations (= Vereinte Nationen)
USBV	Unkonventionelle Spreng- oder Brandvorrichtung
UZwG	Gesetz über den unmittelbaren Zwang bei Ausübung öffentlicher Gewalt durch Vollzugsbeamte des Bundes
WASB	Wach – auf Ansprache – Schmerz – Bewusstlos (Schema zur Einstufung der Bewusstseinslage)
ZNS	Zentrales Nervensystem

Vorwort

Für Polizeibeamte und Sicherheitsbedienstete kommt der Ersten Hilfe eine besondere Bedeutung zu. Nicht nur, weil sie als Privatpersonen in Notfallsituationen geraten können – gerade auch in Ausübung ihres Dienstes sind sie in erhöhtem Maße zur Hilfeleistung verpflichtet und kommen häufiger als andere Menschen mit Notfällen in Kontakt.

Dabei ist Erste Hilfe ein anerkannter Bestandteil einer jeden Ausbildung für Tätigkeiten im Bereich der Sicherheit, wenngleich es aber lange Zeit dafür noch keine speziellen Ausbildungsmaterialien gab. Und häufig wird genau die polizeiliche Dimension in einem Standard-Erste-Hilfe-Kurs nicht gewürdigt, und es bleiben gerade die Fragen offen, die besonders interessant sind: Wie wird eine Messerstichverletzung am Oberkörper adäquat behandelt? Was ist bei einer Schussverletzung zu tun? Und wie überträgt sich eigentlich Hepatitis B? Auch diese Fragen will das vorliegende Erste-Hilfe-Buch speziell für Polizei und Sicherheitsdienste beantworten. Als Lehrbuch und Nachschlagewerk zugleich soll es seinen Platz in der Ausbildung, an den Polizeiwachen und zu Hause finden und so immer griffbereit zur Seite stehen. Hierbei orientiert es sich an den neuesten Standards im Rettungsdienst, dem sog. C-ABCDE-Schema. Dieses werden wir Ihnen in den folgenden Kapiteln näher erläutern und Sie werden sehen, dass es eine einfache und schnelle Möglichkeit ist, auf medizinische Notfälle adäquat zu reagieren.

Nutzen Sie die Gelegenheit und vervollständigen Sie Ihr Wissen, frischen Sie es wieder auf und lernen Sie die grundlegenden Maßnahmen. Eine Teilnahme an einem Erste-Hilfe-Kurs können wir an dieser Stelle sehr empfehlen, denn selten angewandtes Wissen gerät schnell in Vergessenheit und das Trainieren der praktischen Maßnahmen unter Anleitung wird Ihnen eine große (Handlungs-)Sicherheit für den Ernstfall geben können. Wir wünschen Ihnen viel Erfolg!

Carsten Roelecke und Britta Voller

Geleitwort

Notfälle erfordern ein schnelles und sicheres Handeln nach standardisierten und aktuellen medizinischen Empfehlungen. Hierbei hat sich weltweit besonders das ABCDE-Prinzip bewährt. Es ist bereits vielerorts die Grundlage neuester notfallmedizinischer Ausbildungen für professionelle Helfer. Als eines der ersten übernimmt dieses Buch dieses System der strukturierten Erstversorgung auch in der Ausbildung von Laienhelfern. Damit wird die Grundlage geschaffen, einen engen Schulterschluss zwischen Ersthelfern und dem professionellen Rettungsdienst herzustellen.

Der Stellenwert der Ersten Hilfe wird häufig vernachlässigt und vielen erst dann deutlich, wenn sie selbst von einem Notfall betroffen und auf Hilfe angewiesen sind. Aber gerade der aktuelle gesellschaftliche Wandel zeigt deutlich auf, wie wichtig sie ist und in Zukunft noch werden wird. Steigende Einsatzzahlen, u.a. mit immer mehr gewaltbereiten Beteiligten, stellen die BOS und Sicherheitsdienste bereits heute vor erhebliche Herausforderungen. Personell und strukturell kann es zu Engpässen in der Versorgung Verletzter kommen. Gerade dann kommt es auf jeden Einzelnen an und ist die gute Zusammenarbeit aller Beteiligten nach standardisierten Vorgehensweisen unerlässlich.

Bleiben Sie neugierig und aktualisieren Sie regelmäßig Ihre bereits erlernten Erste-Hilfe-Kenntnisse. Vertiefen Sie dies mit zusätzlichen Informationen aus diesem Buch, das auch spezielle Fragen von Polizei und Sicherheitsdiensten beantwortet. Sie werden sehen, wie einfach sich Erste Hilfe anwenden lässt. Seien Sie damit gewappnet für Notfälle im Berufs- und Privatleben.

Mario Biewald
(Notfallsanitäter im Rettungsdienst)

1 Fast Reader

Das polizeiliche Handeln im Alltag ist geprägt durch ständigen Kontakt mit der Bevölkerung, aber auch anlassabhängig durch zunehmend brutale, u.U. auch bewaffnete Auseinandersetzungen mit dem polizeilichen Gegenüber.

Insbesondere im Falle körperlicher und/oder gar bewaffneter Auseinandersetzungen, und erst recht in polizeilichen Einsatzanlässen, wie sogenannten unfriedlichen demonstrativen Aktionen (UDA-Lagen) im Rahmen politischer Demonstrationen oder Fußballfan-Begleitungen, aber auch in einzeldienstlichen Anlässen kommt es immer wieder zu Verletzungen und unterschiedlichen Notfallsituationen bei allen Beteiligten – sogar erkennbar gekennzeichnete Sanitäter der Polizei und des Rettungsdienstes werden angegriffen. Auch außerhalb der Dienstzeit und im Verlauf von An-/Ab- und Dienstreisen kann es jederzeit zu Notfallsituationen kommen, in denen Polizisten und Sicherheitsbedienstete durch das Treffen von den richtigen Maßnahmen zum richtigen Zeitpunkt Leben retten können.

Der Polizeivollzugsbeamte sieht sich daher einem sehr breiten und im höchsten Maße verantwortungsvollen Tätigkeitsbereich ausgesetzt, dem er einzig durch regelmäßige, ständige Aus- und Fortbildung gewachsen ist. Eigeninitiative zusammen mit diesen erworbenen Kenntnissen erlauben es dem »PVB als Ersthelfer«, einfache, schnelle und effektive Maßnahmen mit dem Material zu ergreifen, das tatsächlich zur Verfügung steht. Regionale bzw. dienststellenspezifische Unterschiede in der konkreten Ausstattung sind dabei zunächst zweitrangig. Im Mittelpunkt stehen vielmehr der Erwerb und die Aufrechterhaltung von Handlungskompetenz durch stets gleiche (buchstabenbasierte) Versorgungsschemata, die nur durch Training verinnerlicht werden können. Die Übungshäufigkeit einer Maßnahme bestimmt dabei den Grad der Verinnerlichung – auch und insbesondere unter Stress.

Im Alltag sind diverse Erkrankungen und viele Notfallsituationen denkbar, in denen sich ein Polizeivollzugsbeamter jederzeit wiederfinden kann: Von Verletzungsbildern wie der einfachen Schnittwunde bis hin zum komplexen Verkehrsunfallgeschehen, von Durchfallepidemien in Großeinsätzen, über stumpfe/penetrierende Traumata inkl. Messerstich- und Schussverletzungen bis hin zum »nur« gestürzten Kollegen oder auch Mitbürger ist alles möglich. Das polizeiliche Handeln als Ersthelfer erfordert daher regelmäßiges und dem Arbeitsumfeld konkret angepasstes Training mit dem Ziel, die Polizeivollzugsbeamten zu professioneller Arbeit und einem Höchstmaß an Qualifikation zu befähigen.

Dieses Kapitel bietet im Rahmen eines Fast Readers allen Ersthelfern Anhalt, Hilfe und Erläuterung, um im Notfall zu wissen, was prioritär zu behandeln ist.

1.1 Einführung in die Erste Hilfe

Die Ausbildung in Deutschland im Bereich »Erste Hilfe« wird durch die Bundesarbeitsgemeinschaft Erste Hilfe (BAGEH) inhaltlich, materiell und fachlich empfohlen. Die Hilfsorganisationen und mittlerweile auch andere Anbieter sind auf diesem Markt präsent. Grundsätzlich zielt das Gesamtkonzept der Ausbildung in Erster Hilfe auf ein »ziviles« Setting ab und bildet das erste Glied der Rettungskette, um die Zeit bis zum Eintreffen professioneller Hilfe zu überbrücken. Diese Ausbildung entspricht zurzeit einem Zeitansatz von 9 Stunden und basiert grundsätzlich auf einer generellen Hilfsfrist der Rettungsdienste von bis zu 15 Minuten. Die Lehre der Ersten Hilfe soll den Anwender dazu befähigen, einfache Techniken im überschaubaren zivilen, bedrohungsfreien Bereich anzuwenden, bis ärztliche bzw. rettungsdienstliche Hilfe innerhalb von wenigen Minuten eintrifft.

Grundsätzlich gilt, dass die eigene Sicherheit an der Einsatzstelle möglichst gewährleistet sein sollte!

Die Rahmenbedingungen, unter denen die Ausbildung der Ersten Hilfe steht, sind primär auf die inländische Infrastruktur und die Versorgungseinrichtungen vor Ort ausgerichtet. Der handelsübliche Verbandkasten und einfache Maßnahmen stehen dem Ersthelfer zur Verfügung. Die Prinzipien und Verfahren im Inland sind sinnvollerweise sowohl an die Situation im Rettungsdienst als auch an die zu erwartenden Patientenpopulationen bzw. Notfallbilder angepasst. Dies betrifft kurze Versorgungs- und Transportzeiten sowie die Tatsache, dass das Personal im Rettungsdienst fachlich hochqualifiziert und in der Lage ist, auch invasive Maßnahmen auszuführen.

International zertifizierte Lehrgangsformate, wie das PHTLS®, ITLS® oder Traumamanagement® haben dabei im präklinischen bzw. rettungsdienstlichen Bereich Einzug gehalten, und insbesondere die Notaufnahmeeinrichtungen der Krankenhäuser (Schockräume) arbeiten schon seit Ende der 1990er Jahre mit einem buchstabengestützten Versorgungs- und Übergabesystem nach dem sogenannten ABCDE-Schema. Die Buchstaben stehen dabei für die einzelnen Schritte einer prioritätenorientierten Behandlungsreihenfolge nach dem Grundsatz »Behandle zuerst, was zuerst tötet!«. Das Schema umfasst im Einzelnen:

A	Airway	►	Atemweg
B	Breathing	►	Beatmung/Belüftung
C	Circulation	►	Zirkulation/Kreislauf
D	Disability	►	Defizite, neurologisch
E	Expose/ Environment	►	Entkleiden/erweiterte Untersuchung/Erhalt von Körperwärme/Entscheiden.

1.2 Einführung in die Taktische Medizin

Bei polizeilichen Einsatzlagen bzw. bei der notfallmedizinischen Versorgung in Situationen unter Bedrohung müssen u.U. aufgrund der konkreten Lage die Zwangsmittelwirkung (n. UZwG) *und nachgeordnet* die schnellstmögliche Erstversorgung unmittelbar aufeinanderfolgend stattfinden. Eine Ausnahme stellen dabei komplexe Großlagen mit aktiven Tätern dar, da in diesem Falle zunächst einzig das Unterbinden der Täterhandlung im Vordergrund steht. Die Komplexität der gebotenen Aktionen in (polizeilich-)taktischer Hinsicht, verbunden mit zum gegebenen Zeitpunkt und Ort folgenden Maßnahmen der Selbst-/Erstversorgung von lebensbedrohlichen Verletzungen erfordern Ausstattung, Ausbildung, taktisches Verständnis, regelmäßige Fortbildung und Training.

Im Unterschied zum Regelalltag in Deutschland mit seinem sehr guten Rettungsdienstsystem ergibt sich in einer bewaffneten Auseinandersetzung, einer Bedrohungslage, oder ganz abstrakt in einer für den Rettungsdienst aktuell nicht sicheren (und zunächst auch nicht beherrschbaren Lage) die Situation, dass sich der Polizeivollzugsbeamte möglicherweise in einer »Zugleichfunktion« als gefahrenabwehrend, strafverfolgend und/oder hilfeleistungspflichtig wiederfinden kann, denn eine rettungsdienstliche Versorgung ist zumindest temporär nicht (rechtzeitig) verfügbar.

Aus diesem Grund wurden schon seit 2012 zunehmend Ausstattungs- und Ausbildungskonzepte bei den Polizeibehörden des Bundes und der Länder entwickelt, welche diesem »Versorgungsnotstand« jedes einzelnen Polizeivollzugsbeamten Rechnung tragen sollen. Besondere Hilfsmittel, wie ein *Tourniquet* (Tourniquets sind einhändig bedienbare, industriell gefertigte Geräte zur Abbindung bei Extremitätenblutungen) oder *Spezial-Verbandstoffe*, waren bisher in der allgemeinen Erste-Hilfe-Ausstattung der Polizei nicht vorgesehen – und somit auch nicht in der alltäglichen »Mannausstattung« von Polizeivollzugsbeamten.

Seit den Erfahrungen der jüngsten Amokläufe und Terroranschläge haben die Bundes- und Landesbehörden jedoch reagiert. Auch das für die Entwicklung der Leitlinien zur Wiederbelebung in Europa zuständige European Resuscitation Council (ERC) und der deutsche Ableger davon – das GRC – haben ihre Guidelines 2015 dahingehend erweitert, dass zuweilen »untersagte« Techniken wie die Abbindung wieder Einzug in die nationalen Guidelines gehalten haben. 2015 haben das ERC sowie das GRC die Tourniquet-Nutzung, Spezialbandagen und Hämostyptika (Blutstillungsmittel) in ihre Guidelines aufgenommen (s. https://cprguidelines.eu).

Tourniquets und Spezialkompressionsverbandmittel sind nicht nur im Rettungsdienst seit einiger Zeit zunehmend verbreitet, sondern auch schon in vielerlei anderen Anwendungsgebieten anzutreffen (Outdoor- und Survivalmedizin, Motorrad-, Kletter-, Wasser-, Schießsport u.v.m.).

Auch die Bundeswehr, der Zoll oder Polizeibehörden des Bundes und der Länder führen diese ein oder haben diese bereits erfolgreich in die persönliche Ausstattung aufgenommen. Dabei hat insbesondere die Bundeswehr mit der Einführung der »Taktischen Verwundetenversorgung (TVV)« frühzeitig einen großen Schritt in Richtung Effizienz getan (vgl. u.a. Hoßfeld et al. 2015, Kleber et al. 2013, Mahler et al. 2015, TREMA e.V. 2013).

In den kriegerischen Auseinandersetzungen der letzten Jahrzehnte – begonnen mit den militärischen Erfahrungen aus den sogenannten Golfkriegen über die Auslandseinsätze der europäischen Streitkräfte (und Polizeibehörden) bis hin zu den jüngsten erschreckenden Terroranschlägen – hat sich herausgestellt, dass es weltweit in bewaffneten Konflikten eine durch Studien belegbare Anzahl an sogenannten vermeidbaren Todesursachen (rund 10 % aller Todesursachen in bewaffneten Konflikten) gibt, von denen der *Tod durch Verbluten* an erster Stelle steht (vgl. Champion et al. 2003, Hetz 2006, Lieber/Willy 2009):

»Eine Analyse der Verletzungsmuster von über 4.500 Gefallenen der jüngsten Kriege hat gezeigt, dass knapp ein Viertel der präklinischen Todesfälle vermeidbar gewesen wäre. Mit 91 % war Verblutung die bei Weitem häufigste Todesursache, wobei 67 % dieser fatalen Blutungen am Körperstamm, 19 % an den Übergangszonen (›junctional injury‹) und 14 %

an den Extremitäten lokalisiert waren. Eine rasche und sichere Blutungskontrolle stellt somit die mit Abstand effektivste Maßnahme zur Senkung der Mortalität waffenassoziierter Verletzungen dar« (Engelhardt/Elias 2017; Originalstudie vgl. Eastridge et al. 2012: S431–S437).

An zweiter Stelle ist hier die penetrierende Lungenverletzung (sog. Spannungspneumothorax) durch Schuss-, Stich- oder Schrapnellverletzung zu nennen, welche unversorgt zum Tod führen kann. An dritter Position folgt schließlich die Verlegung der Atemwege zum Beispiel durch die Zun-

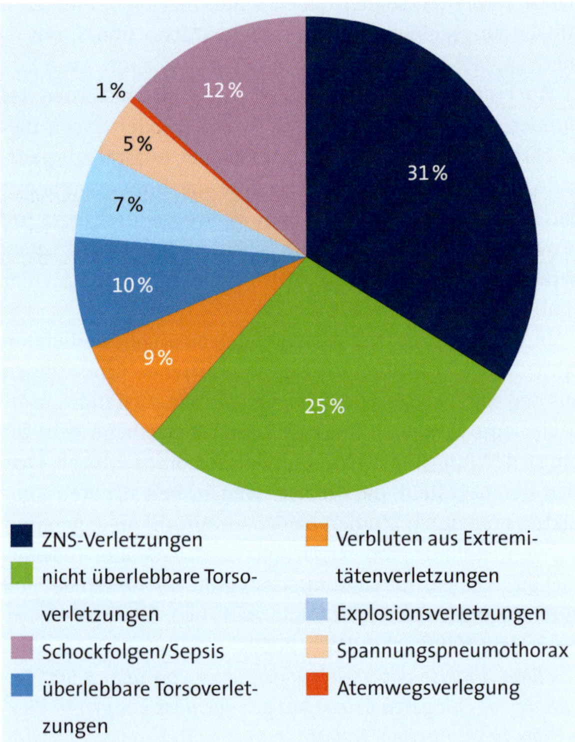

Abb. 1 ▶ Todesursachen auf dem Gefechtsfeld und nach Aufnahme in eine sanitätsdienstliche Einrichtung (vgl. Champion et al. 2003: S16)

ge, die bewusstlosen Patienten insbesondere in Rückenlage durch erloschene Schutzreflexe droht und unbehandelt zum Tod durch Ersticken führt.

Es gibt »vermeidbare Todesursachen« in (bewaffneten) Konflikten – auf Rang 1 steht dabei die kritische Blutung (das »kritische C« – englisch »Critical Bleeding«).

Um die genannten vermeidbaren Todesursachen

- in solchen Lagen
- effektiv vom Moment des Verletzungseintritts
- bis zur Übergabe an medizinisches Fachpersonal

behandeln zu können, wurde die Lehre des Tactical Combat Casualty Care (TCCC, militärisch) und des Tactical Emergency Casualty Care (TECC, zivil) international oftmals übernommen und in abgewandelter Form nunmehr auch für das zivile Versorgungssystem angepasst. Grund dafür: Betrachtet man die inländische Rettungsdiensterfahrung im Bereich Trauma (vgl. TraumaRegister DGU®), so deckt sich diese weitgehend mit der Erfahrung hinsichtlich vermeidbarer Todesursachen durch Trauma beim Militär weltweit. Die Gefahr, insbesondere in den ersten 60 Minuten nach einer Verletzung infolge einer kritischen Blutung zu versterben, ist bereits im Regelrettungsdienst- und Krankenhaussystem in Deutschland durchaus konkret (vgl. TraumaRegister DGU®).

Umso wichtiger erscheint es, dass einfachste Erste-Hilfe-Maßnahmen, wie z.B. das richtige Abbinden der Extremitäten oder aber zumindest die sofortige Kompression der Blutung mit der nachfolgenden Anlage eines Spezial-/Druckverbands, so einfach wie zielführend sein können, sofern Ersthelfer – insbesondere Waffenträger – grundsätzlich korrekt (d.h. praktisch, effizient und realitätsnah) ausgebildet werden, bestenfalls sogar in regelhaften zeitlichen Abständen.

Ausgehend davon, dass in Hochstresslagen – nichts anderes sind Lagen, in denen Schuss-, Hieb- und Stichwaffen zum Einsatz kommen und eine Gefahr für das eigene Leben besteht – in der Regel niemand einen Kfz-Verbandkasten mit sich führt, bleibt den eingesetzten Beamten neben ihrer Ausbildung nur ihre Ausstattung »am Mann«!

Damit steht und fällt das gesamte Konzept zur Bekämpfung vermeidbarer Todesursachen vor Ort und unmittelbar, nachdem die Verletzung stattgefunden hat. Was die eingesetzten Kräfte nicht »am Mann« tragen, wird in der Lage sicher fehlen. Das heißt, das Konzept funktioniert nur mit einer adäquaten Mannausstattung.

Bedrohungsphasen: Man spricht im TCCC/TECC von drei verschiedenen Versorgungsphasen, die sich jeweils an der konkreten Bedrohungssituation orientieren.

Tab. 1 ▶ Bedrohungsphasen im TCCC/TECC

Versorgung unter **konkreter Bedrohung**	z.B. unter Beschuss
Versorgung unter **abstrakter Bedrohung**	im Augenblick der Beurteilung keine Bedrohung erkennbar – diese kann aber sofort und jederzeit wieder entstehen
Versorgung im **gesicherten Bereich**	Bedrohung ausgeschlossen

Diese Dreiteilung von Phasen kann problemlos auch auf polizeiliche und auch zivile Situationen angepasst und übertragen werden: Die erforderliche Hilfeleistung bei einer unfriedlichen demonstrativen Lage (UDA-Lage) oder ersteintreffend bei einem Verkehrsunfall mit noch fließendem Verkehr auf einer Autobahn ist ebenso gefahrenträchtig oder »bedrohlich« für alle eingesetzten Kräfte.

Problem: In der polizeilichen Bedrohungslage kann bzw. darf der Rettungsdienst grundsätzlich nicht bis zu den Patienten vordringen.

Die Erfahrungen aus bisherigen Terrorlagen wie auch Fällen von Amok-Einsätzen in Deutschland zeigen, dass eine rettungsdienstliche Versorgungsqualität grundsätzlich immer schnellstmöglich angestrebt, aber in solchen konkreten Lagen nicht immer tatsächlich zeitnah zu gewährleisten ist:

Die gesetzliche Hilfsfrist kann in solchen Lagen meist nicht aufrechterhalten werden.

Somit bleibt einzig das bereits eingesetzte polizeiliche Personal, das zum gegebenen Zeitpunkt lebensrettende Sofortmaßnahmen treffen kann – an eigenen Kräften wie auch an anderen Personen. Dazu gilt der Lehrsatz:

»Treffe die medizinisch richtige Maßnahme zum taktisch korrekten Zeitpunkt, denn die medizinisch richtige Maßnahme zum taktisch falschen Zeitpunkt verursacht zusätzliche Verletzte.«

Schlimmstenfalls kann die theoretisch korrekte Vorgehensweise nach Lehrmeinung der bekannten Ersten-Hilfe-Ausbildung in einer polizeilichen (Bedrohungs-)Lage eine Verschlechterung des Zustands des Verletzten und insbesondere eine unverantwortliche Gefährdung des Helfers/Dritter bewirken: u.U. Lebensgefahr für den Verletzten und den oder die Helfer.

Es muss an dieser Stelle deutlich gemacht werden, dass das polizeitaktische Vorgehen in solchen Lagen grundsätzlich zunächst einzig darauf ausgerichtet ist, die Bedrohung zu neutralisieren. Erst zeitlich versetzt kann und darf eine Versorgung Verletzter erfolgen. Wird ein Polizeibeamter in der laufenden Lage verletzt, ist dieser somit gezwungen, sich zunächst – soweit handlungsfähig – selbst zu versorgen.

1.3 Kurzeinführung in die Bearbeitung medizinischer Notfälle

▶ Erster Schritt – Beurteilung der Lage

- Sicherheit an der Einsatzstelle vorhanden?
- Gefahren an der Einsatzstelle für Personen, Sachwerte, Tiere, Natur o. Ä.?
- Sogenannte Lage auf Sicht (während man die Szenerie beobachtet)?
- Patientenanzahl ermitteln/Personal ausreichend?
- Raum, Zeit, Wetter mit in die Beurteilung einbeziehen.
- Fachkräfte erforderlich (RD/Feuerwehr) etc.?
- Falls möglich, Unfallmechanismus/Erkrankungsursache ermitteln und in der Übergabe dem Rettungsdienst schildern.

Die 10-Sekunden-Regel kann hier hilfreich sein:

Kurz für 10 Sekunden Struktur entwickeln – im Team kommunizieren, was *jetzt sofort* nötig ist, und Aufgaben zuweisen, um dann 10 Minuten zielgerichtet arbeiten zu können.

▶ Beachten Sie stets die eigene Lage

- Eigensicherung!
- Anlegen notwendiger eigener Schutzkleidung!
- Position von Warnweste, Feuerlöscher, Gurtmesser und Warndreieck in Ihrem Kfz sollte Ihnen unbedingt vertraut sein.

▶ Ziele und Inhalte der C-ABCDE-Versorgung

- schnellstmögliche Beurteilung des Patienten
- sofortige Behandlung lebensbedrohlicher Probleme gemäß C-ABCDE,

insbesondere eines oder mehrerer sog. kritischer **C**-Probleme (Massivblutungen), welche **sofort** versorgt werden müssen; d.h. dass eine solche Blutungsbekämpfung stets allen anderen Maßnahmen vorangeht – deswegen **C**-ABCDE
- bei ansprechbaren Patienten in kürzester Zeit durchführbar
- bei nicht ansprechbaren Patienten innerhalb von 60 – 90 sec.

Die erhobenen Informationen dienen der Klärung

- Ist der Zustand lebensbedrohlich? Beispiele:
  - Veränderter Bewusstseinsstatus?
  - Verlegte Atemwege?
  - Sichtbare und massive Extremitätenblutung?
  - Unzureichende/fehlende Atmung?
  - Unzureichender Kreislauf/Schockzeichen?
  - Kann sich eine solche Störung zeitnah entwickeln?
  - Kann der Patient ein Wirbelsäulentrauma erlitten haben?

Grundsätzliche Herangehensweise

- Liegt der Patient, so knien Sie sich zu ihm auf Höhe seines Beckens (Eigensicherung beachten).
- Patienten immer erst ansprechen und zuerst an einer Hand berühren (Hand greifen)
- Kontrolle der Vitalzeichen ABC(DE) – offensichtliche bzw. erkannte kritische Blutungen (kritisches **C**-Problem), z.B. an den Extremitäten, werden **sofort** versorgt, danach folgt
- bei Bewusstlosigkeit → Verfahren gem. Schema ABCDE
- bei ansprechbarem Patient: durch Händedruck/ Handhalten Informationen gewinnen (z.B. Tempe-

ratur, trocken/feucht, Drücken der Hände auf Aufforderung möglich etc.)

- bei ansprechbarem Patient: wenn Sie die Maßnahme beherrschen, Pulse tasten, ansonsten Rekapillarisierung(-szeit) prüfen (s. Kap. 1.4.1)
- Bodycheck/Ganzkörperuntersuchung bei Verdacht auf Trauma
- Gespräch und Beistand – Patientenbeobachtung
- Stimmlage, Ängste, Gerüche etc.?

1.4 Vorgehen nach C-ABCDE

Das Vorgehen nach C-ABCDE folgt dem in Abbildung 2 dargestellten Verlauf.

Dabei muss erkannt werden, ob ein Patient »kritisch« ist. Anzeichen sind:

C – Critical Bleeding

- sichtbar große Menge Blutes, laufender oder gar spritzender Blutfluss an den Extremitäten
- Rekapillarisierungszeit länger als 2 sec (s. Kap. 1.4.1)

A – Atemweg

- bewusstloser Patient (ggf. mit Helm) in Rückenlage, Blaufärbung
- verlegter Atemweg durch Fremdkörper oder Flüssigkeiten
- anschwellender Atemweg nach Insektenstich oder Rauch-/Reizgasinhalation

B – Belüftung/Beatmung

- Atemstillstand trotz überstreckten Kopfes
- akute bzw. zunehmende Atemnot (Erkrankung, Gifte, Trauma, lagebedingter Erstickungstod [= Positional Asphyxia, PA-Phänomen])
- Schuss-/Stich-/Splitterverletzung des Brustkorbs

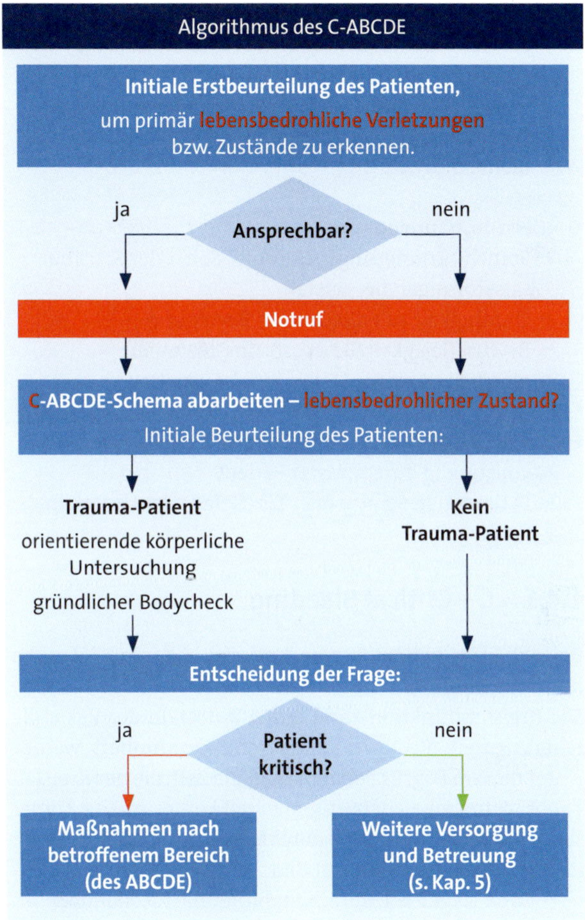

Abb. 2 ▶ Vorgehen nach C-ABCDE

C – Circulation

- Schockzeichen: Blässe, kalter Schweiß, ReCap > 2 sec
- schwach tastbarer/schneller Puls, Zyanose (Blaufärbung der Lippen, Fingerkuppen)
- massiv anschwellende Extremitäten nach Trauma, verhärtete Bauchdecke nach Trauma, ggf. Prellmarken

- Unruhe, Angstzustände, schneller flacher Puls, akuter Herzschmerz hinter dem Brustbein mit Ausstrahlung und/oder Druckgefühl
- Verbrennungsverletzung (Flächenschätzung – hoher Flüssigkeitsverlust und damit Kreislaufprobleme möglich)

D – Defizite, neurologische

- Sprach-, Erinnerungs-, Gefühls-, Seh- oder Sensibilitätsstörungen bis -ausfall
- Unfähigkeit zu willkürlicher Bewegung
- Bewusstlosigkeit/Bewusstseinsstörungen
- plötzliche Apathie (Teilnahmslosigkeit)

E – Entkleiden/Erhalt von Körperwärme/Entscheiden

- vollständig durchnässter Patient
- Patienten in Schnee oder Eis (Gefahr der Unterkühlung!)

1.4.1 C – Critical Bleeding

Besteht beim Patienten eine kritische, d.h. akut lebensbedrohliche Blutung?
Die Kreislauffunktion kann durch Ermitteln der Rekapillarisierungszeit (ReCap/capillary refill) kontrolliert werden. Unter diesem Begriff versteht man die Zeit, die der Kreislauf benötigt, um eine kurzzeitig manuell komprimierte Körperstelle (Gewebe) wieder zu durchbluten, also die Kapillargefäße im Gewebe wieder mit Blut zu füllen.

- **Orte:** Nagelbett, Stirn, Handinnenfläche oder über dem Brustbein
- **Vorgehen:** Kompression der benannten Hautstellen für 2 Sekunden (Farbe verändert sich von rosig zu weißlich), danach Loslassen der komprimierten Stelle
- **Ziel:** Farbe sollte sich in maximal 2 Sekunden von weißlich wieder zu rosig entwickeln
- **Ergebnis:** Färbt sich die komprimierte Hautpartie in maximal 2 Sekunden wieder, so ist das ein Anzei-

chen für einen zunächst noch nicht kritischen Blutdruck – der Patient befindet sich (noch) nicht im Kreislaufschock.
Benötigt die Färbung und somit Füllung der Kapillaren jedoch mehr als 2 Sekunden, so muss davon ausgegangen werden, dass ein Schockgeschehen bereits eingetreten ist (Herzfrequenz steigt, Blutdruck sinkt) und daher eine effiziente Durchblutung des gesamten Körpers nicht mehr gewährleistet ist. Dieser Zustand bedeutet Lebensgefahr!

Achtung: Unterkühlung, Kälte, Nagellack verfälschen bzw. verhindern das Ergebnis an den Fingern in Einzelfällen – daher beim ReCap stets an verschiedene Orte denken, z.B. Handinnenfläche, Stirn, Brustbein.

Lebensbedrohliche Blutung an einer oder mehreren Extremitäten

1. frühestmöglich Notruf
2. Einmalhandschuhe tragen
3. Verletzten flach hinlegen
4. stets zunächst robuste manuelle Kompression der Blutung (Ausnahme: offene Fraktur)
5. Anlage Spezialkompressionsverband bzw. Druckverband (Ausnahme: offene Fraktur) und/oder
6. Abbindung mittels Tourniquet
   - wenn Spezialkompressionsverband bzw. Druckverband nicht ausreichen, die Blutung zu stoppen, oder aus taktischen Gründen nötig
   - maximal körperstammnah
   - Drehung, bis Blutung stoppt
   - gelingt die Abbindung mittels eines Tourniquets nicht, ein zweites direkt daneben (Richtung Verletzung) anlegen
   - Anlagezeitpunkt dokumentieren
   - Tourniquet niemals verdecken.

Lebensbedrohliche Blutung am Hals

1. frühestmöglich Notruf
2. Einmalhandschuhe tragen
3. Verletzten flach hinlegen
4. stets zunächst manuelle Kompression der Blutung; Kopf des Verletzten dabei zur Seite von der Verletzung wegdrehen, um Druck auf Atemwege und Kehlkopf zu verhindern
5. Anlage eines Kompressions-/Notverbandes in diagonaler Technik (Bindung von verletzter Halsseite zu gegenüberliegende Achsel)
   – darf keinesfalls zirkulär um den Hals erfolgen (Strangulationsgefahr)
   – darf keinesfalls direkten Druck auf den Kehlkopf ausüben
   – Druckpunkt möglichst direkt auf der Blutung
6. Lagerung nach Zustand des Patienten.

► **Kritisches C: Maßnahmen vgl. Taschenkarte.**

1.4.2 A – Atemwege

Ist der Patient im Bereich A – Atemwege kritisch?

Ursachen einer Atemwegsproblematik mit Einengung oder Verlegung der Atemwege können sein:

- bei Bewusstlosigkeit in Rückenlage die Gefahr des Zurücksinkens der Zunge und somit der Verlegung der Atemwege
- Fremdkörper im Mund-Rachen-Raum; z.B. Blut, Erbrochenes, gelöster Zahn/gelöste Zahnprothese
- Anschwellen der Schleimhäute (Allergie)
- Atemwegserkrankungen
- Trauma im Bereich Mund/Nase/Gesicht (Blutungen).

Beurteilung des Atemweges:

- Patient sprechfähig?

- Atemgeräusche: Gurgeln, Brodeln, Schnarchen, Husten, Auswurf oder keine Geräusche?
- Fremdkörper sichtbar?

In der Regel stellt sich die physiologische Atmung geräuschlos und kaum sichtbar dar.

- **A-Maßnahme: Maßnahmen vgl. Taschenkarte.**

1.4.3 B – Belüftung der Lungen/Beatmung

Ist der Patient im Bereich B – Belüftung kritisch?
Ursachen von Atemstörungen können sein:

- verminderter Atemantrieb (ZNS, Stoffwechsel, Trauma)
- stumpfes (Tritt, Schlag, Sturz) oder penetrierendes (Messerstich, Schuss) Trauma des Brustkorbs
- sonstige Lungenverletzung (Tauchunfall, Gifte)
- Atemwegserkrankung.

Beurteilung der Atmung:

- Patient sprechfähig? Normale Kommunikation ohne Pausen möglich?
- nur »Zwei-Wort-Sätze« möglich (Indiz für extreme Atemnot)
- Atemfrequenz?
- Atemtiefe?
- Bodycheck am Oberkörper bei Hinweis auf penetrierendes Trauma:
  Jede Verletzung am Oberkörper (vorn, seitlich oder hinten) zwischen Schlüsselbein und Bauchnabel muss mittels Ventil-Thorax-Pflaster® verschlossen werden.
- Brustkorbbewegung seitengleich?
- Atemtätigkeit eingeschränkt?

- **B-Maßnahme: Maßnahmen vgl. Taschenkarte.**

1.4.4 C – Circulation: Kreislauf und Blutungen

Ist der Patient im Bereich C – Circulation kritisch?
Ursachen von Kreislaufstörungen können sein:

- Herzerkrankungen mit Durchblutungsstörungen
- sonstige Herzerkrankungen
- Stromunfälle
- Elektrolytentgleisungen
- Volumenmangel/Blutung
- Sauerstoffmangel.

Beurteilung der Kreislaufsituation:

- Beurteilung der Rekapillarisierungszeit (ReCap-Zeit)
- Die Tastbarkeit und Qualität des Pulses können zusätzlich zur ReCap-Zeit ein Indikator sein, falls die Maßnahme beherrscht wird.
- bei Trauma schnelle Suche nach möglichen Blutungen (sichtbare bzw. äußere Blutung oder innere Blutung bzw. Anschwellen der Extremität, Blutergussbildung) an den großen Blutungsräumen Oberarme/Oberkörper/Bauchraum (Front und Rücken), Oberschenkel und Becken
- Zweck: eine schnelle Versorgung weiterer oder zunächst nicht aufgefundener bedrohlicher Blutungen, die einen Schock verursachen können.

- **C-Maßnahme: Maßnahmen vgl. Taschenkarte.**

Eine verlängerte ReCap-Zeit allein ist kein sicherer Hinweis auf einen Blutverlust. Generell kann jeglicher Abfall der Durchblutung zu einer verzögerten Rekapillarisierung führen. Die Ursachen dafür sind vielfältig und können durch Laien u.U. nicht sicher nachvollzogen werden. Daher empfiehlt es sich, das Ergebnis der ReCap-Probe stets als reine Erkenntnis und vor dem Hintergrund des Gesamteindrucks des Patienten zu werten.

1.4.5 D – Defizite in neurologischen Funktionen

Ist der Patient im Bereich D – Defizite neurologisch kritisch?
Eine weitere wichtige Funktion des Körpers, die einfach überprüft werden kann, ist die Funktion des Gehirns, also des Bewusstseinszustands und der Fähigkeiten zu gesteuerter Bewegung, Sprache und Denken. Mindestens fünf Umstände können ein vermindertes, zumindest aber verändertes Verhalten des Patienten verursachen:

1. Sauerstoffmangel
2. Schockgeschehen mit verminderter Durchblutung des Gehirns
3. Schädel-Hirn-Trauma (SHT), Einblutung/Schwellung nach Trauma
4. Vergiftungen/Drogen
5. Stoffwechselerkrankungen (Diabetes mellitus o. Ä.).

Von den genannten fünf Umständen ist der Sauerstoffmangel stets prioritär zu behandeln, denn er stellt gleichzeitig auch das höchste Risiko dar, welches den Patienten unbehandelt am schnellsten vital bedroht! Setzen Sie daher frühzeitig einen Notruf ab (»*time is brain*«)!

Im Einzelnen können die Gründe neurologischer Defizite äußerst vielfältig sein – auch kann ein Trauma (Gewalteinwirkung auf den Kopf oder die Wirbelsäule) Ursache einer neurologischen Funktionsstörung sein, da durch Einblutung oder aber Anschwellen des Gehirns die Durchblutung und somit die Versorgung des Gehirns mit Sauerstoff abzunehmen droht. Störungen sämtlicher Funktionen des Gehirns können auch mit zeitlichem Verzug die Folge sein.

Grundsätzlich bedeutet Sauerstoffmangel – in diesem Falle am Hirngewebe selbst – das größte Risiko, welches mit jedem Zeitverlust steigt! Handeln Sie schnell!

Dieser Sauerstoffmangel äußert sich dann unterschiedlich:

- Sprach-, Erinnerungs-, Gefühls-, Seh- oder Sensibilitätsstörungen bis -ausfall

- Unfähigkeit zu willkürlicher Bewegung
- Bewusstlosigkeit/Bewusstseinsstörungen
- plötzliche Apathie (Teilnahmslosigkeit)/Wesensveränderung.

Motorik und Sensibilität (DMS) = Bewegungsfähigkeit und Empfindsamkeit der Haut
Ist der Patient kooperativ, prüfen Sie Beweglichkeit und seitengleiche Kraft, Bewegungsfähigkeit und Empfindsamkeit auf Aufforderung. Dies stellt ein weiteres Diagnosemittel dar (Hand drücken, Arm beugen, Bein strecken, Fuß anwinkeln lassen). Stellen Sie ein D-Problem, z.B. Unterschiede/Kraftverlust oder Ausfall zwischen den Körperhälften fest, so ist dies eine wesentliche Information bei der Übergabe an den Rettungsdienst.

- **D-Maßnahme: Maßnahmen vgl. Taschenkarte.**

1.4.6 E – Entkleiden des Patienten/Erhalt von Körperwärme/Entscheiden

Ist der Patient im Bereich E – Entkleiden/Erhalt von Körperwärme/Entscheiden kritisch?
Der Ersthelfer untersucht – insbesondere bei Unfallpatienten – gezielt den gesamten Körper nach weniger offensichtlichen Verletzungen oder Blutungen. Diese gezielte Ganzkörperuntersuchung wird auch *Bodycheck* genannt.

Der Bodycheck beginnt am Kopf, endet an den Füßen und schließt grundsätzlich alle (knöchernen, bandartigen, muskulären) Strukturen sowie die gesamte Körperoberfläche ein (Kopf, Rücken, Front, Extremitäten, Intimbereich).

Der komplette Bodycheck ist stets von einem Helfer durchzuführen, damit keine Körperstellen vergessen werden oder Informationen verlorengehen!

Der Erhalt der Körperwärme ist aktuell wieder deutlich mehr in den Fokus gerückt, denn mit jedem Grad Temperaturverlust des Patienten unter 37 °C sinkt die körpereigene Fähigkeit zur intakten Blutgerinnung (mit jedem Grad um etwa 10 %)! Daher darf keinesfalls die Maßnahme des Wärmeerhalts unterlassen oder vernachlässigt werden. Insbesondere jeder Traumapatient muss in eine Isolier-Rettungsfolie »eingewickelt« werden. Ein bloßes »Auflegen« der Decke erfüllt weder den Zweck der Maßnahme, noch bleibt die Rettungsfolie bei Wind und Wetter am Patienten. Zu beachten ist daher stets auch der Wärmeverlust nach unten (s. Kap. 6.8)!

► **E-Maßnahme: Maßnahmen vgl. Taschenkarte.**

1.4.7 Anschlussmaßnahmen

Kommt man im Bereich der Überprüfung eines der Buchstaben zu der Entscheidung, dass der Patient als *kritisch* einzustufen ist, endet *sofort* das weitere Vorgehen, also das C-ABCDE-Schema mit dem Buchstaben, bei dem der Patient als kritisch beurteilt wurde! Es ist dann umgehend und ohne Verzug das kritische Problem zu behandeln, wobei grundsätzlich das kritische C-Problem allen anderen Problemen gegenüber vorrangig zu versorgen ist. Ist das kritische Problem beseitigt, wird im Schema fortgefahren.

Der Patient wird nach Möglichkeit fortlaufend überwacht. Auch dazu kann man das ABCDE-Schema nutzen. Das erneute bzw. wiederkehrende Überprüfen schützt davor, Dinge zu übersehen oder zu vergessen. So ergibt sich eine »Kette« von Informationen, die schließlich im Verlauf dem Rettungsdienst weitergegeben werden sollte. Schlussendlich kann man anhand des ABCDE-Schemas eine geordnete und umfassende Übergabe an den Rettungsdienst realisieren.

Das ABCDE-Schema ist also als Hilfsmittel zur Qualitätssteigerung und -sicherung und zugleich auch zur Vereinheitlichung von Abläufen geeignet. Unterschiedlichste Fachkräfte, Ärzte, Rettungsdienstpersonal, Feuerwehr etc. müssen grundsätzlich in die Lage versetzt werden, schnell und effektiv zum Wohle des Patienten zu arbeiten. Es kann daher nur als effektiv und praktisch angesehen werden, dass das handelnde Personal in einem »Versorgungsprozess am Patienten« nach gleichen Maßstäben und Inhalten verfährt. Bestenfalls beginnt dieses Handeln bereits im Bereich der Ersten Hilfe – mit dem Ersthelfer!

Das ABCDE-Schema, welches ursprünglich zur Versorgung von Traumapatienten in einem nicht arztgestützten Rettungsdienstsystem (PHTLS® – National Association of Emergency Medical Technicians, NAEMT; USA) gedacht war, eignet sich somit dazu, »zweckentfremdet« zu werden. Rettungsdienste in Deutschland haben es weitgehend übernommen und zielen ebenfalls darauf ab, Behandlungsalgorithmen fachübergreifend einzusetzen. Das C-ABCDE in der Ersten Hilfe ist die einzig logische Konsequenz.

2 Einsatztaktik

Notfälle können immer und überall passieren. Das macht die Zahl der 9,73 Mio. Unfallverletzten im Jahr 2015 besonders deutlich. Statistisch gesehen treten Unfälle am häufigsten in der Freizeit auf. Pro Jahr zählt das Statistische Bundesamt dort etwa 3,89 Mio. Notfälle. Den nächstgrößeren Part nehmen Unfälle im häuslichen Bereich ein, die in der Statistik mit einer Häufigkeit von rund 3,15 Mio. pro Jahr angeführt werden. Arbeitsunfälle liegen bei ca. 1 Mio., Schulunfälle bei 1,35 Mio. und der Verkehr bildet mit etwa 390.000 Unfällen pro Jahr das Schlusslicht (BAuA 2016). TABELLE 2 zeigt die verschiedenen Anteile und ergänzt diese um die jeweiligen Anzahlen tödlicher Unfälle.

TAB. 2 ▶ Unfalltote und Unfallverletzte 2015 (vgl. BAuA 2016)

Unfallkategorie	Tödliche Unfalle	Unfallverletzte
Arbeit	480	0,99 Mio.
Verkehr (inkl. Weg zu Arbeit/Schule)	3.633	0,39 Mio.
Schule	21	1,30 Mio.
Hausbereich	9.816	3,15 Mio.
Freizeit	10.628	3,89 Mio.
Gesamt	24.578	9,73 Mio.

Gerade die Polizei ist bei Notfällen oft erster Ansprechpartner des Bürgers und häufig sogar noch vor dem Rettungsdienst vor Ort. In solchen Fällen wird zu Recht schnelles, sicheres und professionelles Handeln von den Beamten erwartet. Nur wer gut vorbereitet ist, wird in einer solchen Situation seine eigene Scheu vor einem relativ unbekannten Terrain überwinden und beherzt handeln können. Die Erste Hilfe ist ein unmittelbarer Bestandteil der Gefahrenabwehr und somit auch rechtlich Aufgabe der Polizei – auch wenn die Ausbildung in Erster Hilfe für Polizeibeamte länderübergreifend nicht einheitlich geregelt ist.

2.1 Allgemeine Maßnahmen

Die folgenden Kapitel helfen Ihnen, in der »Phase 1« die richtigen Schritte einzuleiten und alles in die Wege zu leiten, dass Sie medizinische Notfälle sicher bearbeiten und an die »Phase 2« übergeben können.

2.1.1 Beurteilung der Lage und polizeiliches Handeln in der Ersten Hilfe

In Notfällen empfiehlt es sich grundsätzlich folgendes Handlungsschema einzuhalten:

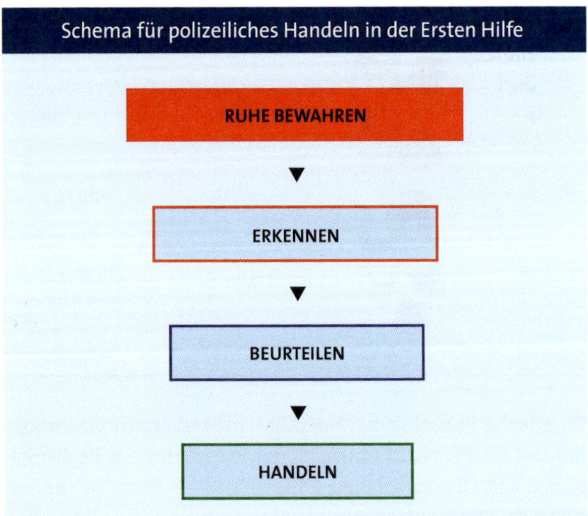

Abb. 3 ▶ Schema für polizeiliches Handeln in der Ersten Hilfe

- **Ruhe bewahren:** Als Polizeibeamte sind Sie es gewohnt, in Ausnahmesituationen ruhig, gelassen und mit Über- und Umsicht zu (re-)agieren. Dies gilt auch dann, wenn Sie Erste Hilfe leisten müssen. Es nützt niemandem etwas, in Hektik zu verfallen. Zumal es nur in seltenen Fällen wirklich auf jede Sekunde ankommt. Verschaffen Sie sich einen Überblick, bleiben Sie ruhig und versuchen Sie, diese Ruhe auf den Patienten und die Umstehenden zu übertragen.
- **Erkennen:** Nehmen Sie sich Zeit, um eine ausführliche Lagebeurteilung vorzunehmen. Versuchen Sie, die Notfallsituation möglichst detailliert wahrzunehmen, und achten Sie auf die typischen Erkennungszeichen der verschiedenen Notfallbilder. Aufklärung gebietet sich hier von selbst und ist die Grundlage für Ihre folgenden Maßnahmen.
- **Beurteilen:** Führen Sie Ihre Lagebeurteilung fort. Zentrale Frage ist, welche Gefahren für den Patienten und/oder Umstehende bestehen. Beurteilen Sie, wie schwerwiegend diese sind, und richten Sie Ihre Maßnahmen danach aus.
- **Handeln:** Handeln Sie entsprechend Ihrem Ausbildungsstand und beginnen Sie möglichst ohne zu zögern. Ziehen Sie Fachpersonal wie die Feuerwehr, den Rettungsdienst und/oder den Notarzt hinzu. Bleiben Sie innerhalb Ihrer Grenzen und handeln Sie stets im Sinne des Patienten.

Wenden Sie darüber hinaus das Prinzip **»10 Sekunden für 10 Minuten«** an: Bestimmen Sie zu Beginn und im Folgenden immer, wenn es nötig erscheint, kurz und prägnant im Team in wenigen Sekunden klar die jetzt unmittelbar anstehenden nächsten Maßnahmen bzw. Schritte, um dann 10 Minuten zielführende Maßnahmen durchzuführen. Stress und wenig Erfahrung können zu einem »Tunnelblick« und zu Überforderung führen. Erste Fehler zu Anfang ziehen sich dann u.U. durch die gesamte Maßnahmenkette und können sich potenzieren – ein Teufelskreis beginnt, den es zu vermeiden gilt.

Achten Sie immer darauf, die Gefahrenlage (zuerst) abzusichern und sich selbst (und andere) nicht unnötig in Gefahr zu begeben. Dabei gilt es auch und insbesondere auf Kinder zu achten, die vor belastenden Eindrücken besonders zu schützen sind. Auch können Kinder Gefahren noch nicht einschätzen und sind somit grundsätzlich besonders gefährdet.

Ersteindruck vom Patienten. Bereits beim Eintreffen am Notfallort sollten Sie sich die (kurze) Zeit für eine Beurteilung der Lage des Patienten nehmen. Beobachten und analysieren Sie die Notfallstelle, den Notfallhergang (Tathergang), Alter, Geschlecht, offensichtliche Verletzungen, das Verhalten und das Umfeld des Patienten. Bereits diese ersten Informationen werden Ihnen helfen, die Situation richtig einzuschätzen und danach Ihre Maßnahmen nach dem ABCDE-Schema durchzuführen (in Anlehnung an Semmel 2016: 26).

2.1.2 Eigenschutz

Bei allem guten Willen zur Hilfeleistung darf niemals der Eigenschutz vergessen werden. Niemandem nutzt es, wenn nach dem Einsatz zusätzliche verletzte bzw. erkrankte Personen zu beklagen sind. Insbesondere bei unklaren Situationen sollten Sie den Handlungsgrundsatz »Ruhe bewahren« beachten und erst nach einer gründlichen Lagebeurteilung die Maßnahmen in Angriff nehmen.

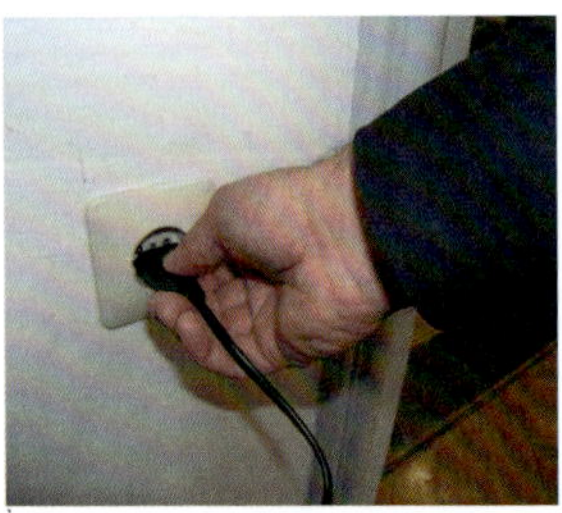

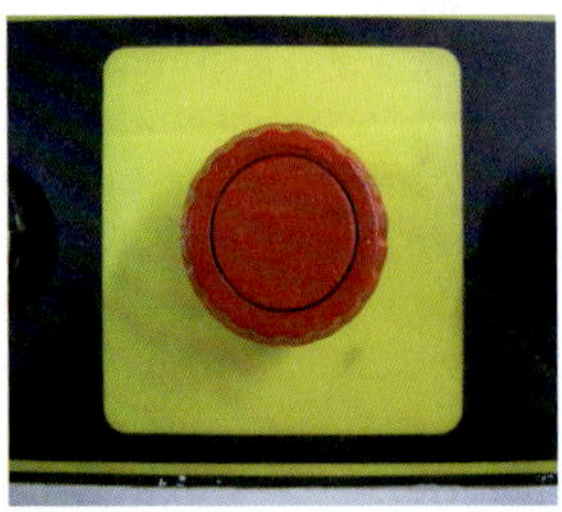

Abb. 4/5 ▶ Eigenschutz bei Stromunfällen

Ziehen Sie zum Beispiel bei Stromunfällen erst die Sicherungen oder drücken Sie – wenn vorhanden – einen Not-Aus-Schalter, bevor Sie sich dem Patienten nähern. Bei Verdacht auf ausströmendes Gas vermeiden Sie jeden Funkkontakt im Gefahrenbereich, klingeln Sie nicht und schalten Sie auf keinen Fall das Licht in dem betroffenen Gebäude an oder aus.

▶ Sicherheitsmaßnahmen bei Verkehrsunfällen

Sorgen Sie im Straßenverkehr für eine ausreichende Absicherung des Unfallortes. Positionieren Sie Ihren Streifenwagen so, dass er einen Schutz zwischen dem fortlaufenden Verkehr und der Unfallstelle bildet. Schlagen Sie das Lenkrad so ein, dass bei einer Kollision nachfolgender Fahrzeuge Ihr Streifenwagen nicht in die Unfallstelle hineingeschoben wird. Schalten Sie das Blaulicht an und sichern Sie den Bereich ergänzend mit Nissenleuchten und Warndreieck ab. Ziehen Sie Ihre Warnwesten an und setzen Sie die Mützen auf. Nur so kann der nachfolgende Verkehr Sie rechtzeitig erkennen und können weitere Unfälle vermieden werden. Dies sind nur einige Beispiele, bei denen es gilt, den Eigenschutz besonders sorgfältig zu beachten.

Bei Verkehrsunfällen sollte im Normalfall jedoch bereits durch die Unfallbeteiligten eine entsprechende Sicherung erfolgt sein. Die Positionierung des Warndreiecks erfolgt vor der Unfallstelle in einem Abstand von:

- in der Stadt: 50 m
- auf der Landstraße: 100 m
- auf der Autobahn: 200 m.

Gefahrenquelle Airbag. Airbags sind in Autos zwischenzeitlich Standard geworden. Zu erkennen sind Airbags an den Aufschriften »SRS«, »Airbag« oder »SRS Airbag«. Diese sind dort zu finden, wo ein Airbag hinter der Verkleidung angebracht ist, z.B. am Lenkrad, am Armaturenbrett, vor oder am (Bei-)Fahrersitz oder in der B-Säule. Ist der Airbag ausgelöst worden, ist es notwendig, auf folgende Dinge zu achten:

- Fahrzeug belüften
- Kontakt mit den Verbrennungsrückständen des Airbags vermeiden
- Kontakt mit dem heißen Airbagmodul vermeiden.

Bei einem ausgelösten Airbag kann der Luftsack zur besseren Hilfeleistung mit der Hand beiseitegeschoben werden. Der eventuell vorhandene »Airbagnebel« ist ungefährlich und verfliegt bei Belüftung schnell. Wurde der Airbag nicht ausgelöst, ist auf folgende Dinge zu achten:

- zunächst prüfen, ob ein Airbag vorhanden ist
- auf keinen Fall Mobilfunk- oder Funkgeräte in der Nähe des Airbags benutzen
- Wirkbereich des Airbags auch bei der Hilfeleistung immer freihalten
- Zündung des Kfz ausschalten.

Die Gefahr liegt bei einem nicht ausgelösten Airbag in einem deutlich erhöhten Verletzungsrisiko der Helfer, wenn sich diese bei der Hilfeleistung im Wirkbereich aufhalten und es – z.B. durch einen elektrischen Impuls – zu einer nachträglichen Airbagzündung kommt.

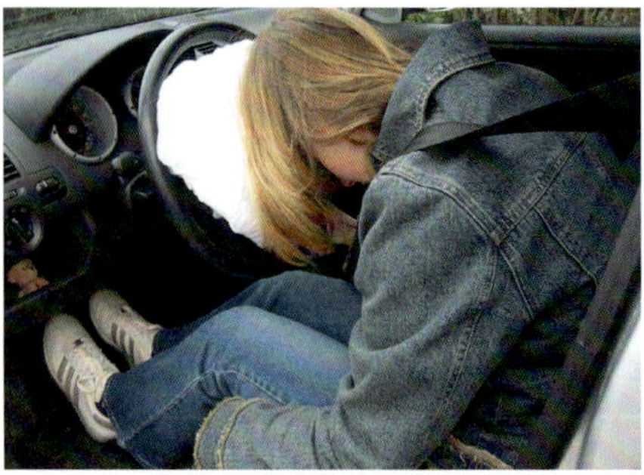

Abb. 6 ▶ Gefahrenquelle Airbag

Auslösung des Airbags. Das Auslösen eines Airbags wird durch einen elektrischen Impuls bewirkt. Die Auslösezeit liegt in der Regel bei etwa 50 Millisekunden. Danach entweicht das Füllgas durch dafür im Luftsack vorgesehene Poren und der Airbag fällt langsam drucklos in sich zusammen. Um ein Auslösen im Unfallgeschehen auch bei einem Ausfall der elektrischen Stromversorgung zu gewährleisten, liefert ein Stromspeicher die dazu erforderliche Energie. Dadurch ist auch eine ungewollte, nachträgliche Zündung noch möglich.

Automatisch auslösende Überrollbügel. Insbesondere bei Cabrios sind automatisch auslösende Überrollbügel bereits in vielen Fahrzeugen Standard. Achten Sie darauf, bei nicht ausgelösten Sicherungssystemen nicht im unmittelbaren Gefahrenbereich zu arbeiten, falls diese sich zu einem späteren Zeitpunkt aktivieren.

▶ Sicherheit bei Schienenunfällen

Einsätze im Gleisbereich. Einsätze im Gleisbereich gehören insbesondere bei der Bundespolizei zum Arbeitsalltag. Besondere Gefahren drohen hier vor allem dadurch, dass Schienenfahrzeuge ...

- spurgebunden sind, d.h. nicht ausweichen können,
- oftmals mit hohen Geschwindigkeiten bewegt werden,
- bei hohen Geschwindigkeiten eine hohe Sogwirkung entfalten,
- über einen teilweise kilometerlangen Bremsweg verfügen,
- u.U. nur niedrige Geräusche verursachen und/oder
- über eine Versorgung über eine Hochspannungsleitung verfügen (Oberleitung oder Stromschiene bei U- und S-Bahnen seitlich neben dem Gleis) (Deutsche Bahn AG 2017).

Betreten Sie Gleisanlagen erst, nachdem diese hierfür über die jeweils zuständige Leitstelle (Polizei, Feuerwehr, Notfallmanagement der Bahn) freigegeben wurden. Andernfalls droht Lebensgefahr!

Grundregeln zum Verhalten im Gleiskörper:

- auch gesperrte Gleise möglichst nicht betreten
- »Aufpassen!« – kein Telefonieren – keine Unterhaltung!
- im Gleis nicht laufen – Stolpergefahr durch Schotter und Schienenbefestigung – Rutschgefahr auf Schwellen

- nicht auf Schienenköpfe treten – Rutschgefahr, besonders bei feuchtem Wetter
- vor Weichen weichen – nicht in den Bereich zwischen Backenschiene und Weichenzunge treten oder greifen; Vorsicht vor beweglichen Teilen – moderne Weichen arbeiten schnell und mit großer Kraft (Deutsche Bahn AG 2016: 15–17).

Auch nach dem Abschalten der Oberleitungen können lebensgefährliche Restspannungen bestehen! Halten Sie daher immer ausreichend Abstand, bis geeignetes Fachpersonal ein Herantreten an den Notfallort freigibt.

▶ Unfälle mit gefährlichen Gütern

Unfälle mit gefährlichen Gütern erfordern ein besonderes Maß an Eigenschutz und Umsicht. Eine orangefarbene Warntafel vorn und hinten an einem Fahrzeug weist allgemein auf gefährliche Güter hin. Hat diese Warntafel zudem Kennzeichnungsnummern und ist sie vorn, hinten oder eventuell auch seitlich an einem Tankfahrzeug, an einem Fahrzeug mit einem Aufsetztank, an einem Tankcontainer oder bei einem Fahrzeug mit loser Schüttung angebracht, so ist dies ein Hinweis auf ein bestimmtes Gefahrgut und dessen Gefahren.

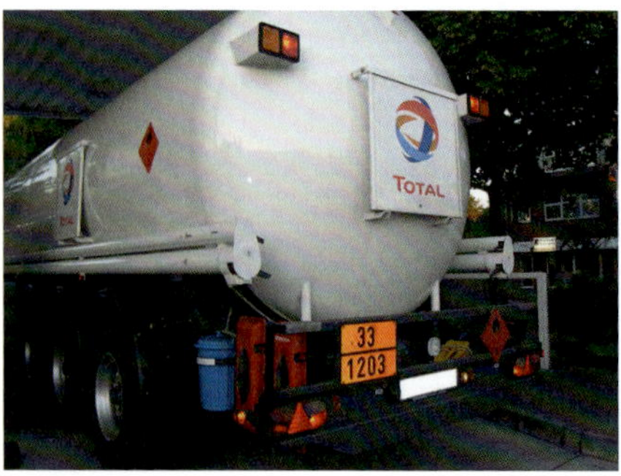

Abb. 7 ▶ Kennzeichnung eines Gefahrguttransporters

Die obere Hälfte einer Warntafel besteht aus zwei oder drei Ziffern und wird als *Gefahrnummer* bezeichnet. Auf der unteren Hälfte einer Warntafel ist die vierstellige Stoffnummer vermerkt, auch als *UN-Nummer* bezeichnet, anhand der sich der genaue Stoff und die von ihm ausgehenden Gefahren bestimmen lassen. Handelt es sich um ein Mehrkammerfahrzeug mit verschiedenen Gefahrgutstoffen, z.B. einen Tanklastzug, so trägt jeder Tank eine eigene Warntafel.

Gefahrnummern. Die Gefahrnummer gibt Hinweise auf folgende Gefahren:

- 2: Entweichen von Gas durch Druck oder chemische Reaktionen
- 3: Entzündbarkeit von flüssigen Stoffen (Dämpfen) und Gasen oder selbsterhitzungsfähigen flüssigen Stoffe
- 4: Entzündbarkeit fester Stoffe oder selbsterhitzungsfähiger fester Stoffe
- 5: oxydierende (brandfördernde) Wirkung
- 6: Giftigkeit
- 7: Radioaktivität
- 8: Ätzwirkung
- 9: Gefahr einer spontanen, heftigen Reaktion
- X (der Zahl vorangestellt): Stoff reagiert in gefährlicher Weise mit Wasser.

Die Verdopplung einer Ziffer weist auf die Zunahme der entsprechenden Gefahr hin. Kann die Gefahr eines Stoffes ausreichend durch eine einzige Ziffer angegeben werden, so wird dieser Ziffer eine »0« angefügt. Allgemeine Maßnahmen an einem Notfallort mit potenziellem Gefahrgut sind:

- Bereits bei der Anfahrt an die Unfallstelle auf die Windrichtung achten und immer nur von der Seite »mit Rückenwind« anfahren/aufstellen.
- Unfallstelle weiträumig absichern und räumen.
- Rückmeldung an EDD/LZ geben.
- Feuerwehr informieren.
- Fahrer nach Art und Gefährlichkeit der Ladung befragen.
- Eventuell vorhandene Kennzahlen an EDD/LZ bzw. Feuerwehr weitergeben, sodass über besondere Führungs-/Einsatzmittel und Kräfte entschieden werden kann und besondere Verhaltensweisen vorgegeben werden können.

▶ Infektionsschutz bei Erster Hilfe

Im täglichen Einsatzgeschehen treten Situationen, in denen man sich als Polizeibeamter Gedanken über einen geeigneten Infektionsschutz macht, recht häufig auf. Dies kann die Ingewahrsamnahme einer betrunkenen hilflosen Person, der enge Körperkontakt bei einer Widerstandshandlung einhergehend mit oberflächlichen Verletzungen oder auch die Bewachung eines Tatortes sein, an dem Blut geflossen ist.

Behandlung blutender Wunden. Grundsätzlich sollte bei der Behandlung eines blutenden Patienten jeglicher Kontakt mit Blut und anderen Körpersekreten vermieden werden. Ist dies im Einsatzgeschehen nicht zu realisieren, muss das Blut schnellstmöglich von der Haut abgespült werden. Falls vorhanden, können Sie dazu Hautdesinfektionsmittel benutzen. Es bietet sich an, immer ein kleines Fläschchen (im FustKW) mit sich zu führen. Darüber hinaus sollten im Rahmen der Ersten Hilfe grundsätzlich Einmalhandschuhe getragen werden. Diese sollten zur Standardausrüstung gehören und nach einem Einsatz ersetzt werden. Bei Einsätzen mit einem hohen Blutverlust und bekannter Infektionskrankheit des Verletzten kann es zur Überwindung der Hemmschwelle hilfreich sein, zwei Paar Handschuhe übereinander zu ziehen. Dies hat auch den Vorteil, dass mit Blut stark verschmutzte Handschuhe ausgezogen werden können und man sofort ein frisches Paar Handschuhe trägt. Eigene (kleine) Alltagsverletzungen sollten im Dienst vorsorglich mit einem Pflaster oder einem anderen geeigneten Verband bedeckt sein.

Maßnahmen bei Kontakt mit fremdem Blut bei eigener unverletzter Haut:

- Haut abwaschen
- mit viruswirksamem Hautdesinfektionsmittel einreiben.

Maßnahmen bei Kontakt mit fremdem Blut bei eigener verletzter Haut:

- Wunde zur Selbstreinigung ausbluten lassen
- Wunde sofort mit viruswirksamem Hautdesinfektionsmittel desinfizieren
- sofort einen Arzt aufsuchen.

Atemspende. Auch wenn die Durchführung der Atemspende häufig mit verschiedenen Ängsten besetzt ist, sollte man sich verdeutlichen, dass viele Befürchtungen relativiert werden können. Es ist wichtig zu wissen, dass bei einer Beatmung der Speichelfluss vom Ersthelfer zum Notfallpatienten geht. Der Speichelkontakt kann zudem dadurch verringert werden, dass man ein Beatmungstuch oder eine Beatmungsmaske verwendet (s. Kap. 4.3.2). Falls diese Hilfsmittel nicht vorhanden sind, kann auch ein Taschentuch o.Ä. auf das Gesicht des Notfallpatienten gelegt werden.

Blutende Gesichtsverletzung. Hat der Patient eine blutende Gesichtsverletzung, kann eine Ansteckung mit HIV oder anderen Krankheitserregern bei der Atemspende nicht ausgeschlossen werden. In einem solchen Fall sollten zum Eigenschutz die entsprechenden Beatmungshilfen verwendet werden. Eine Kombination von Atemstillstand und blutender Gesichtsverletzung kommt allerdings in der Praxis sehr selten vor.

Üben der Atemspende an Übungsgeräten. Eine Übertragung von Krankheitserregern beim Üben der Atemspende in einem Erste-Hilfe-Lehrgang ist in der Regel ausgeschlossen. Zum einen bestehen die heutigen Übungspuppen aus einem abgeschlossenen und austauschbaren System, zum anderen wird jedem Teilnehmer ein eigenes Gesichtsteil für die Übungen an der Puppe zur Verfügung gestellt, sodass bedenkenlos geübt werden kann.

Kontakt mit Urin, Stuhl oder Erbrochenem. Nach dem derzeitigen Stand der Wissenschaft besteht bei Kontakt mit Urin, Stuhl oder Erbrochenem keine Ansteckungsgefahr mit HIV.

Eine Ansteckung mit anderen Infektionskrankheiten, z.B. Hepatitis, ist jedoch möglich.

▶ Retten aus Gefahrenlagen

In einigen Situationen kann es aus Eigenschutzgründen erforderlich sein, dass Sie Ihre lebensrettenden Sofortmaßnahmen nicht vor Ort durchführen, sondern den Patienten schnellstmöglich in einen sicheren Bereich verbringen müssen. Dies kann zum Beispiel dann der Fall sein, wenn eine Brand- oder Explosionsgefahr besteht und der Patient sich nicht aus eigener Kraft aus dem Gefahrenbereich begeben kann. Achten Sie immer auf Ihren Eigenschutz. Es betrifft Ihre Gesundheit!

Die bekannteste Methode für die Verbringung einer Person aus einem Gefahrenbereich ist der sogenannte *Rettungsgriff*. Er ermöglicht es, allein oder zu zweit, eine Person auch über weitere Strecken einfach und sicher zu transportieren. Dazu legen Sie einen Arm des Patienten vor dessen Bauch. Greifen Sie dann von hinten unter den Schultern der Person durch und nehmen Sie deren Unterarm – Ihre Daumen zeigen dabei nach vorn – in beide Hände. Nun kann die Person aus dem Gefahrenbereich gezogen werden (ausführliche Beschreibung in Kapitel 6.1 bzw. 6.2).

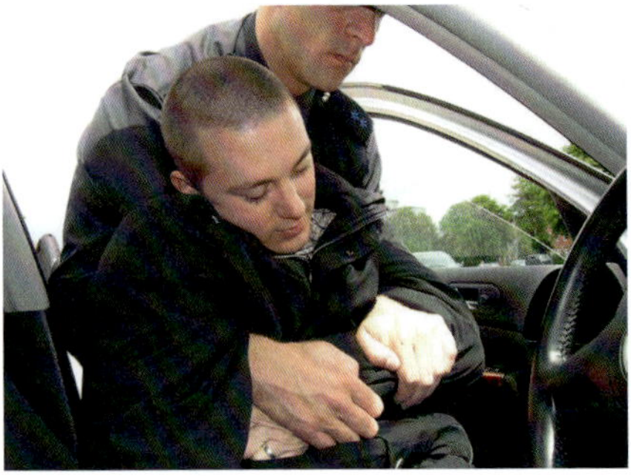

Abb. 8 ▶ Rettungsgriff

Häufig kommt es in Bezug auf den Rettungsgriff in Erste-Hilfe-Kursen zu Nachfragen, was zu tun ist, wenn die Person sich einen Arm gebrochen hat. Nehmen Sie in einem solchen Fall den anderen Arm zum Retten der Person. Sind beide Arme gebrochen, so sollten Sie den Arm nehmen, der nicht so häufig im täglichen Leben gebraucht wird – bei einem Rechtshänder also den linken Arm. Die Armbanduhr des Verletzten kann Ihnen unter Umständen einen Hinweis geben, ob es sich um einen Rechts- oder Linkshänder handelt. Meistens trägt der Rechtshänder die Uhr am linken Handgelenk und umgekehrt.

Ist eine Person (in einem Fahrzeug) eingeklemmt und kann nicht aus dem direkten Gefahrenbereich gebracht werden, so geben Sie ihr Zuspruch, handeln Sie möglichst nach dem Wunsch der Person und lassen Sie sie nicht allein. Geben Sie unbedingt auch im Notruf an, dass eine technische Rettung durch die Feuerwehr erforderlich ist!

Daumen. Die Daumen sollten bei dem Transport mit Hilfe des Rettungsgriffs möglichst nach vorn, also weg vom Patienten zeigen, da so eigene und fremde Verletzungen vermieden werden und kein Druck auf den Magen des Patienten ausgeübt wird (Verminderung der Gefahr des Erbrechens).

Ablegen auf Oberschenkel. Der Rettungsgriff zeichnet sich dadurch aus, dass auch körperlich schwächere Personen eine schwerere Person transportieren können. Legen Sie zu diesem Zweck die zu transportierende Person, wenn Sie sie im Rettungsgriff haben, bei geradem Rücken auf Ihren Oberschenkel ab. Dadurch können Sie das eigentliche Hebegewicht deutlich verringern und Ihren Rücken entlasten.

2.1.3 Die Rettungskette (Chain of Survival)

Die Rettungskette bildet eines der zentralen Elemente eines jeden Notfalls. Nur wenn alle Glieder dieser »Kette« ineinandergreifen, kann ein Notfall fachgerecht und lückenlos behandelt werden. Jede Kette ist dabei nur so stark wie ihr schwächstes Glied. Die Bestandteile der Rettungskette sind:

- die (lebensrettenden) Sofortmaßnahmen am Notfallort (Eigenschutz, ggf. Rettung aus dem Gefahrenbereich und Notfallmeldung)
- (weitere) Erste Hilfe vor Ort
- der Rettungsdienst
- das Krankenhaus.

Die Rettungskette

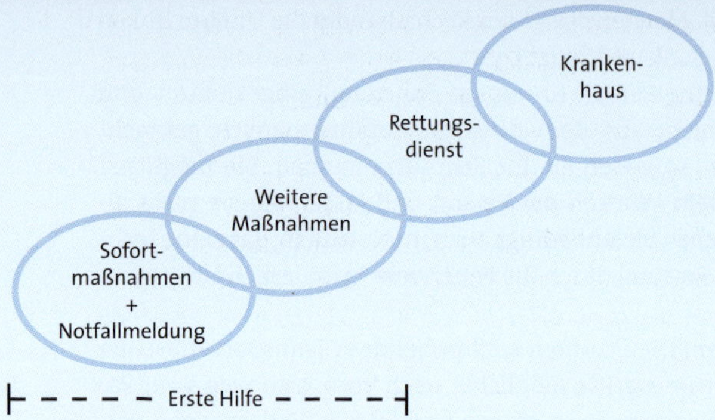

Merke: Die Kette ist nur so stark wie ihr schwächstes Glied!

Abb. 9 ▶ Rettungskette (aus: LPN 2, 5. Aufl.)

Aufgaben des Ersthelfers, und somit auch der Polizei, sind die ersten beiden Glieder dieser Folge von Maßnahmen. Diese Punkte sind die wichtigsten, da sich anfänglich unterlassene Schritte kaum nachholen lassen. Eine nicht gesicherte Schuhspur kann nach einem Regenguss auch nur schwer – oder gar nicht – reproduziert werden. Zu den lebensrettenden Sofortmaßnahmen am Notfallort gehören unter anderem die Eigensicherung und das Absichern der Unfallstelle, worauf in Kapitel 2.1.2 bereits eingegangen wurde. Als nächstes sollten der Notruf erfolgen und ggf. Personen aus dem Gefahrenbereich gerettet werden. In dem Fall, dass der Ersthelfer der Polizei angehört, besteht der Notruf in der Nachforderung von Verstärkung, z.B. der Feuerwehr, des Rettungsdienstes und/oder des Notarztes. Bis zum Eintreffen des Rettungsdienstes gilt es, weitere **Erste-Hilfe-Maßnahmen** durchzuführen. Hierzu gehört z.B. bei einem Kreislaufstillstand, unverzüglich mit einer Herz-Lungen-Wiederbelebung (Reanimation) zu beginnen und auch dafür zu sorgen, dass so schnell wie möglich ein **AED** verfügbar ist. Diesen kann man z.B. (je nach Situation) durch Ersthelfer anfordern und sich bringen lassen.

Mit dem Eintreffen des Rettungsdienstes ist im Regelfall die Erste Hilfe durch die Polizei beendet. Bleiben Sie aber trotzdem vor Ort und bieten Sie Ihre Hilfe an. Oftmals wird in schwierigen Situationen jede Hand gebraucht. Dem Rettungsdienst kommt innerhalb der Rettungskette die Aufgabe zu, die eingeleiteten Maßnahmen unter Zuhilfenahme besonderer technischer Mittel und durch speziell geschultes Personal weiterzuführen. Eine u.U. notwendige ärztliche Behandlung erfolgt durch den Notarzt, der zumeist in einem Notarzteinsatzfahrzeug (NEF) oder Rettungshubschrauber (RTH) an den Notfallort gebracht wird. Nach dem fachgerechten Transport des Patienten durch den Rettungsdienst in das zur Behandlung am besten geeignete Krankenhaus erfolgt dort die weitere ärztliche Behandlung bis zur Heilung.

Lebensrettende Sofortmaßnahmen. Lebensrettende Sofortmaßnahmen wirken bzw. sind ...

- lebenserhaltend, insbesondere zum Überbrücken des Zeitraums, bis der Rettungsdienst eintrifft,
- immer unverzüglich und
- immer bis zum Eintreffen des Rettungsdienstes

... durchzuführen. Aus der Rettungskette lässt sich leicht ableiten, dass Polizei und Rettungsdienst bei der Behandlung eines Patienten in keiner Konkurrenz zueinander stehen. Jeder hat seinen spezifisch zugeteilten Arbeits- und Wirkbereich, der jedoch grundsätzlich ohne den anderen nicht auskommt.

2.1.4 Der Notruf

Der Notruf ist eines der wesentlichen Elemente der Rettungskette. Je früher er abgesetzt wird, desto eher kann professionelle Hilfe den Notfallort erreichen. Aus diesem Grund gilt auch für Polizei, Bundespolizei, Zoll, Bundeswehr und Sicherheitsdienste:

Phone fast – Notruf so früh wie möglich!

Am vorteilhaftesten ist es, eine Person zu beauftragen, einen Notruf abzusetzen und so selbst für weitere Hilfsmaßnahmen zur Verfügung zu stehen. Diese Personen können in erster Linie weitere Polizeibeamte vor Ort, aber auch (zivile) Ersthelfer oder Zeugen sein. Wichtig ist jedoch: Wird jemand beauftragt, einen Notruf abzusetzen, so benötigt er klare Instruktionen, was er sagen soll. Nachdem der Notruf abgesetzt wurde, soll sich die Person erneut bei Ihnen melden und so die weitergeleitete Notrufmeldung bestätigen.

Sind Sie allein, können Sie nur selbst einen Notruf tätigen. Verlassen Sie dazu ggf. den Notfallort und kehren Sie sofort nach der Meldung wieder zurück, um Ihre Erste-Hilfe-Maßnahmen fortzuführen.

Denken Sie im Sinne einer optimalen Hilfeleistung daran, bei einer Veränderung der Notfallsituation, z.B. wenn eine Person plötzlich bewusstlos wird, einen zweiten Notruf abzusetzen und auch diese Information an die Leitstelle weiterzugeben.

Frühzeitiger Notruf. Je früher der Notruf erfolgt, desto größer ist die Überlebenschance eines Patienten. Greifen Sie ggf. auf Mobilfunk/Funk zurück! Der Patient soll nur verlassen werden, wenn keine anderen Möglichkeiten bestehen.

Ausnahmen vom frühzeitigen Notruf: Sollten Sie allein sein und es sich bei dem Bewusstlosen um einen Säugling oder ein Kind unter 8 Jahren handeln, so beginnen Sie unverzüglich mit den angemessenen Maßnahmen (der Wiederbelebung, VGL. KAP. 4.4). Führen Sie diese ca. 1 Minute lang durch und setzen Sie erst dann den Notruf ab. Da der junge Organismus im Gegensatz zu einem Erwachsenen empfindlicher auf eine Minderversorgung mit Sauerstoff reagiert, ist es an dieser Stelle wichtig, primär die Sauerstoffversorgung sicherzustellen.

▶ Notrufnummern

Die Notrufnummern sind in Deutschland bundesweit	
für Feuerwehr und Rettungsdienst:	**112 (auch europaweit)**
für die Polizei:	**110**

Die Notrufnummern 110 und 112 verfügen über eine sogenannte Vorrangschaltung, d.h. auch bei einem überlasteten Telefon-/Mobilfunknetz wird der Notruf sofort an die nächste Leitstelle weitergeleitet. Dies kann ggf. auch eine integrierte Leitstelle von Polizei, Feuerwehr und/oder Rettungsdienst sein, was bedeutet, dass sich diese Institutionen einen Arbeitsplatz teilen, um von dort gemeinsam – und kostengünstiger als jeder für sich alleine – die Einsätze entgegenzunehmen und zu disponieren. Ein Missbrauch und die Beschädigung von Notrufeinrichtungen sind übrigens stets strafbar (§ 145 StGB).

Mit dem heutigen Stand der Technik gibt es verschiedene Möglichkeiten, einen Notruf abzusetzen. Diese können sein:

- das nächstgelegene Telefon zu Hause oder am Arbeitsplatz
- Mobiltelefone
- Kraftfahrzeuge neuerer Bauart mit automatischem Notfall-Alarm/Unfall-Notruf-System (sog. e-Call)
- Funkgeräte im BOS-, aber auch Privatbereich
- öffentliche Fernsprecher
- Funkeinrichtungen in Linienbussen, Straßenbahnen, Taxen u.a.
- Polizei-/Feuerwehr-Notrufsäulen
- Notruftelefone
- Notrufsäulen an Autobahnen und Landstraßen sowie
- Hausnotrufe und spezielle Notfall-Apps bzw. -Faxe für Seh- und Hörbehinderte.

Hinweise zum Auffinden von Notrufeinrichtungen sind z.B. an Autobahnen an den Leitpfosten am Fahrbahnrand zu finden. In der Richtung, in die das kleine schwarze Dreieck (z.T. mit Telefonhörer-Piktogramm und »SOS«) am oberen Pfostenteil zeigt, steht die nächstgelegene Notrufeinrichtung. Folgt man diesem Richtungshinweis, so muss man auf bzw. an Autobahnen nicht weiter als einen Kilometer weit fahren bzw. laufen.

Zu beachten ist, dass bei allen öffentlichen Notrufeinrichtungen Wartezeiten zum Herstellen der Verbindung von bis zu 20 Sekunden vorkommen können.

▶ Notrufinhalt

Der allgemeine Inhalt eines Notrufs gilt selbstverständlich auch für Personen, die berufsbedingt mit Notfällen zu tun haben. Die bekannten **5 W's** helfen, die Fragen der Leitstelle zu beantworten:

1. ***Wo* ist der Notfallort?** Hier soll eine möglichst genaue Beschreibung der Örtlichkeit des Notfalls angegeben werden. Je präziser die Angabe, desto schneller kann erforderliche Hilfe den Notfallort erreichen. Besonders auf Autobahnen, Land- und Schnellstraßen sollte die Straßennummer (z.B. A1), Fahrtrichtung (z.B. Bremen) und Kilometer (z.B. 42) angegeben werden. Geben Sie ebenso besondere Anfahrtswege bekannt, falls eine normale Anfahrt nicht möglich ist oder der Notfallort etwas versteckt liegt.
2. ***Was* ist passiert?** Beschreiben Sie kurz die aktuelle Lage und eventuelle Besonderheiten, wie z.B. spezielle Gefahren. Beispiel: »Verkehrsunfall mit eingeklemmter Person.«
3. ***Wie viele* verletzte Personen?** Um ausreichend Rettungsmittel einzusetzen, ist die Angabe der genauen Anzahl der verletzten Personen erforderlich. Ist die Lage unübersichtlich, z.B. bei einem Busunfall, so muss im Zweifelsfall auch dieser Umstand bekanntgegeben und die Anzahl der Personen geschätzt werden.
4. ***Welche* Art von Verletzungen/Erkrankungen?** Beschreibungen der Verletzungen/Erkrankungen hel-

fen, Rettungsmittel und Fachkräfte, wie z.B. einen Notarzt, gezielt einzusetzen.
5. ***Warten* auf Rückfragen.** Das Gespräch wird immer von der Leitstelle beendet. Warten Sie, ob der Disponent noch weitere Fragen an Sie hat.

Der professionelle Helfer kann das Leitstellenpersonal weiterhin unterstützen, indem er dem Disponenten zusätzliche Informationen zur Verfügung stellt. Diese können sein:

- Geschlecht des Patienten
- Alter des Patienten
- Bewusstseinszustand des Patienten (bedingt ansprechbar, ansprechbar, nicht ansprechbar)
- Detailinformationen über die Art der Verletzung oder der Erkrankung bzw. bereits eingeleitete Maßnahmen (z.B. Reanimation).

2.1.5 Psychische Erste Hilfe

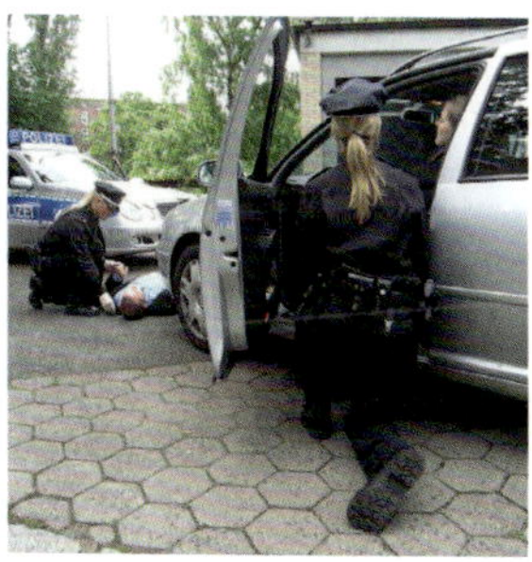

Abb. 10 ▶ Psychische Erste Hilfe

Genauso wichtig, vielleicht noch wichtiger als die rein medizinischen Maßnahmen, ist die psychische Erste Hilfe. Diese kann einem Unfallopfer und jeder hilfsbedürftigen Person zu jeder Zeit gegeben werden und ist sehr förderlich für den körperlichen und seelischen Zustand des Patienten. Hierzu gibt es einige einfache Regeln, die man bei jedem Notfalleinsatz beachten sollte (vgl. Lasogga/Gasch 2013):

- Gehen Sie auf Augenhöhe mit dem Patienten und schauen Sie ihn an. Liegt eine Person am Boden, sollten Sie sich daneben knien. Sie verringern so die Distanz und zeigen, dass Sie anwesend sind.
- Stellen Sie sich der Person namentlich vor.
- Sprechen Sie beruhigend.

- Machen Sie keine Vorwürfe, bagatellisieren oder dramatisieren Sie nicht. Machen Sie nur Zusagen, die Sie halten können.
- Informieren Sie die Person, dass Hilfe unterwegs oder sogar schon vor Ort ist und man sich in Kürze um sie kümmern wird. Auch Bewusstlose nehmen nachweislich ihre Umgebung wahr!
- Versuchen Sie, den Patienten von Schaulustigen abzuschirmen. Aus einer Gruppe von Schaulustigen können Sie z.B. Personen aussuchen, die sich mit einer Decke als Sichtschutz vor den Patienten stellen.
- Indem Sie erklären, was gerade getan wird, schaffen Sie Transparenz und Vertrauen. Teilen Sie dem Patienten mit, wenn Sie noch einmal den Puls fühlen oder z.B. einen Verband anlegen wollen.
- Hören Sie der betroffenen Person einfach zu – und wenn es nichts Dringenderes zu tun gibt, können Sie auch die Hand des Patienten halten.

Verschlechtert sich der Zustand eines Patienten, beginnen Sie unverzüglich mit dem ABCDE-Schema!

Kinder. Versuchen Sie zunächst, das Vertrauen der Kinder zu gewinnen, sie zu beruhigen und zu trösten. Arbeiten Sie zu diesem Zweck mit den Eltern – sofern diese vor Ort sind – zusammen. Erklären Sie aufgeregten Eltern, dass sie sich jetzt selbst beruhigen und für ihr Kind da sein müssen. Unterschätzen Sie nicht den Einfluss der Eltern auf ihre Kinder! Sind die Eltern selbst schwer verletzt oder zu aufgeregt, so müssen sie allerdings in letzter Konsequenz von ihren Kindern ferngehalten werden.

2.1.6 Kindernotfälle

Notfälle mit Kindern stellen immer eine besondere Herausforderung dar. Bitte beachten Sie, dass es hier auch teilweise große Unterschiede in den Maßnahmen der Ersten Hilfe gibt, sodass für Kinder auch spezielle Erste-Hilfe-Kurse an-

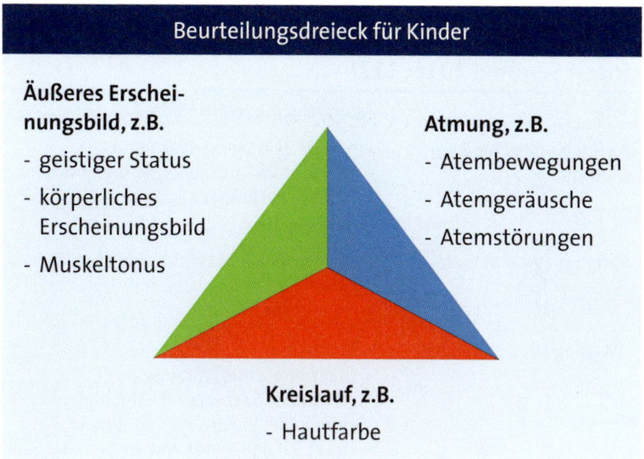

Abb. 11 ▶ Pädiatrisches Dreieck

geboten werden. Wichtige Unterschiede finden Sie u.a. aber auch schon in diesem Buch.

Gute Hinweise auf den Zustand von Kindern erhalten Sie, wenn Sie beobachten, wie diese sich gegenüber den Eltern und Bezugspersonen (und umgekehrt) verhalten. Auch kann Ihnen die unmittelbare Umgebung helfen, die Situation einzuschätzen. Ist das Kind z.B. sauber und ordentlich angezogen oder sieht es verwahrlost aus? Wie ist der Zustand der Wohnung, in der es lebt, und wie sein Zimmer? Welchen Eindruck machen die Eltern auf Sie? Dies sind nur einige wenige Fragen, die es zu beantworten gilt. Eine allgemeine Hilfestellung erhalten Sie auch durch das sogenannte pädiatrische Beurteilungsdreieck (Semmel 2016: 110).

Ein instabiles Kind muss nach der Erhebung des Ersteindrucks umgehend nach dem ABCDE-Schema beurteilt werden (Semmel 2016: 111).

Neben der Beurteilung der altersangemessenen Vitalparameter – diese finden Sie in den entsprechenden Abschnitten in diesem Buch – sollten Kinder auch ein altersangemessenes Verhalten zeigen. Tabelle 3 zeigt Ihnen, wie dieses in welchem Alter sein sollte.

TAB. 3 ▶ Altersangemessenes Verhalten von Kindern (nach Semmel 2016: 112)

Alter	Altersangemessenes Verhalten
Neugeborenes bis 2 Monate	• schläft 2–4 Stunden am Stück • ist ruhig und aufmerksam, wenn wach • schreit bei Hunger • ist ruhig beim Halten und Füttern
Säugling (2–6 Monate)	• stellt Augenkontakt her und kann diesen halten • erkennt die Eltern
Säugling (6–12 Monate)	• brabbelt • sitzt ohne Unterstützung • greift nach Sachen und kann diese von einer in die andere Hand nehmen • steckt Sachen in den Mund • ist ängstlich bei Fremden • hat Angst bei der Trennung von den Eltern • kann krabbeln oder laufen, wenn es sich an Sachen festhält
1 Jahr	• krabbelt und läuft • ist ängstlich bei Fremden • schreit, wenn es von den Eltern getrennt wird
1–3 Jahre	• spricht einzelne Wörter bis ganze Sätze • hat Angst vor der Trennung von den Eltern • ist mobil • hat Angst vor Fremden • versteht, was andere Menschen sagen • erforscht seine Umgebung
3–6 Jahre	• entwickelt Unabhängigkeit von den Eltern • kann Gedanken und Gefühle mitteilen • löst einfache Probleme selbst

2.2 Besondere Maßnahmen

Nachdem Ihnen bereits allgemeine Maßnahmen zum Einstieg in die Erste Hilfe genannt wurden, werden in den folgenden Kapiteln Hinweise zum Handeln in besonderen Situationen gegeben. Bitte beachten Sie hierbei insbesondere im Umgang mit Amok- und Terrorlagen sowie im Bereich größerer Gefahrenlagen und Katastrophen die für Sie zutreffenden bundes- bzw. landesrechtlichen Regelungen.

2.2.1 Brandbekämpfung

Brandbekämpfung ist zwischenzeitlich ein in der Ersten Hilfe etabliertes Thema. Gelehrt werden sowohl die gängigen Sicherheitszeichen zum Auffinden von Brandbekämpfungsmaterial und Fluchtwegen als auch die verschiedenen Brandklassen, einhergehend mit Informationen über die Mittel, mit deren Hilfe solche Brände am effektivsten bekämpft werden können. Hinzu kommt die theoretische und praktische Aus-

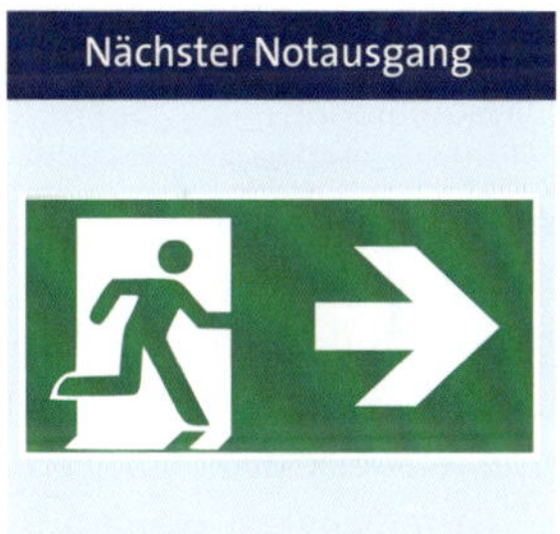

Abb. 12 ▶ Weg zum nächsten Notausgang

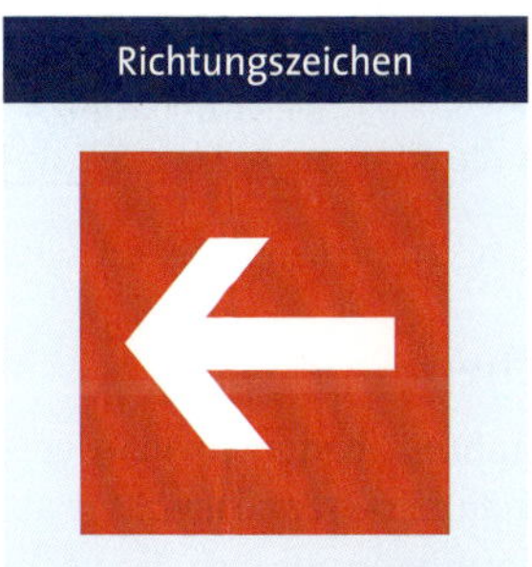

Abb. 13 ▶ Weg zum nächsten Feuerlöscher

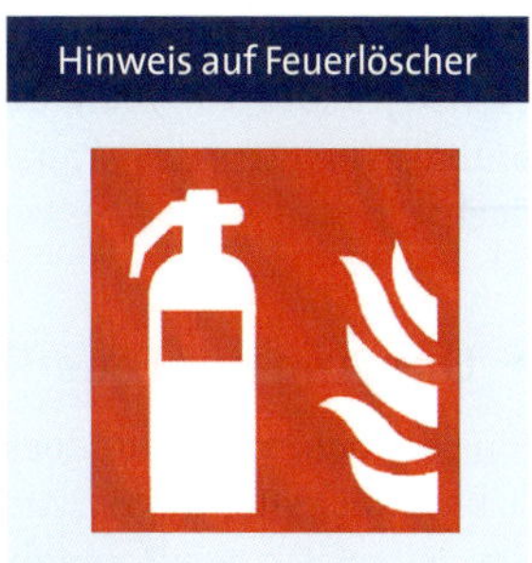

Abb. 14 ▶ Hinweis auf Feuerlöschgerät

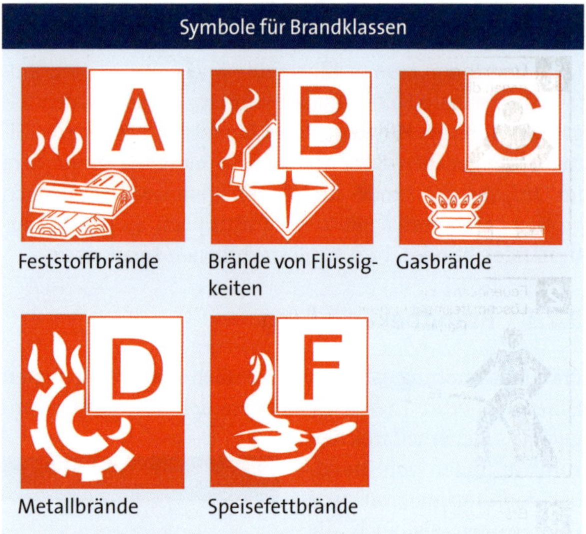

Abb. 15 ▶ Brandklassen

bildung mit Löschdecken und Feuerlöschern, wobei ein »Real Fire Fighting« (Echtfeuertraining) Standard sein sollte und teilweise auch vorgeschrieben ist.

Grundsätzlich werden Brände nach DIN EN 2 (vormals DIN 14406) in fünf Brandklassen unterteilt. Feststoffbrände fallen in Brandklasse A, Brände von Flüssigkeiten in Klasse B, Gasbrände in Klasse C, Metallbrände in Klasse D und Speisefettbrände in Klasse F. Nicht jeder Feuerlöscher ist geeignet, jede Art von Brand zu löschen. Die gängigen Löscher enthalten meist ein Pulver, das die Klassen A, B und C abdeckt.

▶ Umgang mit Feuerlöschern

Eine erfolgreiche Brandbekämpfung hängt im Wesentlichen von der korrekten Anwendung des Feuerlöschers ab. Sie sollten sich bereits vorab informieren, wo sich der nächste Feuerlöscher (auf Ihrem Fahrzeug) befindet. Die meisten Feuerlöscher verfügen über ein Treibmittel und ein Lösch-

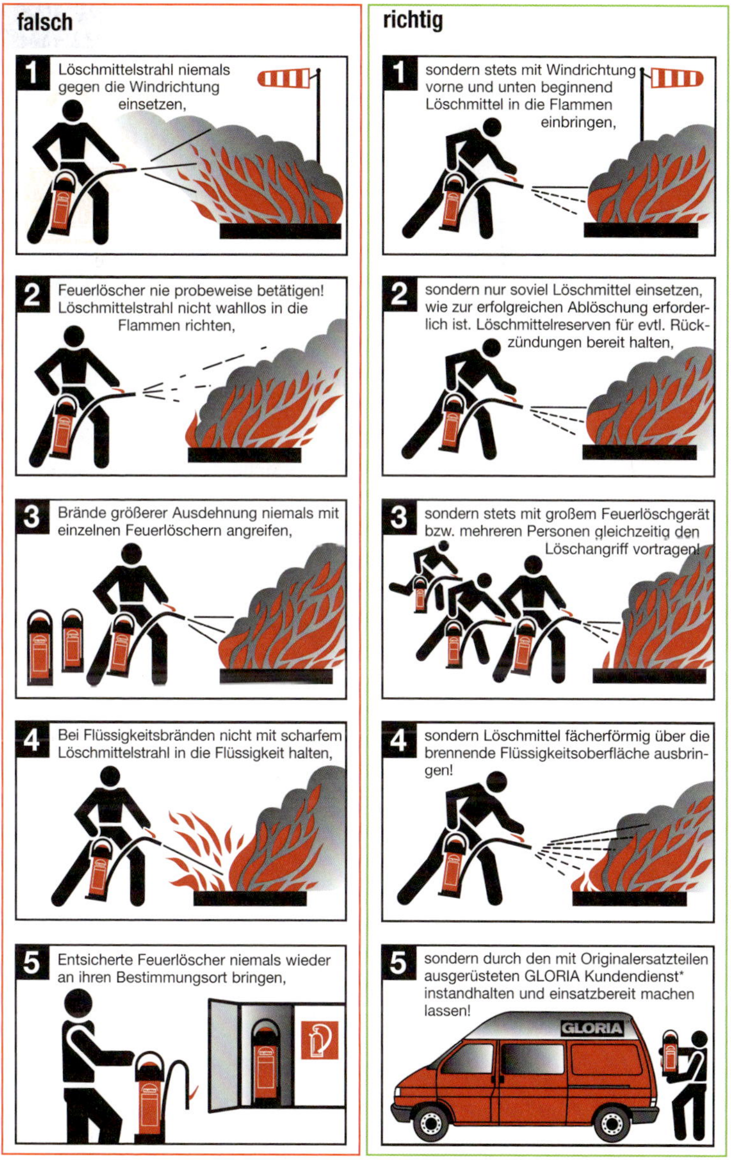

Abb. 16 ▶ Anwendung eines Feuerlöschers (Quelle: GLORIA GmbH, Wadersloh)

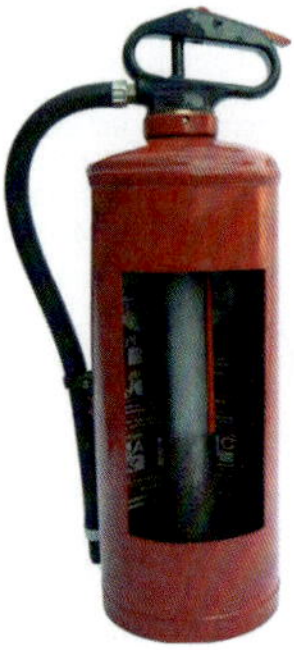

Abb. 17 ▶
Feuerlöscher

pulver. Im Querschnitt des Feuerlöschers lässt sich in der Mitte das Treibrohr erkennen, durch das das Pulver ausgebracht wird. Das Löschpulver befindet sich im unteren Teil des Löschers, das Treibmittel im oberen. Daher ist es notwendig, den Löscher während der Anwendung stets senkrecht zu halten. Ansonsten entweicht das Treibmittel ohne das Pulver aus dem Löscher und der Brand kann nicht optimal bekämpft werden.

Alle Löscher verfügen über eine (gelbe) Sicherung, die vor der Inbetriebnahme gelöst werden muss. Ausnahmen gibt es beispielsweise bei Feuerlöschern in Flugzeugen, bei denen die Halterung selbst bereits eine Sicherung gegen eine ungewollte Inbetriebnahme darstellt.

Löschen mit Feuerlöscher

- Sicherung des Löschers entfernen
- Löscher senkrecht halten und stoßweise betätigen
- Abstand zum Feuer ca. 1 - 1,5 m
- möglichst Reserve behalten
- immer mit Windrichtung löschen
- die Glut von vorn nach hinten löschen
- Tropfbrände: von oben nach unten löschen
- möglichst mehrere Löscher gleichzeitig einsetzen
- auf Wiederentzündung achten
- benutzte Löscher austauschen lassen.

Hinweis: Löschdauer bei 2-kg-Löschern etwa 7 – 10 Sekunden, bei 6-kg-Löschern etwa 9 – 15 Sekunden, teilweise bis zu 20 Sekunden.

▶ Ablöschen brennender Kleidung

Notfälle mit brennenden Menschen kamen bislang nur äußerst selten vor, wenngleich sie insbesondere in Zeiten der Bedrohung durch Terroranschläge (ggf. mittelbar durch Explosionen) zu bedenken sind. Selbstverbrennungen sind nur vereinzelt zu finden, auch wenn sie von den Medien stark beachtet werden. Ursachen für brennende Kleidung sind oft ein (Werk-)Unfall, eine Explosion oder ein Feuer. Brennt ein Mensch, kommt es beim Einatmen zu Verbrennungen im Mund, Rachen und Kehlkopfbereich sowie zu Atemstörungen. Die größte Gefahr besteht darin, dass die Betroffenen in Panik weglaufen und so die Flammen noch zusätzlich anheizen.

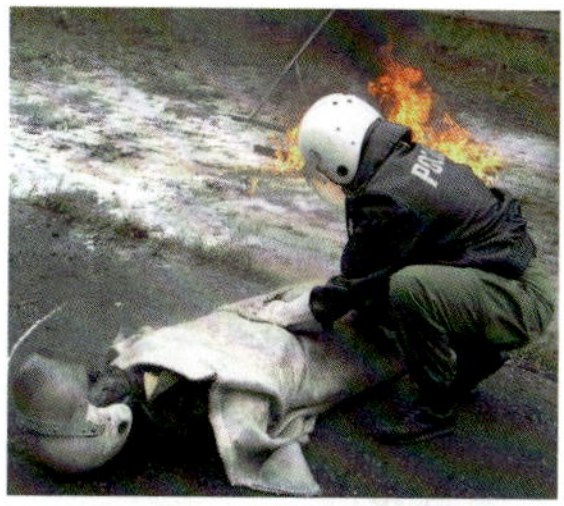

Abb. 18 ▶ Ersticken der Flammen mittels einer Löschdecke

Erkennungszeichen

- Person steht ganz oder teilweise in Flammen.

Eigenschutz beachten!

Beachten Sie bei einem Feuer jeglicher Art den nötigen Eigenschutz – sowohl wenn es darum geht, Menschen aus einem brennenden Gebäude zu retten (s.u.), als auch diese später abzulöschen. Für Helfer besteht eine erhöhte Eigengefährdung.

Erste Hilfe

- Notruf (veranlassen)
- weglaufende Personen zum Stillstand, nötigenfalls zu Boden bringen
- sofortiges Löschen der Kleidung mittels Wasser, Feuerlöscher oder Löschdecke, ggf. den Betroffenen (sich) auf dem Boden wälzen (lassen).
  - Löschdecke (ggf. mit Wasser getränkt) dazu schulterbreit mit den Daumen nach oben greifen und dabei die Hände so einwickeln, dass sie von der Decke geschützt werden

  - Person mit Löschdecke am Hals beginnend komplett eindecken. Ggf. alternativ feste Wolldecke o.Ä. nutzen. Keine Kunstfaserprodukte verwenden (Brand- und Schmelzgefahr)!
  - Decke so eng wie möglich anlegen, sodass dem Patienten keine Flammen ins Gesicht schlagen können
  - Person dazu veranlassen, sich hinzulegen
- Beruhigung/Betreuung
- weitere Maßnahmen siehe unten.

Abnehmen der Löschdecke. Ist die Decke fest um die brennende Person gewickelt, so beginnen Sie vom Hals kommend die Person zur Seite in Richtung Füße »abzustreichen«. Damit entziehen Sie den Flammen den zum Brand notwendigen Sauerstoff. Nicht klopfen oder schlagen! Sind Sie an den Füßen angelangt, so beginnen Sie, die Decke langsam von den Füßen her in Richtung Oberkörper abzunehmen. Schauen Sie nicht unter die Decke. Sollten noch Flammen vorhanden sein, besteht die Gefahr, sich selbst durch eine Stichflamme (wenn das Feuer erneut Sauerstoff bekommt) im Gesicht zu verbrennen. Wenn Sie feststellen, dass das Feuer noch nicht gelöscht ist, legen Sie die Decke erneut eng an den Körper des Patienten an und streichen Sie die Flammen zur Seite und nach unten aus. Sorgen Sie für eine ausreichende Erste-Hilfe-Behandlung des Patienten.

Alternative zur Löschdecke. Haben Sie keine Löschdecke zur Hand, sondern lediglich eine »normale« Decke, so achten Sie darauf, dass es sich dabei nicht um eine Decke aus bzw. mit Kunststofffasern handelt. Diese könnte beim Löschversuch selbst Feuer fangen oder ihre Kunststoffanteile könnten sich in die Haut des Patienten brennen.

Löschen einer Person mit Hilfe eines Feuerlöschers. Haben Sie keine Löschdecke greifbar, können Sie zum Löschen einer Person auch den Feuerlöscher verwenden. Vermeiden Sie es dabei, Löschmittel ins Gesicht zu sprühen, und beachten Sie die Hinweise zur Anwendung von Feuerlöschern (s. Abb 16).

Beim Einsatz von Feuerlöschern niemals brennenden Personen ins Gesicht sprühen.

Menschenrettung aus einem brennenden Gebäude. Beachten Sie bei einem brennenden Gebäude, in dem sich noch Menschen befinden, die deutlich erhöhte Eigengefährdung bei einer Personenrettung. Grundsätzlich kann ein Betreten brennender Gebäude nicht empfohlen werden, da das Risiko einer Gefährdung durch das Feuer und schädliche Atemgase für die Ersthelfer unkalkulierbar ist (z.B. Kohlenmonoxidvergiftung, s. Kap. 5.19).

Brandrauchopfer. Jährlich sind in Deutschland regelmäßig 400 Brandtote und über 4.000 teilweise sehr schwer Verletzte zu beklagen. Dabei sterben 95 % der Todesopfer nicht durch die Flammen, sondern durch den (giftigen) Brandrauch.

2.2.2 Grundsätze bei größeren Gefahren- und Schadenslagen, Katastrophen

Größere Gefahren- oder Schadenslagen können z.B. durch Industrieunfälle, Gasexplosionen, Hochwasserlagen oder auch Bombenexplosionen eintreten. Hier entstehen Auswirkungen, die gleich eine Vielzahl von Menschen betreffen und sich teilweise – z.B. durch die Wetterlage – äußerst dynamisch entwickeln können. Dem Bürger kann in solchen Situationen seitens der Polizei grundsätzlich folgendes Verhalten empfohlen werden:

- Aufsuchen und Verbleib in Gebäuden
- Türen und Fenster geschlossen halten, ggf. abdichten
- Belüftungs-/Klimaanlagen ausschalten
- Radio und/oder Fernseher anschalten
- Hinweise in Warn-Apps beachten (z.B. NINA)
- auf örtliche Lautsprecherdurchsagen achten
- Anweisungen vom Hilfspersonal unbedingt Folge leisten.

2.2.3 Taktische Notfallmedizin

Machen Sie sich bei der Auseinandersetzung mit diesem Thema bewusst:

Bei allen taktischen Einsatzlagen steht der polizeiliche Auftrag an erster Stelle.

Nach aktuellen Konzepten der Polizeien der Länder und des Bundes ist in solchen Lagen sofort Täterkontakt herzustellen bzw. zu suchen. Zu beachten ist dabei, dass handelsübliche Schutzwesten und auch Autotüren o.Ä. keinen wirksamen Schutz gegen Beschuss bieten, wie er z.B. durch Attentäter mit einem Sturmgewehr AK47 erfolgen kann. In solchen Fällen hat die polizeitaktische Vorgehensweise/Zielsetzung immer oberste Priorität. Dies bedeutet:

Zunächst müssen die Risikoquellen eliminiert werden (Täter, Sprengfallen etc.), bevor Notfallopfer sicher versorgt werden können. Rettungskräfte sind daher ausschließlich in einem sicheren Bereich, der kalten bzw. grünen Zone, bereitzuhalten.

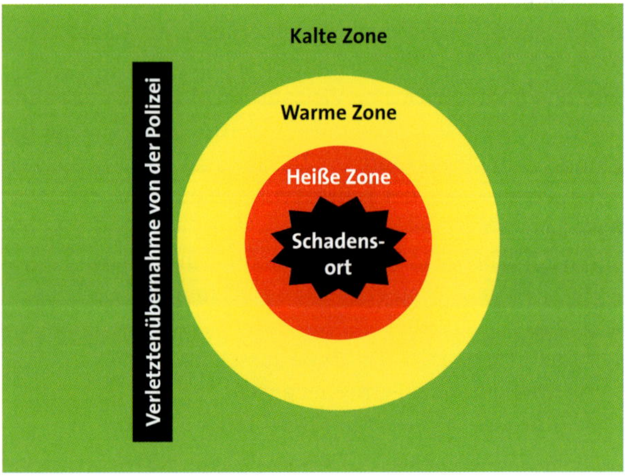

Abb. 19 ▶ Zonen in der taktischen Notfallmedizin (nach Kipker 2016: 16)

Als *gelbe/warme Zone* wird der teilsichere Bereich, als *rote/heiße Zone* der akute Gefährdungsbereich bezeichnet. In letzterem sollten primär spezialisierte Kräfte zum Einsatz kommen, Aktivitäten des Rettungsdienstes sollten ausschließlich im grünen, maximal und auch erst nach Freigabe durch die Polizei im Übergang zum gelben Bereich stattfinden (vgl. Lippay 2016: 22f.).

Bei allen taktischen Lagen ist damit zu rechnen, dass mehrere Bedrohungsszenarien grundsätzlich parallel entstehen können. Dies können z.B. sein:

- Heckenschützen (Täter schießt aus der Deckung heraus)
- offensive Täter (Täter bewegt und attackiert außerhalb der Deckung)
- Selbstmordattentäter (i.d.R. mit am Körper versteckten Sprengsätzen; oft in Kombination mit vorherigem Schusswaffengebrauch)
- Unkonventionelle Spreng- oder Brandvorrichtungen (USBV)/Sprengfallen (mechanisch/optisch/akustisch/thermisch/per Fernzündung o.ä. ausgelöst)
- Blindgänger und/oder nur teilweise gezündete Sprengvorrichtungen
- »Second hit«, d.h. ein Zweitanschlag, der sich gezielt gegen Polizei und Rettungskräfte richtet (Lippay 2016: 23).

Gerade die Gefahren von Sprengfallen sind nicht zu unterschätzen: So wurde bei den Anschlägen in Paris im November 2015 ein Selbstmordattentäter mit einem nur teilgezündeten Sprengkörper zunächst reanimiert, bevor man einen nicht gezündeten Sprengstoffgürtel unter seiner Kleidung entdeckte.

Bei Verdacht auf eine Sprengfalle/Bombe gilt: Sofortiger Rückzug!

USBV sind ausschließlich durch dafür ausgebildete und ausgerüstete Spezialkräfte zu handhaben.

Bezüglich der Versorgung von Verletzten ist immer zu beachten, dass auch Rettungskräfte u.U. gezielt von der Täterseite beobachtet werden, um diese bei ihrer Arbeit unter Beschuss zu nehmen. Genauso ist mit Sprengfallen unter Verletzten/Toten zu rechnen. Diese Taktiken sind in Kriegsgebieten zwischenzeitlich Alltag geworden und werden gezielt eingesetzt. Als Reaktion auf solche Szenarien gab es deshalb – und unter medizinischen Aspekten – bei den Anschlägen in Paris z.B. keine größeren Behandlungsplätze. Die Patienten wurden stattdessen nur kurz erstversorgt und schnellstmöglich in Krankenhäuser verbracht.

Es sollte damit gerechnet werden, dass sich eventuell auch Täter als Opfer tarnen, sodass jede Person erst einmal als potenziell tatverdächtig eingestuft werden sollte.

3 Die Vitalfunktionen

Die ersten Minuten in einer Notfallsituation entscheiden bereits über den weiteren gesundheitlichen Verlauf des Patienten, d.h. unter Umständen über Leben und Tod. Aus diesem Grund gibt es die sogenannten lebensrettenden Sofortmaßnahmen, die ohne Verzögerung durchgeführt werden müssen. In erster Linie sind dies alle Maßnahmen, die dazu dienen, die Vitalfunktionen eines Menschen leistungsfähig aufrechtzuerhalten. Dies sind die Funktionen von Gehirn, Herz und Lungen eines Menschen, oder anders:

- Bewusstsein
- Atmung
- Kreislauf.

Zu den lebensrettenden Maßnahmen, die zur Vermeidung von Organschäden durchgeführt werden müssen, zählen z.B. die Herz-Lungen-Wiederbelebung, das Stillen lebensgefährlicher Blutungen, das Freimachen/Freihalten der Atemwege oder auch die Schockprophylaxe.

Lebenswichtige Organe/Vitalfunktionen. Alle Vitalfunktionen sind eng aufeinander abgestimmt, sodass eine Beeinträchtigung, wie z.B. eine Bewusstlosigkeit, eine akute Lebensgefahr bedeuten kann. Zu den lebenswichtigen Organen gehören in erster Linie:

- Gehirn
- Lunge
- Herz.

Weniger bekannt ist, dass auch die Nieren für einen Organismus lebenswichtig sind, da bei einem stark abfallenden Blutdruck (ab einem systolischen Blutdruckwert von 70 mmHg) die Nieren nicht mehr effektiv und dauerhaft arbeiten können. Die Folge ist, dass ernsthafte Organschäden drohen, die bis zum Organverlust und zum Tod führen können.

In diesem Buch werden Sie des Öfteren aufgefordert, die Vitalzeichen zu überprüfen. Denken Sie dann immer an Bewusstsein, Atmung und Kreislauf. Kontrollieren Sie über das in den folgenden Kapiteln beschriebene C-ABCDE-Schema, ob die Person ansprechbar ist und normal atmet. Nutzen Sie hierfür die Hilfestellung über »Sehen, Hören, Fühlen und Riechen« (s.u.). Behalten Sie aber bei aller Motivation zur Hilfe auch stets den Eigenschutz im Blick – »Die Polizei sichert sich selbst und schützt andere«. Dies gilt umso mehr, in Terror- und Amok- bzw. vergleichbaren Einsatzlagen.

Im Rahmen einer regelmäßigen Verlaufskontrolle werden die Vitalzeichen bei einem stabilen Patienten alle 15 und bei einem instabilen Patienten alle 5 Minuten überprüft (vgl. Semmel 2016: 89). Orientieren Sie sich dabei immer am Verlauf des ABC(DE)-Schemas.

Sehen, Hören, Fühlen, Riechen. Wie erkennen Sie nun aber schnell und zuverlässig, was einem Patienten fehlt und ob die Vitalzeichen noch in Ordnung sind? Dies können Sie sehen, hören, fühlen und eventuell riechen. Achten Sie auf Dinge, die von der Normalität und Ihrer allgemeinen Lebenserfahrung abweichen, und beobachten Sie die Reaktionen des Patienten. Zur sicheren Aufklärung und Lagebeurteilung der verschiedenen Notfallsituationen finden Sie in diesem Buch unter der Überschrift »Erkennungszeichen« die Symbole für Sehen, Hören, Fühlen und Riechen. Daran anschließend helfen Ihnen Hinweise zur »Ersten Hilfe«, die entsprechenden Maßnahmen zu treffen. Weitere Angaben zu den betreffenden Notfallsituationen werden unterhalb dieser Stichworte aufgeführt.

4 C-ABCDE der Ersten Hilfe

In der Notfallmedizin bzw. Ersten Hilfe gibt es verschiedene Möglichkeiten, Patienten klar und strukturiert zu beurteilen und zu versorgen. Ziel ist es dabei, lebensbedrohliche Zustände frühzeitig zu erkennen und adäquat prioritär zu behandeln. Hierzu wird im Rettungsdienst seit einiger Zeit das C-ABCDE-Schema angewandt. Auch wenn sich dieses (noch) nicht verbreitet in den Erste-Hilfe-Lehrbüchern findet, so haben doch auch BOS und Streitkräfte begonnen, diesen Versorgungsablauf zu lehren. Dabei ist es nur von Vorteil und gewissermaßen ein Ziel, dass am Einsatzort alle eingesetzten Kräfte, vom Ersthelfer bis zum professionellen Rettungsdienst, nach einem festgelegten Standard, nämlich dem C-ABCDE-Schema, arbeiten.

Diese Versorgungsreihenfolge läuft in allen zurzeit geltenden Algorithmen gleich ab und ist in Abbildung 20 dargestellt. Zunächst erfolgt eine Überprüfung der Einsatzstelle auf Sicherheit bzw. ist die Sicherheit an der Einsatzstelle herzustellen (vgl. Kap. 2). Am Beginn der patientenbezogenen Notfallmaßnahmen steht die initiale Beurteilung des Patienten, der sogenannte Ersteindruck. Anschließend wird das C-ABCDE-Schema durchgeführt. Je nach Ergebnis sollten/müssen Sie nun weitere Maßnahmen – je nach Notfall und wie in diesem Buch beschrieben – einleiten.

Vergessen Sie nicht, im Anschluss eine regelmäßige Verlaufskontrolle vorzunehmen, d.h. den Zustand des Patienten in Intervallen zu überwachen und zu kontrollieren. Je nachdem, ob und wie dieser sich verändert, müssen Sie ggf. weitere oder andere Maßnahmen durchführen.

Der Grundgedanke des C-ABCDE-Schemas lautet:
»Treat first, what kills first!«

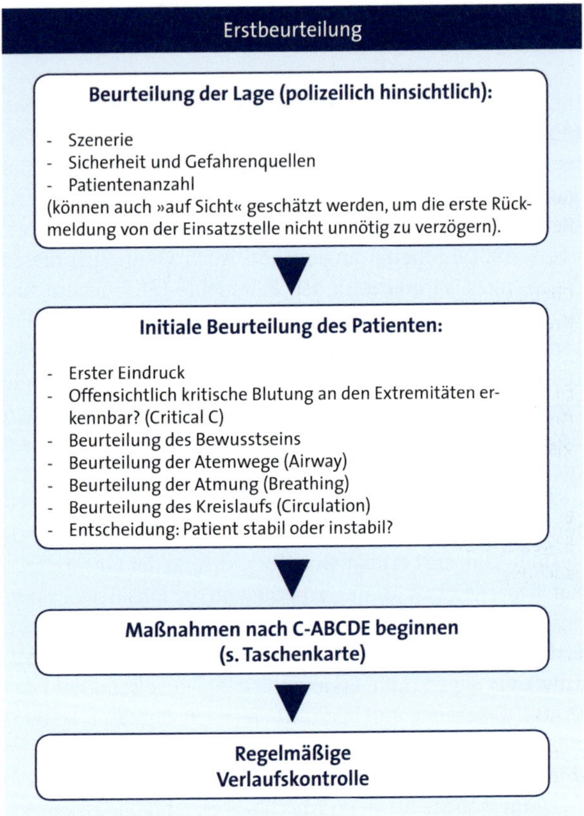

Abb. 20 ▶ Initiale Beurteilung (erweitert nach Semmel 2016: 24)

Dies bedeutet, es werden zuerst die Störungen beseitigt, die unbehandelt den größten Schaden anrichten bzw. die größte Gefahr für den Patienten darstellen. Das ABCDE dient somit einer stringenten Prioritätenorientierung in Hinblick auf den Erhalt der Vitalfunktionen, je nach Situation wird es um ein vorangestelltes C (»Critical C«) erweitert. Die Buchstaben stehen für folgende Maßnahmen:

C: **Critical C**	**Starke Blutungen (an den Extremitäten) sofort bekämpfen!**
A: Atemwege	Freimachen/Freihalten der Atemwege
B: Beatmung/ Belüftung	Belüftung/ggf. Verletzung der Lunge überprüfen/ggf. beatmen
C: Circulation/ Kreislauf	Blutungssuche/Bodycheck an allen Blutungsräumen: Oberarme/Oberkörper (Front und Rücken), Bauch, Becken, Oberschenkel; ReCap durchführen
D: Defizite, neurologisch	Sprach-/Bewegungs-/Sehstörungen/ Einschätzung der Bewusstseinslage sowie Durchblutung, Motorik und Sensorik (DMS)
E: Erweiterte Untersuchung	Entkleiden/Wärmeerhalt/Entscheiden

Critical C. Beim ABCDE-Schema wird bei offensichtlichen schweren Blutungen immer der Buchstabe C vorangestellt, was in diesem Fall für einen kritischen Blutverlust steht, der zuerst behandelt werden muss, bevor andere Maßnahmen durchgeführt werden dürfen. Ein kritisches C liegt vor bei ...

- einer oder mehreren offensichtlich starken bis lebensbedrohlichen Blutungen (an einer oder mehreren Extremitäten), die
- die Gefahr eines Schocks bergen und somit
- Lebensgefahr für den Patienten bedeuten.

Ein kritisches C kann z.B. bei stark blutenden Extremitätenverletzungen oder einer stark blutenden Halsverletzung vorliegen (Schuss-/Stich-/Splitterverletzung).

Die Versorgung eines kritischen C geht immer dem ABCDE voraus!

Unterbrechung von ABC-Maßnahmen. Eine Unterbrechung von ABC-Maßnahmen zugunsten der Durchführung von D- und E-Maßnahmen sollte immer vermieden werden! Haben Sie den Überblick verloren, beginnen Sie mit dem C-ABCDE von vorn.

4.1 Critical/Catastrophic Bleeding – Sonderfall sofortige Blutstillung einer lebensbedrohlichen äußeren Blutung

Blut ist die elementare Flüssigkeit des Körpers. Es sorgt für die ausreichende Versorgung der Organe mit Sauerstoff und wird ständig erneuert. Jede Verletzung kann zu einer Wunde und damit zum Austritt von Blut führen. Diese Wunde wird bei einem gesunden Menschen im Normalfall in kurzer Zeit durch die Blutgerinnung wieder geschlossen. Problematisch wird die Situation, wenn die Wunde so groß ist, dass der Körper sie nicht selbst wieder schließen kann bzw. wenn ein großes Blutgefäß verletzt wurde. Auf zu starken Blutverlust (mit einer einhergehenden Sauerstoffminderversorgung) reagieren Gehirn, Herz und Lunge sehr empfindlich und es kann in kürzester Zeit zu einem Schock (s. Kap. 5.29) und schließlich zum Tod kommen.

Erkennungszeichen

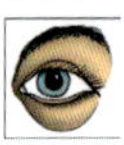

- starke Blutung, eventuell pulsierend
- Unruhe
- auffallend blasse bis blau gefärbte Haut
- Bewusstseinsstörungen bis Bewusstlosigkeit möglich

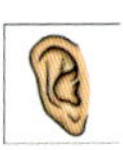

- Angst, Schwindel oder Übelkeit möglich

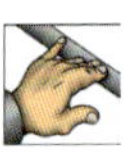

- kalte Extremitäten
- kalter, klebriger Schweiß
- schneller, schwach tastbarer Puls

- Rekapillarisierungszeit (»ReCap«) verlängert., d.h. > 2 sec.

ReCap. ReCap steht für Rekapillarisierungszeit nach manuellem Druck auf das Nagelbett, die Stirn oder den Handballen. Füllt sich die komprimierte Stelle in unter 2 Sekunden wieder mit Blut, so ist der Blutdruck (noch) ausreichend. Dauert die Füllung jedoch länger als 2 Sekunden, so befindet sich der Patient bereits tief im Schock, der Blutdruck ist lebensgefährlich gesunken und der Patient wird in der Folge als kritisch eingestuft.

Liegen die obigen Erkennungszeichen vor, d.h. eine oder gar mehrere lebensbedrohliche äußere Blutungen, so muss zunächst vor allen anderen ABCDE-Maßnahmen sofort die Blutstillung erfolgen, also auch noch vor der Behandlung der Atemwege (A) und der Belüftung (B).

Zur Blutstillung wird sofort Druck mittels Hand oder Knie von außen auf die Blutung(en) ausgeübt (außer bei offener Fraktur), z.B. gefolgt von der Anlage eines Druckverbandes oder der Abbindung mit einem sog. Tourniquet. Liegen mehrere solcher Verletzungen vor, beginnen Sie die Versorgung mit der stärksten Blutung bzw. der größeren Extremität und arbeiten Sie danach alle Weiteren ab. Im schlimmsten Falle haben Sie nicht viel mehr Zeit als wenige Minuten! Das erklärt auch die enorme Wichtigkeit Ihrer Vorbereitung: Beherrschen Sie das Material und üben Sie regelmäßig – auch unter körperlicher Belastung.

Je stärker die Blutung, desto schneller muss die Blutungsbekämpfung erfolgen.

Jeder unnötige Kontakt mit fremdem Blut sollte vermieden werden. Grundsätzlich sollten auch Ersthelfer immer Einmalhandschuhe bei der Behandlung eines Patienten tragen. Zu beachten ist ebenfalls, dass insbesondere nasse, dunkle oder sehr dicke Bekleidung des Patienten (weitere) Verletzungen verdecken kann und man daher ggf. gefährliche Blutungen nicht sofort erkennt.

Erste Hilfe

- Notruf (veranlassen)
- Beruhigung/Betreuung
- Lagerung in Schocklage; zumindest aber stets im Liegen versorgen
- Abdrücken an Oberarm/Leiste bzw. Kompression auf die Blutung des verletzten Körperteils
- Wundbehandlung/Blutstillung; Anlegen eines Spezial-/Druckverbandes bzw. eines Tourniquets
- Wärmeerhalt
- ständige Kontrolle der Vitalfunktionen.

Wenn möglich, lassen Sie den Patienten sich zunächst hinlegen. Eine Behandlung am liegenden Patienten ist für Sie einfacher und bedeutet gleichzeitig eine Schockprophylaxe für den Betroffenen.

Denken Sie auch an einen frühen Notruf und die psychische Betreuung des Verletzten. Eine regelmäßige Kontrolle der Vitalfunktionen ist obligatorisch.

Blutungen am Bein. Bei Blutungen an einem Bein bitten Sie den Patienten zunächst, sich hinzulegen. Lagern Sie beide Beine hoch und legen Sie einen Druckverband bzw. ein Tourniquet an.

4.1.1 Abdrücken

Abdrücken bezeichnet den gezielten manuellen Druck von außen auf eine zuführende Arterie/Schlagader. Handelt es sich z.B. um eine Schlagaderverletzung am Unterarm, so drücken Sie zwischen den beiden Oberarmmuskeln an der Arminnenseite mit vier Fingern die Ader gegen den Oberarmknochen. Auf diese Weise wird die Blutzufuhr im Arm abgedrückt und die Wunde blutet weniger; der Arm wird nicht abgebunden. Um möglichst effektiv abzudrücken, üben Sie immer mit derjenigen Hand Druck aus, auf deren Seite der Patient verletzt ist. Blutet der Patient z.B. am rechten Unterarm, so drücken sie mit Ihrer rechten Hand ab (vgl. Kap. 6.10).

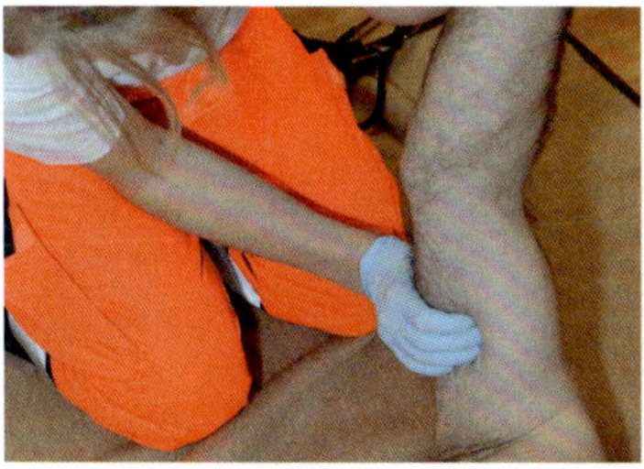

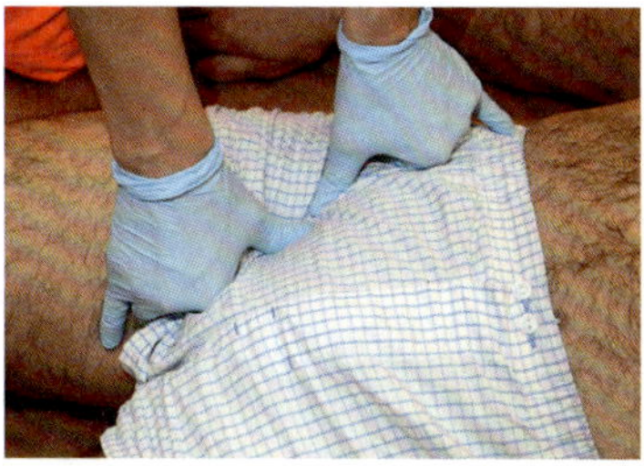

Abb. 21/22 ▶ Abdrücken am Oberarm und in der Leiste

Das gleichzeitige Hochhalten eines Armes bzw. eines Beines, vermindert die Blutung sofort deutlich, da das betroffene Körperteil höher liegt als das Herz des Patienten und das Blut aufgrund der Schwerkraft nicht mehr so stark ausfließen kann. Das Hinlegen und die sofortige Kompression der Blutung sollten jeweils zuerst und parallel erfolgen.

Das Abdrücken ist immer nur eine kurzzeitige Maßnahme, bis ein Druckverband bzw. eine Abbindung angelegt werden kann (s.u.).

4.1.2 Druckverband

Für die Blutstillung eignet sich das Anlegen eines Spezial-/Druckverbands. Hierfür werden entweder ein Spezialkompressionsverband oder aber zwei Verbandpäckchen nach DIN 13151 benötigt. Wie der Verband im Detail durchgeführt wird, zeigt die entsprechende Checkliste in Kapitel 6.10. Fast jede starke Blutung kann durch einen ausreichenden Druck(-verband) von außen gestillt werden.

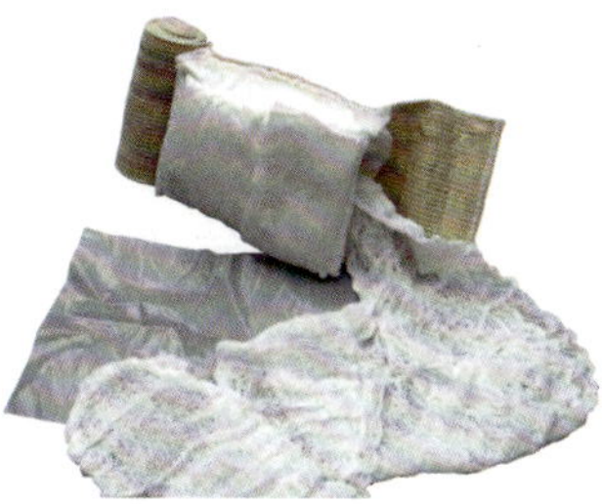

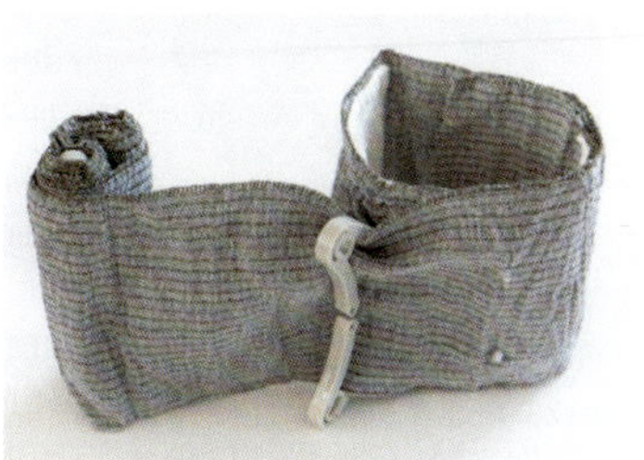

Abb. 23/24 ▶ Spezialdruckverbände OLAES® und ISRAELI-Bandage®

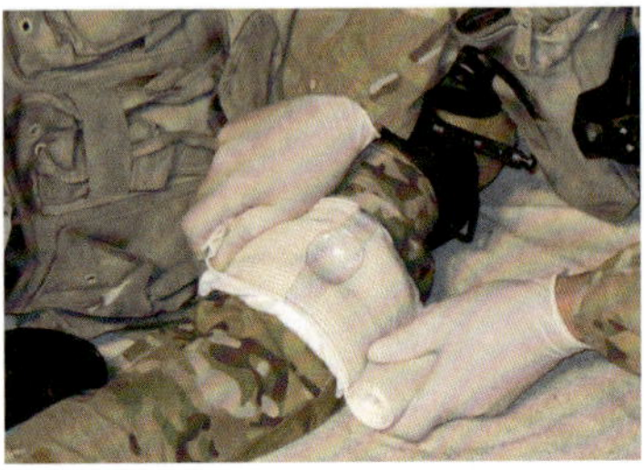

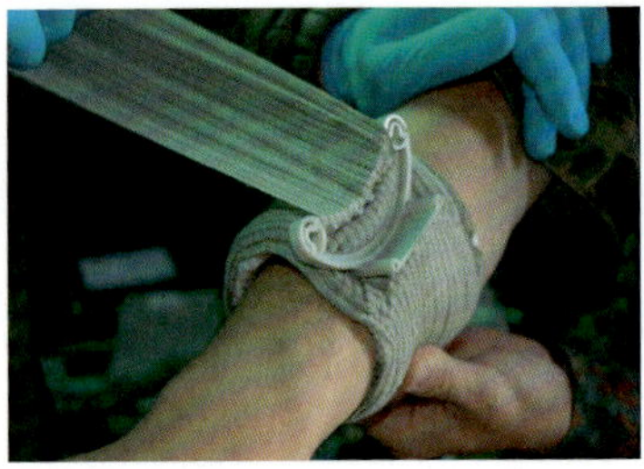

Abb. 25/26 ▶ Anlage von OLAES®-Binde und ISRAELI-Bandage®

4.1.3 Abbinden mittels Tourniquet

Bis vor ein paar Jahren wurde bei stark blutenden Wunden von einem Abbinden, d.h. einer vollständigen Unterbrechung der Blutzufuhr, abgeraten. Zwischenzeitlich zeigen Studien jedoch, dass eine Vielzahl an Patienten, insbesondere bei bewaffneten bzw. gewalttätigen Konflikten, Terroranschlägen oder Massenanfällen von Verletzten noch leben könnte, wenn eine sofortige und effektive Blutstillung erfolgt wäre. Das für eine solche Blutstillung oftmals verwendete Hilfsmittel ist ein sogenanntes *Tourniquet*, welches im Folgenden vorgestellt wird.

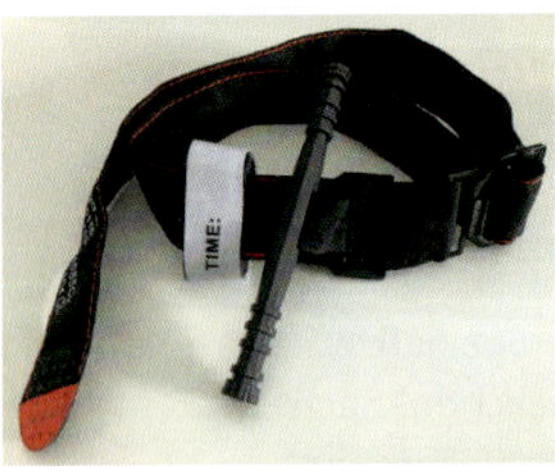

Abb. 27 ▶ Stop Bleeding Tourniquet von Skala Medical®

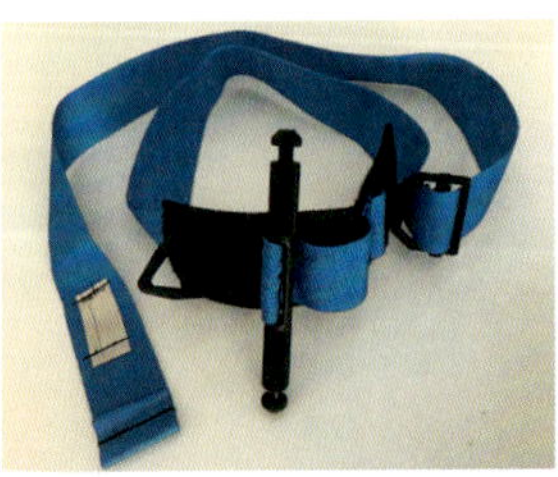

Abb. 28 ▶ SOF® Tectical Tourniquet Wide 1,5" von CTC Medical

Studien zeigen, dass ca. 9 % aller Todesfälle innerhalb militärischer Auseinandersetzungen durch ein potenziell vermeidbares Verbluten aus Verletzungen der Extremitäten resultieren (Bellamy 1984). Während das Anlegen von Tourniquets, d.h. das vollständige Abbinden einer Extremität lange Zeit nur Ultima Ratio war, ist dieses inzwischen ein gängiges Mittel zur initialen, temporären Erstversorgung geworden (Arbeitskreis Notfallmedizin DGAI 2016: 2) und wird vom

German Resuscitation Council bei entsprechender Indikation empfohlen (GRC 2015: 291). Viele Organisationen mit Sicherheitsaufgaben haben darauf bereits reagiert, so z.B. die Bundeswehr und einige Polizeibehörden der Länder und des Bundes, bei denen Tourniquets zwischenzeitlich zur Mannausstattung gehören.

Oftmals kann es im Falle einer lebensbedrohlichen Blutung (kritisches C) ausreichend sein, einen Spezial- oder Druckverband anzulegen.

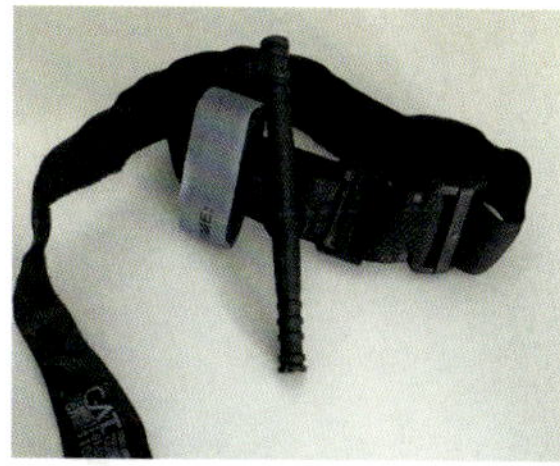

Abb. 29 ▶ Combat Application Tourniquet® von Medical SCA/SCG

Bei...

- mehreren kritisch blutenden Verletzungen an einer oder mehreren Extremitäten,
- Unerreichbarkeit der Blutungsquelle,
- mehreren kritisch blutenden Verletzten,
- kritischer/n Blutung(-en) bei gleichzeitig vorliegenden A-, B- oder weiteren C-Problemen,
- Unmöglichkeit der Blutstillung durch andere Maßnahmen oder
- Zeitdruck/Gefahrensituation vor Ort

stellen Tourniquet-Anwendungen die einzig zielführende Strategie dar.

(vgl. DGU 2016 S3-Leitlinie)

Anschläge wie beim Boston Marathon 2013, in Paris 2015 oder auch in Deutschland 2016 zeigen, dass das Anlegen von Tourniquets auch bei Massenanfällen von Verletzten indiziert sein kann. Gleiches gilt auch für extrem abgelegene Örtlichkeiten, z.B. in einem Gebirge oder im Rahmen taktischer Notfallmedizin. Auch im Rettungsdienst werden mittlerweile Tourniquets regelhaft sehr erfolgreich angewendet. Dennoch sollte die Nutzung von Tourniquets immer die Ausnahme bzw. die Ultima Ratio bleiben.

Indikationen. Mögliche Indikationen für die Anlage eines Tourniquets sind:

- Amputationsverletzung oberhalb des Handgelenks oder Fußes
- multiple Blutungen einer Extremität, die in der Summe einen kritischen Blutverlust bedeuten
- schwere Blutungen der Extremitäten bei gleichzeitigem kritischen A-, B- oder C-Problem
- schwere Blutung einer Extremität bei Unerreichbarkeit der Verletzung, z.B. bei einer eingeklemmten Person
- Unmöglichkeit der Blutstillung durch Druckverbände
- Versorgung einer stärkeren Blutung an einer Extremität bei Dunkelheit
- schwere Blutungen an Extremitäten bei einem Massenanfall von Verletzten
- schwere Blutungen an Extremitäten bei Zeitdruck unter Gefahrensituationen (taktische Medizin) (vgl. Arbeitskreis Notfallmedizin DGAI 2016: 6).

Tourniquets dürfen niemals über Gelenken, Wundtaschen, Fremdkörpern oder auf offenen Brüchen platziert werden!

Anlegen des Tourniquets (vgl. Kap. 6.9). Hierbei ist darauf zu achten, dass das Tourniquet so nah wie möglich am Körperstamm angelegt wird, jedoch mindestens 5 cm oberhalb der Wunde (ca. handbreit). Das Tourniquet wird um die Extremität gelegt, das Klettband durch die Schnalle gefädelt, zurückgeführt (v.a. am Oberschenkel durch beide Ösen), maximal festgezogen und geschlossen. Das Tourniquet sollte fest an der Haut anliegen, um anschließend mit dem Knebel eine ausreichende Wirkung zu erzielen. Schließlich wird der Knebel des Tourniquets mehrmals ohne loszulassen fest zugedreht, dann eingehakt und gesichert. Die Drehrichtung ist bei den derzeitig verfügbaren Produkten irrelevant. Das Tourniquet muss so weit angezogen und somit so viel Druck

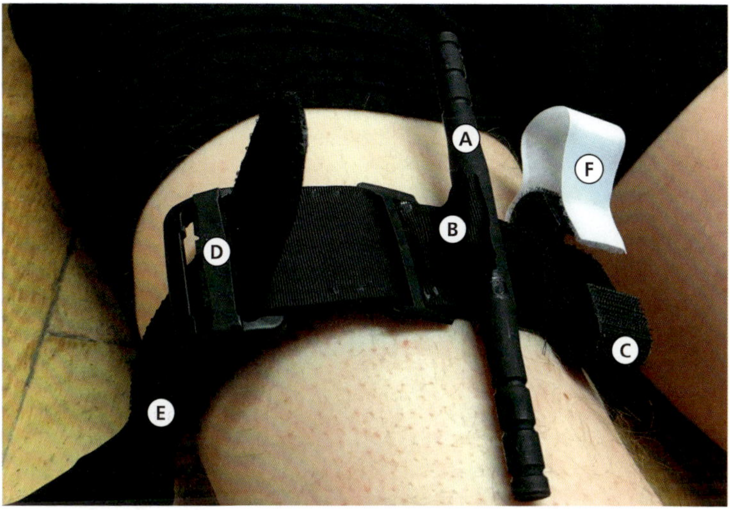

Abb. 30 ▶ Bestandteile des Tourniquet – A: Knebel; B: Verkürzungsband des Knebels; C: Klemmhaken für den Knebel; D: Doppelschnalle mit innerer und äußerer Öse; E: Klettband; F: Sicherungsklettstreifen mit Feld für die Zeitangabe

aufgebaut werden, dass die Blutung durch Unterbrechung des arteriellen Blutflusses zum Stillstand kommt (vgl. Arbeitskreis Notfallmedizin DGAI 2016: 9).

Das Anlegen eines Tourniquets ist für den Patienten extrem schmerzhaft. Schmerzen dürfen jedoch niemals dazu führen, das Tourniquet zu lösen! Bei einem unvollständigen Verschluss eines Tourniquets kommt es zu einer venösen Stauung und es wird ein stärkerer Blutverlust provoziert.

Sollte ein Tourniquet nicht ausreichen eine Blutung zu stoppen, so ist ggf. ein zweites anzulegen. Abbildung 31 zeigt einen entsprechenden Algorithmus zur Anwendung von Tourniquets. Der Zeitpunkt der Anlage eines Tourniquets ist immer zu dokumentieren (Atzbach/Hündorf/Lipp 2016: 363).

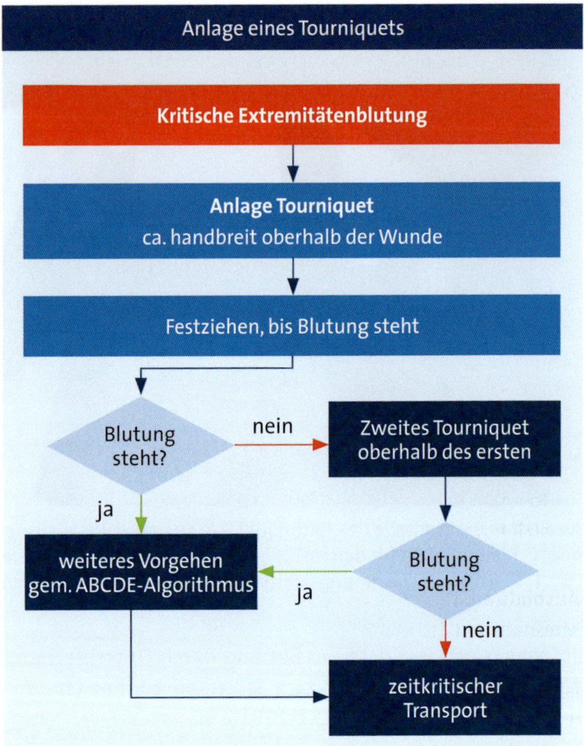

Abb. 31 ▶ Algorithmus zur Anwendung von Tourniquets (Arbeitskreis Notfallmedizin DGAI 2016: 8)

Nebenwirkungen. Die Nutzung eines Tourniquets bedeutet zeitgleich auch immer mögliche Nebenwirkungen, die jedoch wegen der primären Tourniquet-Indikation in den Hintergrund treten. Zu diesen Nebenwirkungen zählen u.a. ein Sauerstoffmangel unterhalb des abgebundenen Gliedes oder auch Gefäßverletzungen. Weiter sind immer venöse Stauungen mit verstärkten Blutungen bei unzureichender Knebelung und sehr starke (!) Schmerzen des Patienten möglich (Arbeitskreis Notfallmedizin DGAI 2016: 5f.).

Beachten Sie, dass ein nicht korrekt geschlossenes Tourniquet zu einer Zunahme der Blutung führt, die es eigentlich unterbinden soll. Dadurch wird das Verbluten aktiv beschleunigt.

Das Anlegen eines Tourniquets ist immer (!) nur als temporäre Maßnahme anzusehen. Ziel von Fachkräften (Rettungsdienst, Notarzt) ist es ggf., die Stillung der Blutung durch weniger invasive Maßnahmen zu erreichen, d.h. das Tourniquet durch andere blutstillende Maßnahmen, wie z.B. einen Spezial-/Druckverband, zu ersetzen (Arbeitskreis Notfallmedizin DGAI 2016: 11).

Da der Rettungsdienst in der Regel den Patienten schnell übernimmt, ist das Entfernen eines korrekt angelegten Tourniquets grundsätzlich keine Maßnahme, die durch Ersthelfer durchgeführt wird.

Ausbildung. Das Anlegen eines Tourniquets sollte – wie alle Maßnahmen der Ersten Hilfe – regelmäßig trainiert werden.

Ist eine lebensbedrohliche (Extremitäten-)Blutung gestillt, das »Critical C« also versorgt, kann im Versorgungsablauf nun wie bei Patienten ohne vorgezogenes C fortgefahren werden. Das reguläre ABCDE wird beginnend mit dem Atemweg (A) abgearbeitet.

4.2 A Airway/Atemweg – Atemwege inspizieren und ggf. freimachen/freihalten

Atmen ist Leben. Normalerweise atmet ein Mensch im Ruhezustand etwa 12–16-mal pro Minute. Bei einem Atemstillstand können bereits nach 3 Minuten die ersten irreparablen Hirnschäden entstehen. Die größte Gefahr für eine bewusstlose Person besteht in einem Ersticken an der eigenen (erschlafften) Zunge.

Die Atmung unterteilt sich in eine Ein- und Ausatemphase. Durch Anspannen und Erschlaffen des Zwerchfells entsteht ein Unter- oder Überdruck in Bauchraum und Lungen, die Luft strömt ein bzw. aus. Dabei ist die tiefe Einatmung ein aktiver Vorgang. Durch die Atemhilfsmuskulatur dehnt sich der Brustkorb aus und Luft wird in die Lungen eingesogen. Die Ausatmung erfolgt weitgehend passiv, d.h. die Muskulatur erschlafft und der Brustkorb nimmt wieder seine ursprüngliche Größe an und das Zwerchfell entspannt – die Luft entweicht aus den Lungen.

Tab. 4 ▶ Atmung

Einatmung	Atemluftbestandteil	Ausatmung
21 %	Sauerstoff	17 %
0,04 %	Kohlendioxid	4 %
78 %	Stickstoff	78 %
ca. 1 %	andere Gase	ca. 1 %

Atmet eine Person nicht, so muss sie beatmet werden. Dass dies auch ohne Hilfsmittel wie z.B. Sauerstoffflaschen möglich ist, kann Tabelle 4 entnommen werden. In der Umgebungsluft sind ungefähr 21 % Sauerstoff enthalten, die beim Einatmen aufgenommen werden. Der Sauerstoffanteil der Ausatemluft eines Menschen beträgt noch etwa 17%, d.h. pro Atemzug werden nur 4 % Sauerstoff aus der Luft vom Körper aufgenommen und »verbraucht«. Damit bleibt genügend Sauerstoff in der Ausatemluft vorhanden, um eine fremde Person mit dieser Luft zu beatmen.

4.2.1 Atemwegsprobleme

Atemwegsprobleme entstehen primär bei bewusstlosen Patienten durch (erschlaffte) Weichteile im Mund-Rachen-Raum (z.B. dem Kehlkopfdeckel) bzw. ein Erschlaffen des Zungenmuskels – und damit verallgemeinernd ausgedrückt durch ein sog. Verlegen der Atemwege (Semmel 2016: 29). Aber auch Fremdkörper, Blutmengen, Erbrochenes oder Speisereste können die Atemwege verlegen – daher ist es erforderlich, den Mundraum zuallererst zu inspizieren und sodann ggf. Fremdkörper etc. ausfließen zu lassen bzw. auszuwischen. Unabhängig von der einzelnen Ursache ist jedoch allen Atemwegsproblemen gemein, dass sich diese durch unnormale Atemgeräusche bemerkbar machen.

4.2.2 Freimachen der Atemwege

Freimachen der Atemwege bei Erwachsenen. Bereits nach drei Minuten ohne Sauerstoffversorgung können die ersten (irreparablen) Hirnschäden eintreten, sodass es wichtig ist, die Atemwege unverzüglich freizumachen und freizuhalten. Inspizieren Sie dazu zunächst die Atemwege! Nutzen Sie dazu – wann immer möglich – Einweghandschuhe. Öffnen Sie den Mund, indem Sie Ihre beiden Daumen an das Kinn und die Finger an den Unterkiefer der Person legen. Sie können den Unterkiefer nun leicht nach unten drücken (vgl. Abb. 32). Auffällige Fremdkörper, lose Zahnprothesen usw. müssen unverzüglich aus dem Mund-Rachen-Raum entfernt werden. Sollten sich Blut oder Erbrochenes im Mundraum befinden, drehen Sie den Patienten komplett auf die Ihnen abgewandte Seite und lassen Sie Flüssigkeiten ablaufen. Drücken Sie zur Sicherung gegen einen Biss des Patienten mit einem Daumen von außen seitlich die Wange des Patienten zwischen dessen Zahnreihen (vgl. Abb. 33). So bleibt der Mund geöffnet und Sie haben eine Hand frei.

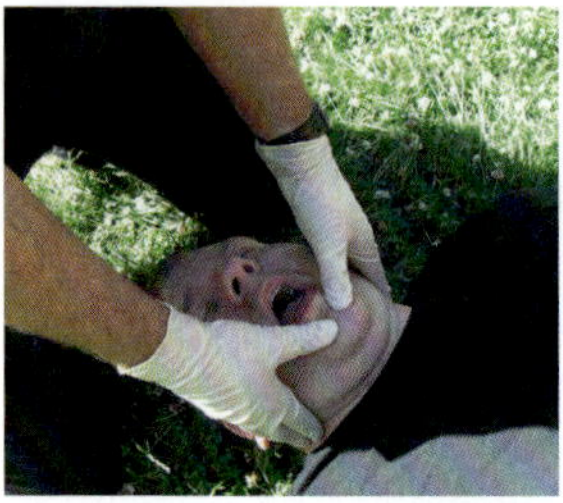
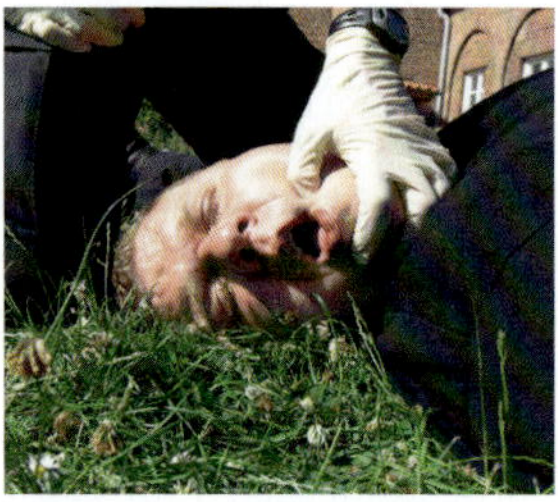

Abb. 32/33 ▶ Mund-Rachen-Raum öffnen und untersuchen

Sofern keine Fremdkörper, größere Blutmengen oder Mageninhalt im Mundraum zu erkennen sind, legen Sie zum Freimachen der Atemwege eine Hand an die Stirn des Patienten und die andere unter das Kinn. Überstrecken Sie nun den Hals, indem Sie den Kopf des Patienten deutlich in Richtung Nacken kippen. Dadurch hebt sich der Zungengrund und gibt die Atemwege wieder frei. Nur nach der korrekten Überstreckung kann der Patient überhaupt atmen – also gilt es, diese Überstreckung möglichst ununterbrochen aufrechtzuhalten – in Rückenlage manuell, in der Seitenlage durch überstreckte Lagerung des Kopfes.

Freimachen der Atemwege bei Kleinkindern und Säuglingen. Bei Kindern darf zum Freimachen der Atemwege der Hals nicht überstreckt werden, da dies aufgrund der kindlichen Anatomie zu einer weiteren Verlegung (ggf. aus anderer Ursache) führen würde. Zum Freimachen der Atemwege wird bei Kleinkindern und Säuglingen lediglich das Kinn leicht angehoben (»Schnüffelposition«) und der Kopf in neutraler Position gehalten.

4.2.3 Atemwegssicherung

Eine Atemwegssicherung erfolgt bei bewusstlosen Patienten grundsätzlich durch die stabile Seitenlage mit überstrecktem Nacken. Bitte beachten Sie hierzu die Kapitel 5.6 sowie 6.3.

4.3 B Breathing/Belüftung – Atemfunktion

Nachdem eine Sicherung der Atemwege erfolgt ist, wird als nächstes geprüft, ob sich der Brustkorb atemsynchron und seitengleich hebt und senkt. Bei festgestelltem Atemstillstand trotz Überstreckung des Nackens wird unverzüglich mit der Herz-Lungen-Wiederbelegung begonnen.

4.3.1 Beurteilung der Belüftungssituation

Zur Beurteilung der Atmung eines Notfallpatienten sind folgende Fragestellungen relevant:

- Atmet der Patient?
- Kann der Patient ohne Luftnot unterbrechungsfrei sprechen?
- Wie hoch ist die Atemfrequenz (Atemzüge pro Minute)?
- Ist die Atemfrequenz angemessen?
- Ist die Atmung eher flach oder tief?
- Beobachten Sie den Brustkorb: Bewegt sich der Brustkorb des Patienten symmetrisch oder asymmetrisch?
- Gibt es abnorme Atemgeräusche? Sind z.B. schlürfend-schmatzende oder bläschenproduzierende Verletzungen sicht- und hörbar (z.B. Hinweis auf offene Brustkorbverletzung)
- Setzt der Patient seine Atemhilfsmuskulatur ein?
- Gibt es Zeichen für einen Sauerstoffmangel, z.B. eine Blaufärbung der Lippen?

Eine normale Atmung ist kaum zu sehen und zu hören. Wenn diese deutlich bemerkbar ist, kann dies ein Zeichen für eine Atemstörung oder eine Verletzung sein.

Schnappatmung. Schnappatmung bezeichnet einen Zustand, bei dem ein Patient »tief nach Luft schnappt – wie ein Fisch auf dem Trockenen« (schnappende Atemzüge aufweist). Die Atemfrequenz ist dabei deutlich erniedrigt und stellt keine suffiziente/wirksame Atemtätigkeit dar. Laut German Resuscitation Council tritt Schnappatmung in bis zu 40 % aller Fälle eines Kreislaufstillstandes auf. Wird sie vom Ersthelfer korrekterweise als Zeichen für einen Kreislaufstillstand interpretiert und frühzeitig mit einer Herz-Lungen-Wiederbelebung behandelt, so führt dies zu deutlich größeren Überlebenschancen. Zeugen eines Notfalls sollen bei vorhandener Schnappatmung unverzüglich einen Kreislaufstillstand annehmen und mit Thoraxkompressionen beginnen, wenn der Patient nicht mehr reagiert (GRC 2015: 47) (s. Kap. 4.4.2).

Tabelle 5 zeigt die normalen Atemfrequenzen beim Menschen. Ist die Atemfrequenz erhöht, so spricht man medizinisch von einer Tachypnoe. Eine zu langsame Atmung wird als Bradypnoe bezeichnet. Ursachen für eine Tachypnoe können z.B. Fieber, Schmerzen oder Stress sein. Gerade in stressreichen Notfallsituationen ist die Atmung häufig beschleunigt infolge der Stressreaktion. Eine stark erhöhte Atemfrequenz ist hingegen Indiz für eine relevante Atemstörung. Bei einer Bradypnoe können z.B. eine Vergiftung mit Opiaten (Drogenmissbrauch oder Fehleinnahme von Schmerzmitteln) oder eine Störung des zentralen Nervensystems vorliegen (Semmel 2016: 68).

Tab. 5 ▶ Altersgerechte Atemfrequenzen (Semmel 2016: 68)

Alter	Atemfrequenz pro Minute
Neugeborene	40 - 60
Säuglinge	30 - 40
Kleinkinder	20 - 30
Schulkinder	15 - 30
Jugendliche	12 - 20
Erwachsene	12 - 20

4.3.2 Beatmung

Können Sie keine Atmung feststellen, müssen Sie den Patienten beatmen. Hierzu gibt es verschiedene Techniken:

Beatmung von Mund zu Nase. Die Beatmung von Mund-zu-Nase ist die einfachste Form der Beatmung. Entfernen Sie zuerst auffällige Hindernisse aus dem Mundraum des Patienten. Dies können z.B. Kaugummis oder auch lose Zahnprothesen sein. Verschließen Sie den Mund des Patienten mit Ihrem Daumen, indem Sie gleichzeitig seine Unterlippe mit dem Kinn nach oben in Richtung Stirn schieben. Wichtig ist, dass Sie dabei den Hals überstrecken (VGL. KAP. 4.2.2) und überstreckt halten! Atmen Sie nun normal ein. Stellen Sie einen luftdichten Abschluss zwischen Ihren Lippen und der Nase des Patienten her und atmen Sie normal aus. Sie sehen dann, wie sich der Brustkorb des Patienten hebt. Nach dem Lösen der Verbindung zwischen Nase und Mund, können Sie das Senken des Brustkorbs beobachten. Atmen Sie erneut ein und wiederholen Sie die Beatmung. In ABBILDUNG 34 ist die Mund-zu-Nase-Beatmung unter Verwendung eines Beatmungstuchs zu sehen, das in Sanitätsfachgeschäften zu beziehen ist.

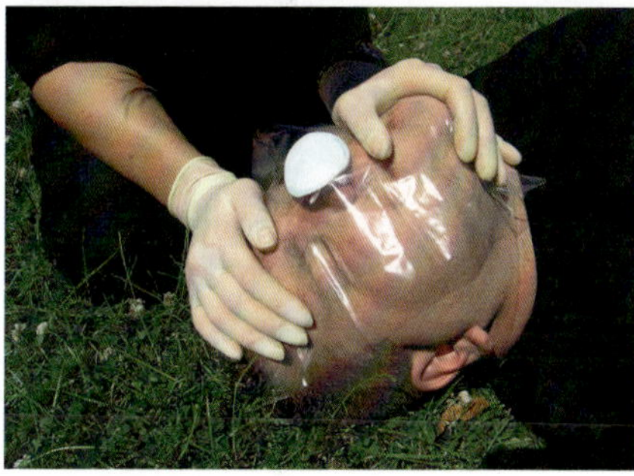

ABB. 34 ▶ Beatmung von Mund zu Nase

Beatmung von Mund zu Mund. Auch Mund zu Mund lässt sich ein Mensch einfach und effektiv beatmen. Entfernen Sie zuerst auffällige Hindernisse aus dem Mundraum des Patienten, z.B. ein Kaugummi oder eine lose Zahnprothese. Verschließen Sie dann mit Daumen und Zeigefinger der auf der Stirn des Patienten liegenden Hand die Nase des Patienten und überstrecken sie den Hals, indem Sie den Kopf des Patienten leicht in den Nacken legen (s. KAP. 4.2.2) und

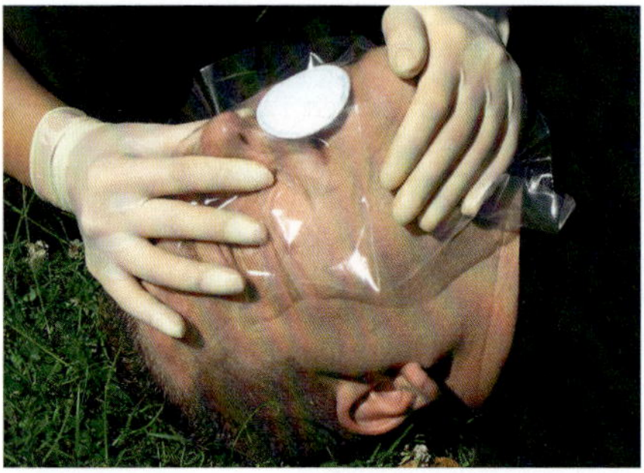

Abb. 35 ▶ Beatmung von Mund zu Mund

die Überstreckung aufrechterhalten. Nachdem Sie einen luftdichten Abschluss zwischen Ihren Lippen und dem leicht geöffneten Mund des Patienten hergestellt haben, atmen Sie normal aus. Sie sehen, wie sich der Brustkorb des Patienten hebt. Nach dem Lösen der Verbindung zwischen Ihrem Mund und dem Mund des Patienten können Sie das Senken des Brustkorbs beobachten. Atmen Sie nun erneut ein und wiederholen Sie die Beatmung. In Abbildung 35 sehen Sie die Mund-zu-Mund-Beatmung unter Verwendung eines Beatmungstuchs.

Beatmung über eine Beatmungsmaske. Sollte als Bestandteil Ihrer Notfallausrüstung eine Beatmungsmaske vorhanden sein, können Sie damit die Beatmung durchführen. Auch bei einer Beatmung über eine Beatmungsmaske müssen zuerst Fremdkörper aus dem Mund-Rachen-Raum des Patienten entfernt werden. Legen Sie die Maske auf das Gesicht des Patienten mit der Spitze in Richtung Stirn, so wie es auf der Packungshülle beschrieben ist. Spannen Sie ein eventuell vorhandenes Gummiband über den Hinterkopf des Bewusstlosen. Die Maske sollte nun eng am Gesicht anliegen und mit Nase und Kinn abschließen. Überstrecken Sie als Nächstes den Hals, indem Sie den Kopf leicht in den Nacken legen (vgl. Kap. 4.2.2) und drücken Sie die Maske mit Ihren Fingern fest auf das Gesicht. Nutzen Sie dafür den sogenannten

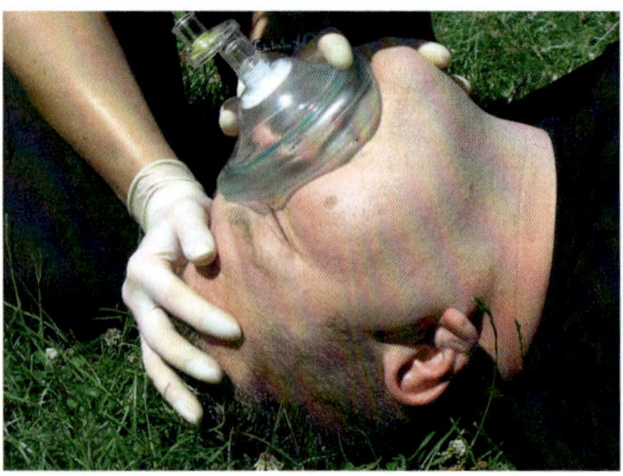

Abb. 36 ▶ Beatmung über eine Beatmungsmaske

C-Griff, wie er in ABBILDUNG 36 zu sehen ist. Beatmen Sie nun die Person durch das Mundstück. Atmen Sie dazu normal aus. Sie sehen, wie sich der Brustkorb hebt. Nach dem Lösen der Verbindung zwischen Mund und Maske, können Sie das Senken des Brustkorbs beobachten. Atmen Sie erneut ein und wiederholen Sie die Beatmung.

Schwierige Beatmung/verlegte Atemwege. Wenn Schwierigkeiten bestehen, den Patienten effektiv zu beatmen, können unter Umständen die Atemwege verlegt sein. Das Vorgehen in einem solchen Fall ist wie folgt:

- Öffnen Sie den Mund des Patienten und kontrollieren Sie ihn auf atembehindernde Gegenstände. Entfernen Sie solche Fremdkörper (s. KAP. 4.2.2).
- Achten Sie darauf, dass der Hals ausreichend überstreckt ist und bleibt. Nur so sind die Weichteile im Mund-Rachen-Raum unter ausreichender Spannung (angehoben) und der Patient kann problemlos beatmet werden. Dies wird in den Schulungen zur Beatmung häufig falsch gemacht.
- Kann der Patient nicht beatmet werden, wird nach zwei erfolglosen Beatmungsversuchen eine Herzdruckmassage ohne Beatmung durchgeführt. Studien haben gezeigt, dass die Überlebenschance einer Person mit Herz-/Atemstillstand deutlich besser ist, wenn zumindest eine Herzdruckmassage durchgeführt wird, als wenn keine Maßnahmen ergriffen werden. Die besten Überlebenschancen hat der Patient bei einer kombinierten Herz-Lungen-Wiederbelebung.

4.3.3 Atemstörung durch (penetrierende) Brustkorbverletzung

Auch durch Verletzungen des Brustkorbes kann die Atmung behindert werden. Die Lunge ist vom Brustfell, der sogenannten Pleura, umhüllt. Sie sorgt dafür, dass das Lungengewebe im Brustkorb verschiebbar ist und sich den Brustkorbbewegungen folgend ausdehnen kann. Durch Verlet-

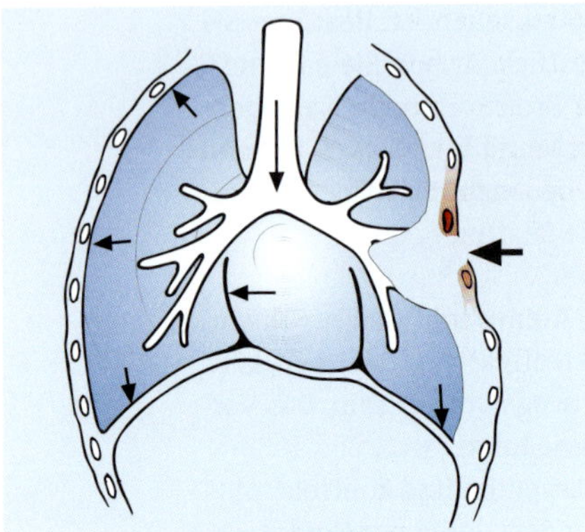

Abb. 37 ▶ Offener Pneumothorax

zungen der Thoraxwand kann Luft in den Pleuraspalt eindringen, es kommt zum Pneumothorax (pneuma = Luft, thorax = Brustkorb), d.h. die Luft strömt bei der Einatmung durch die Wunde in den Pleuraspalt (saugendes Geräusch). Dadurch nimmt der Unterdruck im Pleuraspalt ab und es besteht die Gefahr, dass die Lunge teilweise oder komplett kollabiert. Besonders gefährlich ist die Entwicklung eines Spannungspneumothorax, bei dem Luft während der Einatmung durch die Verletzung in den Pleuraspalt eindringt, während der Ausatmung aber nicht wieder ausströmen kann, weil der Ausatemdruck die Wunde zudrückt. Die Wunde fungiert dann wie ein Rückschlagventil und der Druck auf der betroffenen Thoraxseite nimmt immer mehr zu. In der Folge wird der Lungenflügel zusammengedrückt und zusätzlich gegen das Herz gedrückt. Die Herzleistung sinkt und schließlich kann sich ein Kreislaufstillstand entwickeln.

Erkennungszeichen

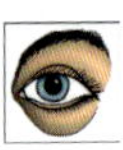

- Atemnot und beschleunigte Atmung bei freien Atemwegen
- asymmetrische Atembewegungen
- Blässe, Blaufärbung der Haut
- Schmerzen und/oder Verletzung am Thorax

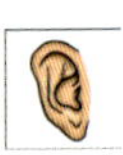

- saugendes Geräusch über der Wunde, ggf. blutiger Schaum
- abgeschwächte oder aufgehobene Atemgeräusche auf der betroffenen Seite.

Um die Entwicklung eines Spannungspneumothorax zu verhindern bzw. aufzuhalten, muss die Thoraxwunde luftdicht verschlossen werden. Der Ventilmechanismus muss also unterbrochen werden. Hierzu eignen sich verschiedene Hilfsmittel wie Pneumothoraxventile, z.B. SAM® Chest Seal.

Jede Verletzung am Oberkörper zwischen Schlüsselbein und Bauchnabel muss mittels Ventil-Thorax-Pflaster verschlossen werden.

Die Ventile verhindern bei der Einatmung ein weiteres Eindringen der Umgebungsluft in den Pleuraspalt. Gleichzeitig besteht die Möglichkeit, dass bei der Ausatmung Luft aus dem Pleuraspalt entweichen kann.

Ein (Spannungs-)Pneumothorax muss im Anschluss durch eine Thoraxdrainage durch einen (Not-)Arzt behandelt werden, wobei der luftgefüllte Pleuraspalt dekomprimiert wird. In der Regel erfolgt dies in der Klinik.

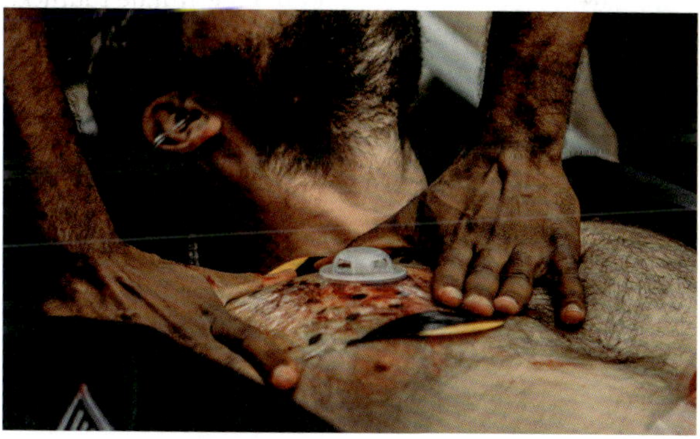

Abb. 38 ▶ SAM® Chest Seal auf einer offenen, luftsaugenden Thoraxwunde

4.4 C Circulation – Kreislauffunktion

Sind Atemweg und Atemfunktion gesichert, folgt im ABCDE-Schema nun das »C«, das für Circulation, also für den (Blut-)Kreislauf steht. Wesentliche Aufgabe im Abschnitt C ist die Überprüfung des Kreislaufes, z.B. mit Hilfe des ReCap-Tests, sowie ggf. die Durchführung einer Herz-Lungen-Wiederbelebung.

Das menschliche Leben beruht im Wesentlichen auf einem Zusammenspiel von Gehirn, Herz und Lunge. Sauerstoff gelangt durch Nase bzw. den Mund in die Lunge, von dort über die Lungenbläschen (Alveolen) in das Blut, in das Gehirn, die anderen Organe und die Muskeln. Dem Herzen kommt dabei als »Motor« des Systems eine besondere Bedeutung zu.

Die meisten Herz-Kreislauf-Notfälle ereignen sich im häuslichen Bereich, und ihr Vorkommen steigt von Jahr zu Jahr. Ebenso steigen die Zahlen eines akuten Herzanfalls während des Dienstes kontinuierlich. Vielfach sind Vorerkrankungen im Angehörigen-, Freundes- und Kollegenkreis bekannt. Oftmals werden die ersten Anzeichen von diesen Personengruppen beobachtet, doch leider viel zu selten ernst genommen. Zögern Sie nicht, beim kleinsten Anzeichen eines Notfalls den Rettungsdienst zu rufen. Bereits nach dem ersten eindeutigen Zeichen für einen (Herz-Kreislauf-)Notfall ist jede Minute kostbar. Bei rechtzeitiger klinischer Behandlung, z.B. innerhalb der ersten 6 Stunden nach einem Herzinfarkt, bestehen grundsätzlich gute Heilungschancen.

Besser noch, als in einem Notfall schnell und richtig zu reagieren, ist es, Entwicklung und Ausbruch einer Herzerkrankung im Vorfeld zu vermeiden. Eine besondere Rolle spielt dabei die Vermeidung von Risikofaktoren wie z.B. Rauchen, Stress, wenig oder kein Sport, Bluthochdruck und erhöhte Blutfettwerte. Insbesondere der Schichtdienst, der damit meist einhergehende Schlafmangel und die ungesunde Ernährung lassen Polizeibeamte zu einer Hauptrisikogruppe gehören.

4.4.1 Erkennen von Kreislaufstörungen

Eine Möglichkeit des Erkennens von Kreislaufstörungen ist eine Pulskontrolle am Handgelenk und/oder an der Halsschlagader eines Patienten. Je nachdem, wie gut der Puls tastbar ist, gibt dies einen Hinweis auf den jeweiligen Kreislaufzustand. Studien zeigen jedoch, dass gerade Laienhelfer Probleme mit dem Auffinden des Pulses haben. Dies gilt umso mehr, wenn sie sich in einer Stresssituation befinden und der Puls an der Halsschlagader einer Person gefunden werden soll. Wie Sie die Pulskontrolle erlernen und durchführen können, wird in den folgenden Abschnitten beschrieben. Das German Resuscitation Council gibt jedoch in seinen Leitlinien von 2015 die Empfehlung, den Patienten lediglich anzusprechen, eine Atemkontrolle durchzuführen und bei keiner Reaktion sowie keiner normaler Atmung von einem Kreislaufstillstand auszugehen. Dann sollte unverzüglich mit der Herz-Lungen-Wiederbelebung (Cardiopulmonary Resuscitation, CPR) begonnen werden. Die Pulskontrolle gilt für Laien weiterhin als nicht sicher (GRC 2015: 47).

Pulskontrolle am Handgelenk. Am besten fühlbar ist der Puls mit drei Fingern am Handgelenk an der Daumeninnenseite (vgl. Abb. 39). Vorzugsweise sollten Sie Ihre Zeige-, Mittel- und Ringfinger nutzen. Der Daumen eignet sich nicht für diese Messung, da er über einen eigenen Pulsschlag verfügt und Sie so unter Umständen nur Ihren eigenen Herzschlag spüren. Wollen Sie den Pulsschlag auszählen, so zählen Sie die Herzschläge des Patienten für 15 Sekunden und multiplizieren Sie Ihr Ergebnis mit vier. Im Normalfall schlägt das Herz bei Erwachsenen ca. 60 – 80/min. Bei Kindern und Jugendlichen beträgt die Frequenz etwa 80 – 100/min (vgl. Tab. 6).

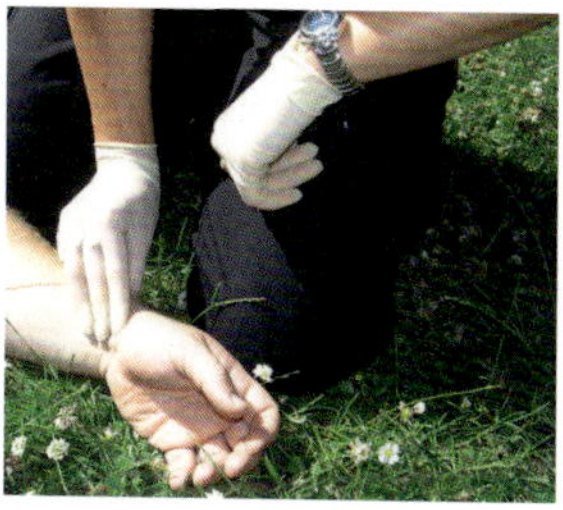

Abb. 39 ▶ Pulskontrolle am Handgelenk

Pulskontrolle an der Halsschlagader. Speziell ausgebildete Helfer können den Puls auch an den Halsschlagadern messen (VGL. ABB. 40). Orientieren Sie sich dabei am Kehlkopf und rutschen Sie mit den Fingern leicht zur Seite in die dortige »Kuhle«. Versuchen Sie bei der Pulskontrolle für etwa 10 Sekunden den Herzschlag zu fühlen. Bei bewusstlosen Personen geht es primär nicht mehr darum, die Frequenz auszuzählen, sondern festzustellen, ob überhaupt noch eine Herztätigkeit vorliegt. Beginnen Sie an der Halsschlagader auf der Ihnen zugewandten Patientenseite und wechseln Sie, falls Sie keinen Puls fühlen konnten, auf die andere Seite des Halses.

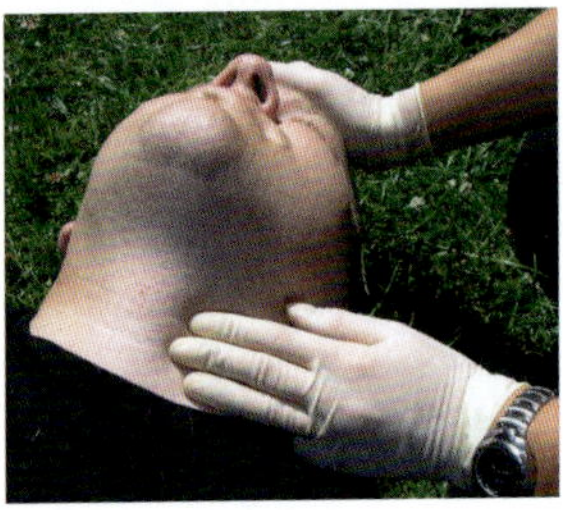

ABB. 40 ▶ Pulskontrolle an der Halsschlagader

Allgemein lässt sich die Pulsqualität einteilen in gut oder schwach tastbar sowie rhythmisch oder arrhythmisch (Semmel 2016: 71). Bei einem gesunden Patienten sollte der Puls gut tastbar und rhythmisch sein sowie im altersentsprechenden Frequenzbereich liegen (VGL. TAB. 6). Ein nur schwach tastbarer Puls lässt immer auf einen niedrigen Blutdruck schließen. Denken Sie bei der (Wieder-)Beurteilung des Kreislaufes auch immer daran, bereits gestillte Blutungen regelmäßig auf ein Wiedereinsetzen einer Blutung zu kontrollieren (Semmel 2016, S. 88).

TAB. 6 ▶ Altersgerechte Pulsfrequenzen

Alter	Pulsfrequenz pro Minute
Neugeborene	125 – 160
Säuglinge	115 – 140
Kleinkinder	95 – 120
Schulkinder	85 – 100
Jugendliche	65 – 80
Erwachsene	60 – 80

Wiederdurchblutung. Neben der Pulsqualität ist die Rekapillarisierungszeit (ReCap) ein Maß für die Kreislauffunktion (s. Kap. 4.1). Dauert es länger als 2 Sekunden, bis sich eine komprimierte Hautpartie wieder rosig färbt, ist die Blutzirkulation vermindert.

Blässe/Zyanose. Eine geminderte Kreislauffunktion führt zu einer geringeren Durchblutung der Extremitäten und einer Unterversorgung mit Sauerstoff im Gewebe. Statt einer rosigen Hautfarbe sind insbesondere die Extremitäten und das Gesicht blass oder bläulich verfärbt (zyanotisch).

Bewusstseinslage. Minderdurchblutung und Sauerstoffmangel führen in kürzester Zeit zu Funktionsausfällen des Nervensystems. Daher ist auf eine zunehmende Schläfrigkeit oder Bewusstseinseintrübung zu achten; bei Bewusstlosigkeit muss sofort ein Kreislaufstillstand vermutet werden.

4.4.2 Kreislaufstillstand, Reanimation und Defibrillation

Finden Sie eine regungslose Person auf, so geht es um jede Sekunde. Zögern Sie auf keinen Fall, mit Ihrer Hilfeleistung zu beginnen. Führen Sie eine Wiederbelebung (Reanimation/Cardiopulmonary Resuscitation, CPR) durch: Herzdruckmassage und Beatmung. Sofern vorhanden, sollten Sie immer einen Automatischen Externen Defibrillator (AED) in Ihre Maßnahmen einbeziehen.

Erkennungszeichen

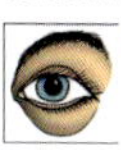

- Person bricht plötzlich zusammen und/oder liegt regungslos am Boden
- Person reagiert nicht auf Ansprechen oder kräftige Berührung
- keine Atemtätigkeit sichtbar

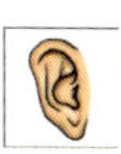

- Vorgeschichte über Angaben Dritter ermitteln.

Bei den meisten Herz-/Atemstillständen handelt es sich um einen internen Notfall, d.h. das Herz hat aus irgendeinem Grund aufgehört zu schlagen. Man spricht dabei vom plötzlichen Herztod. Ohne Hilfe wird dieser Patient versterben.

Der plötzliche Herztod. Etwa 70.000 bis 120.000 Menschen versterben jedes Jahr in Deutschland an dem sogenannten plötzlichen Herztod. Europaweit sind es laut European Resuscitation Council sogar etwa 400.000 Fälle. Als plötzlicher Herztod (PHT), oder auch Sudden Cardiac Arrest (SCA), wird ein unerwarteter Herzstillstand bezeichnet, der meist auf schwerwiegende Herzrhythmusstörungen zurückzuführen ist. Typisch für dieses Krankheitsbild ist, dass es ohne jede Vorwarnung auftritt und die Patienten mit einem Herzstillstand einfach zusammenbrechen.

Ausgelöst wird der plötzliche Herztod in zwei Dritteln aller Fälle durch ein Kammerflimmern. Dabei kommt es zu arrhythmischen Herzfrequenzen von über 300 Schlägen pro Minute, sodass keine Pumpleistung und somit keine Zirku-

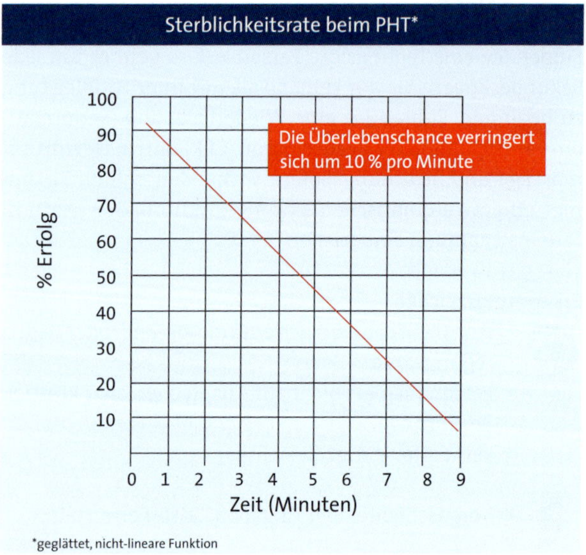

Abb. 41 ▶ Sterblichkeitsrate beim plötzlichen Herztod

lation des Blutes mehr stattfinden kann. Der Patient stirbt. In über 80 % aller Fälle liegt beim plötzlichen Herztod eine Vorschädigung des Herzens vor, was z.B. eine Verengung der Herzkranzgefäße oder ein stiller, also vom Betroffenen unbemerkter Herzinfarkt sein kann.

Risikofaktoren für einen plötzlichen Herztod sind – wie beim Herzinfarkt – unter anderem Bluthochdruck, Diabetes, Übergewicht, erhöhte Blutcholesterinwerte, Bewegungsmangel, Stress im weitesten Sinne und das Rauchen.

Bei der Behandlung eines plötzlichen Herztodes kommt es vor allem auf eine schnelle Reanimation an, da die Überlebenschance – statistisch gesehen – pro Minute um etwa 10 % sinkt. Gemäß einer mittleren Hilfsfrist der Rettungskräfte in Deutschland von etwa 8–12 Minuten bedeutet dies für einen Patienten, dass es kaum eine Überlebenschance gibt, wenn nicht Ersthelfer unverzüglich mit lebensrettenden Maßnahmen beginnen.

Jede Minute, in der nichts passiert, verringert die Überlebenswahrscheinlichkeit um 10 %!

Erste Hilfe

- Durchführung von Maßnahmen nach dem ABCDE-Schema, ggf. nach dem C-ABCDE
- Notruf (veranlassen)
- Flachlagerung
- Herz-Lungen-Wiederbelebung
- Einsatz eines Defibrillators (sofern vorhanden)
- Wärmeerhalt.

Durchführen der Herzdruckmassage. Abbildung 42 zeigt den Ablauf einer Herz-Lungen-Wiederbelebung nach den GRC-Leitlinien. Hierbei gilt folgendes Handlungsschema:

1. Vergewissern Sie sich, dass die kollabierte Person und Ersthelfer nicht gefährdet sind.
2. Prüfen Sie, ob die Person auf Ansprache reagiert.
3. Machen und halten Sie als nächstes die Atemwege frei. Entfernen Sie dazu ggf. im Mund-Rachen-Raum vorhandene Fremdkörper.

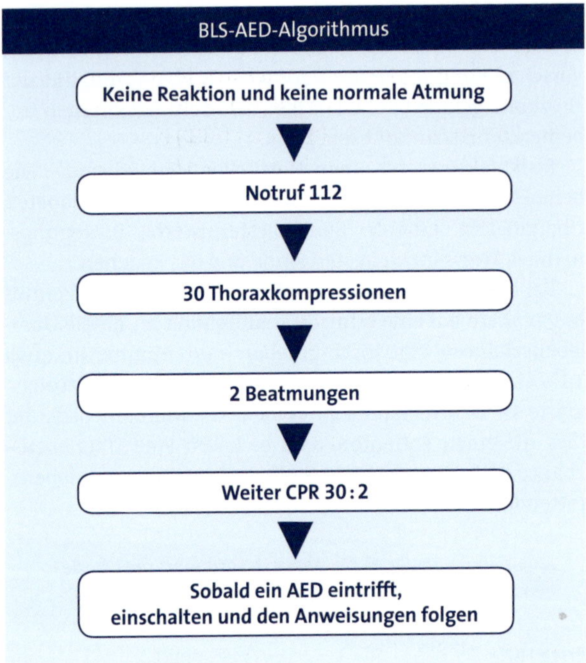

Abb. 42 ▶ Erste Hilfe bei Herz-/Atemstillstand (German Resuscitation Council 2015: 50)

4. Kontrollieren Sie anschließend mittels sehen, hören und fühlen die Atmung. Überstrecken Sie hierfür den Hals des Patienten und führen Sie eine Atemkontrolle für nicht länger als 10 Sekunden durch. Sind Brustkorbbewegungen erkennbar? Sind Atemgeräusche zu hören? Spüren Sie einen Luftstrom an Ihrer Wange? In den ersten Minuten nach einem Kreislaufstillstand kann es sein, dass der Betroffene ungewöhnliche Atemgeräusche von sich gibt. Verwechseln Sie diese nicht mit einer normalen Atmung. Wenn Zweifel an einer normalen Atemtätigkeit bestehen, wird so verfahren, als ob keine Atmung vorliegt!

5. Spätestens jetzt sollte ein Notruf veranlasst werden. Möglichst sollte der Notruf über Dritte geschehen. Verlassen Sie den Patienten nur, wenn es keine andere Möglichkeit gibt, Hilfe zu holen!
6. Lassen Sie einen Defibrillator (AED) holen. Ist niemand anwesend, der Ihnen helfen kann, verlassen Sie den Patienten nicht, sondern beginnen Sie unverzüglich mit der Herz-Lungen-Wiederbelebung!
7. Starten Sie dann mit der Herzdruckmassage. Zu diesem Zweck wird die Oberbekleidung des Patienten entfernt und der Druckpunkt in der Mitte des Brustkorbs aufgesucht. Drücken Sie 30 × bei einer Drucktiefe von etwa 5 cm. Achten Sie darauf, nicht auf den Oberbauch oder das Ende des Brustbeins (Übergang zum Bauchraum) zu drücken. Diese Position wäre zu tief. Legen Sie zum Drücken beide Hände aufeinander (vgl. Abb. 113/115 Kap. 6) und stellen Sie den Brustkontakt her, da Sie sonst den genauen Druckpunkt verlieren und nicht effektiv reanimieren könnten. Um dies zu vermeiden, rücken Sie mit den Knien so nah wie möglich an den Patienten heran und versuchen Sie, die Herzdruckmassage mit durchgestreckten Armen senkrecht von oben durchzuführen. Um Kräfte zu sparen, können Sie zum Drücken Ihren eigenen Körperschwerpunkt nach vorn verlagern. Nach der Belastungsphase soll eine etwa gleich lange Entlastungsphase des Brustkorbs erfolgen. Dabei können sich der komprimierte Brustkorb wieder ausdehnen und das Herz mit Blut füllen. Es empfiehlt sich, während der Herzdruckmassage den Kontakt zum Brustbein beizubehalten. Versuchen Sie die Herzdruckmassage ca. 100 – 120 × in der Minute auszuüben.
8. Falls Sie trainiert und dazu in der Lage sind, führen Sie anschließend fortlaufend 2 Beatmungen wechselweise mit 30 Herzdruckmassagen ohne Verzögerungen durch.

9. Falls Sie *nicht* trainiert oder *nicht* in der Lage sind, Beatmungen durchzuführen, führen Sie (nur) die Thoraxkompressionen des Brustkorbs durch.
10. Sobald ein Defibrillator (AED) verfügbar ist,
    a. ... schalten Sie diesen ein und folgen Sie seinen Anweisungen. Kleben Sie die selbstklebenden Pads auf die nackte Brust des Patienten. Falls mehrere Helfer anwesend sind, geschieht dies, während die Thoraxkompressionen durchgeführt werden.
    b. Folgen Sie den Sprach-/Bildschirmanweisungen. Stellen Sie sicher, dass niemand den Patienten berührt, während der AED den Herzrhythmus analysiert.
    c. Wird ein Schock empfohlen, lösen Sie diesen aus. Achten Sie darauf, dass während der Schockabgabe niemand den Patienten berührt! Drücken Sie den Auslöseknopf bei Aufforderung durch das Gerät (vollautomatische AED lösen einen Schock selbsttätig aus!). Starten Sie nach der Schockabgabe unverzüglich wieder mit der Herz-Lungen-Wiederbelebung, d.h. mit 30 Kompressionen und 2 Beatmungen im Wechsel. Folgen Sie weiter den Sprach-/Bildschirmanweisungen.
    d. Wird kein Schock empfohlen, führen Sie weiter die Herz-Lungen-Wiederbelebung mit 30 Kompressionen und 2 Beatmungen im Wechsel durch.
11. Ist kein AED verfügbar, führen Sie weiter die Herz-Lungen-Wiederbelebung mit 30 Kompressionen und 2 Beatmungen im Wechsel durch.
12. Fahren Sie mit der Herz-Lungen-Wiederbelebung fort, bis der Rettungsdienst die Notfallversorgung übernimmt oder ein Arzt das Ende der Maßnahmen anordnet.
13. Sind mehrere Helfer vor Ort, sollte der Helfer, der die Herzdruckmassage ausführt, alle zwei Minuten wechseln.

14. Sollte zwischenzeitlich beim Patienten eine normale Atmung einsetzen, so bringen Sie den Patienten in die stabile Seitenlage und kontrollieren Sie regelmäßig die Vitalfunktionen. Seien Sie darauf vorbereitet, jederzeit erneut mit einer Herz-Lungen-Wiederbelebung beginnen zu müssen!

Der Handlungsablauf zur Herz-Lungen-Wiederbelebung findet sich als Checkliste in den Kapiteln 6.6 und 6.7.

Lagerung auf einer harten, flachen Unterlage. Die Lagerung des Patienten sollte bei einer Herzdruckmassage immer auf einer harten, flachen Unterlage erfolgen. Reanimationen, die z.B. in einem Bett durchgeführt werden, sind ineffektiv, da keine ausreichende Kompression des Herzens, und so kein ausreichender Minimalkreislauf erreicht werden kann.

Rippenbrüche. Eventuell brechende Rippen – dies kommt besonders häufig bei Reanimationen älterer Personen vor – sind normal und stellen keine Komplikation dar. Lassen Sie sich dadurch nicht verunsichern.

Minimalkreislauf. Ziel der Herz-Lungen-Wiederbelebung durch Ersthelfer ist es, einen Minimalkreislauf bis zum Eintreffen des Rettungsdienstes/Notarztes aufrechtzuerhalten. Dadurch werden der Organismus und vor allem Herz und Gehirn weiterhin mit Sauerstoff versorgt. Es werden irreparable Schäden verhindert und die Grundlage zum Überleben des Patienten geschaffen.

Herz-Lungen-Wiederbelebung bei Säuglingen und Kindern. Das GRC sagt in seinen Leitlinien, dass der Handlungsablauf zur Reanimation von Erwachsenen auch bei Kindern angewendet werden kann. Möchte man diesen noch perfektionieren, so gilt es folgende Unterschiede zu beachten:

- Nach der Atemkontrolle wird die Wiederbelebung mit 5 Initialbeatmungen begonnen und erst dann die Herzdruckmassage durchgeführt.

- Sollten Sie allein vor Ort sein, so reanimieren Sie ca. 1 Minute, bevor Sie Hilfe holen.
- Führen Sie die Herz-Lungen-Wiederbelebung anschließend im Verhältnis 30 : 2 (Thoraxkompressionen : Beatmungen) fort.

Die Drucktiefe der Herzdruckmassage sollte etwa ⅓ der Brustkorbhöhe des Kindes betragen. Setzen Sie dazu bei Kindern unter 1 Jahr zwei Finger nebeneinander auf den entsprechenden Punkt des Brustkorbs. Bei Kindern über 1 Jahr werden eine Hand oder beide Hände für die adäquate Drucktiefe auf den Brustkorb gelegt (GRC 2015: 81).

Reanimation von Ertrunkenen. Das gleiche Vorgehen wie bei der Reanimation von Kindern sollte bei Personen angewendet werden, die ertrunken sind. Zunächst wird also die Wiederbelebung mit 5 Initialbeatmungen begonnen und erst dann die Herzdruckmassage durchgeführt. Falls man ganz allein ist, sollte man ca. 1 Minute reanimieren, bevor man Hilfe holt. Die Herz-Lungen-Wiederbelebung wird anschließend im Verhältnis 30 : 2 (Herzdruckmassage : Beatmung) fortgeführt. Studien zeigen, dass dieses Vorgehen bei der Reanimation von Ertrunkenen vorteilhafter für Überlebensrate und Überlebensqualität ist (GRC 2015: 82).

No one is dead until he is warm and dead. Sinngemäß: »Niemand ist tot, bevor er nicht die normale Körperkerntemperatur von 37 °C erreicht hat und tot ist.« Dieser Leitsatz aus dem Englischen verdeutlicht, dass unterkühlte Personen so lange aufgewärmt und reanimiert werden, bis sie wieder ihre normale Körperkerntemperatur erreicht haben. Insbesondere gilt dies für Kindernotfälle, wenn z.B. ein Kind im Winter in einen gefrorenen See hineingefallen und ertrunken ist. In einem solchen Fall müssen die Patienten achsengerecht gelagert und langsam (!) aufgewärmt werden, da ansonsten das kalte Blut aus den Extremitäten schnell in den Körperkern transportiert wird und zu einer weiteren Absenkung der Körperkerntemperatur und Organschädigung führen würde.

Anwesenheit von Familienangehörigen. Das European Resuscitation Council befürwortet die Möglichkeit der Anwesenheit von Familienmitgliedern bei Reanimationen, wobei auf kulturelle und soziale Einflüsse Rücksicht genommen werden sollte (GRC 2015: 313).

Defibrillation – Verwendung eines Automatisierten Externen Defibrillators (AED). Im Kampf gegen den plötzlichen Herztod ist ein Defibrillator das wirkungsvollste Mittel, um einen Patienten vor dem Tod zu retten. Unter der Defibrillation versteht man die gezielte Anwendung von Elektroschocks durch den Brustkorb hindurch. Hierdurch soll die Beendigung einer lebensbedrohlichen Herzrhythmusstörung erreicht werden. Da diese Maßnahme auch ein fester Bestandteil der Ersten Hilfe ist, verfügen einige bundesdeutsche Polizeibehörden bereits auch über Geräte auf ihren Streifenwagen.

Die Defibrillation ist die erste und wirkungsvollste Maßnahme bei Kammerflimmern. Auch mit dem Einsatz der Basismaßnahmen dürfen Sie nicht zögern. Wenn möglich, sollte bei jeder Reanimation ein Defibrillator angewendet werden.

Das Herz reagiert auf elektrische Impulse und verwendet diese selbst, um eine koordinierte Kontraktion (Blutausstoß = Systole) oder Entspannung (Diastole), und damit einen funktionstüchtigen Blutkreislauf zu gewährleisten. Die Stromabgabe des Defibrillators erfolgt direkt über den Brustkorb auf das Herz des Patienten über Klebeelektroden, sog. Pads. Dabei wird je nach Größe und Alter des Patienten zwischen Kinder- und Erwachsenenelektroden unterschieden.

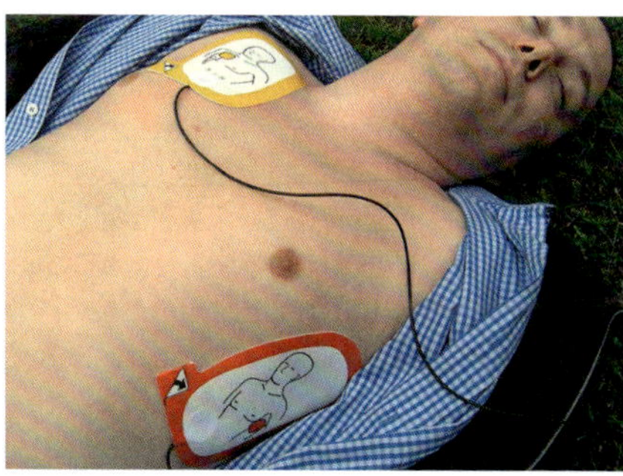

Abb. 43 ▶ Befestigung der Elektroden auf dem Brustkorb

Um möglichst viel Energie auf das Herz zu bringen, müssen die Elektroden über eine ausreichende Leitfähigkeit verfügen. Dies wird über ein Gel erreicht, dass herstellerseitig auf die Elektroden aufgebracht wurde.

Grundsätzlich können die Elektroden am Körper des Patienten frei platziert werden, wobei sich die Position unterhalb des rechten Schlüsselbeins und rechts des Brustbeins und für die zweite Elektrode im Bereich der Herzspitze bzw. der linken Herzkammer bewährt hat. Durch diese Position wird erneut der Widerstand verringert und die Hauptmasse der Energie unmittelbar durch das Herz geleitet. Eine Besonderheit stellen stark behaarte und schweißnasse Patienten dar. Durch die Haare und die Körperfeuchtigkeit kann es zu Beeinträchtigungen der Leitfähigkeit und zu einer Gefahr für Patient und Helfer kommen, sodass diese Patienten vorher rasiert bzw. abgetrocknet werden müssen.

Aus Gründen der Eigensicherung dürfen der defibrillierende Helfer und andere Personen während der Schockabgabe keinen Kontakt zum Patienten haben. Diese stünden sonst in der Gefahr, selbst einen Stromschlag und u.U. Herzrhythmusstörungen zu erleiden.

Zur Defibrillation stehen drei Gerätearten zur Verfügung: Der manuelle Defibrillator, der halbautomatische AED und der vollautomatische Defibrillator.

Bei einem manuellen Defibrillator – wie er nur vom Rettungsdienst eingesetzt wird – erfolgen alle Maßnahmen manuell durch den Helfer, d.h. der Helfer analysiert den Herzrhythmus, bereitet das Gerät vor, platziert die Elektroden, gibt den Schock ab und kontrolliert den Erfolg. Die meisten der beschriebenen Schritte geschehen bei einem halbautomatischen AED automatisch, d.h. der Helfer wird entlastet und muss nur den Schock selbst auslösen. Bei einem vollautomatischen Defibrillator schließt der Helfer lediglich noch die Elektroden an, die Schockabgabe wird dann eigenständig von dem Gerät ausgelöst. Die mögliche Fehlerquote bei den halb- und vollautomatischen AED sinkt dabei auf nahezu 0 %.

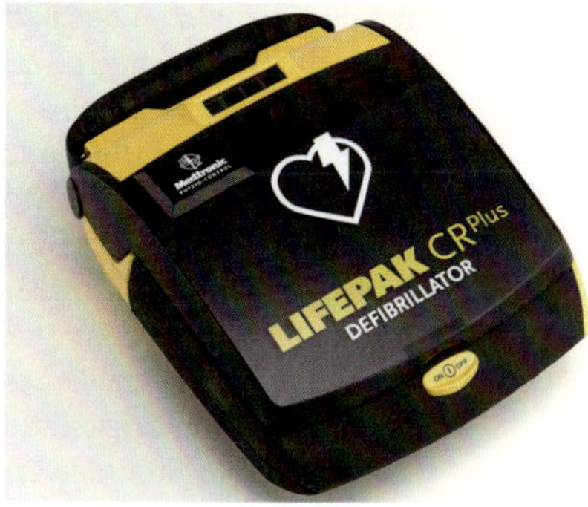

Abb. 44 ▶ AED-Gerät

Moderne Defibrillatoren zeichnen sich durch Ein-, Zwei- oder Dreiknopfbedienungen aus. Gleichzeitig verfügen sie über eine sprachgestützte Benutzerführung, die auch den unerfahrenen Anwender in die Lage versetzt, das Gerät sicher bedienen zu können. Sobald das Gerät eingeschaltet wird, beginnt die Anwenderführung mittels akustischer Aufforderungen und Licht-/Textsymbolen. Alle AED verfügen über eine EKG- und Kontrollanalyse, die selbstständig den Herzrhythmus auswertet und die Maßnahmen des Helfers am Gerät und auch am Patienten überwacht. Dies betrifft z.B. die richtige Elektrodenplatzierung oder auch Störeinflüsse bei der Analyse durch Bewegungen am Patienten.

Die Analysesysteme führen nach Anbringen der Elektroden selbstständig eine dreimalige Analyse des EKG des Patienten durch und entscheiden danach, ob ein Schock verabreicht werden muss oder nicht.

AED können heute mit nahezu 100 %iger Sicherheit zwischen defibrillationswürdigen und nicht defibrillationswürdigen Rhythmen unterscheiden. So ist sichergestellt, dass eine Fehlbedienung durch einen Laienhelfer ausgeschlossen werden kann.

Ebenso wie die EKG-Analyse entscheiden die Geräte bei einem defibrillationswürdigen Rhythmus selbstständig über die Größe der abzugebenden Energie. Diese liegt bei ungefähr 150 – 360 Joule. Für Kinder gibt es eine spezielle Software und adäquate Elektroden, die die Energie entsprechend reduzieren.

Nach der Feststellung, dass der Patient defibrilliert werden muss, lädt der Defibrillator die entsprechende Energie selbstständig hoch und löst bei einigen Geräten auch den Schock von allein aus (vollautomatischer AED). Der Helfer hat so bis auf das Anbringen der Elektroden und Durchführen der lebensrettenden Sofortmaßnahmen keinen Kontakt zum Patienten. Je nach Gerätetyp ist es aber auch möglich, sowohl das Hochladen als auch die Schockabgabe vom Helfer selbst durchführen zu lassen (halbautomatischer AED). Dies ist immer dann sinnvoll, wenn es sich um geschultes Personal handelt, das in der sicheren Handhabung von Patient und Gerät geübt ist. Bei unerwartetem Patientenkontakt durch Helfer oder Dritte besteht bei diesen Geräten auch die Möglichkeit, die Schockabgabe zu verzögern.

Die Defibrillatoren sind inzwischen fast alle wartungsfrei. Bei Einschalten des Geräts findet ein Selbsttest statt, der sicherstellt, dass alle Funktionen einwandfrei zur Verfügung stehen. Darüber hinaus führt das Gerät in der Nacht einen täglichen Selbsttest durch, der ebenso alle Gerätefunktionen überprüft. Bei Fehlfunktionen gibt das Gerät dies an und schaltet sich ggf. auch von selbst ab. Ein Schaden am Patienten oder Anwender durch ein defektes Gerät ist somit ausgeschlossen. Unterschreitet einmal die Batterie einen bestimmten Ladezustand, so gibt das Gerät ein akustisches und/oder visuelles Signal und fordert zum Wechsel der Batterie auf. Eine Einsatzfähigkeit ist jedoch durch eine interne Reservebatterie meist noch gewährleistet. Alle Selbsttests und Maßnahmen am und mit dem AED werden in einem Datenspeicher im Gerät protokolliert. Diese Daten stehen für Qualitätskontrollen, Schulungs- und Forschungszwecke zur Verfügung. Sie lassen sich in der Regel sowohl auf einen PC übertragen als auch direkt ausdrucken.

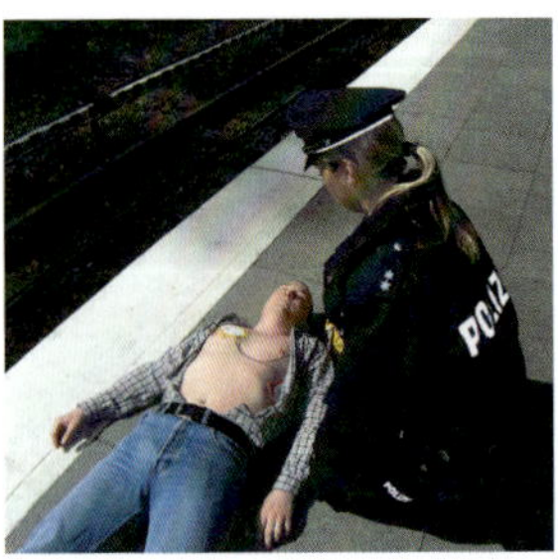

Abb. 45 ▶ Parallele Lagerung zu den Schienen

Sonderfall Stromleitungen. Zur Vermeidung von Störeinflüssen während der Auswertung des Herzrhythmus des Betroffenen, sollte der Patient in der Nähe von Stromleitungen (vorwiegend bei Bahn- und Schienenverkehr) immer parallel zu den Gleisen gelagert werden.

AED in der polizeilichen Praxis (am Beispiel des Miami Dade Police Department). Um das Outcome der Patienten mit einem präklinischen Herzstillstand, einhergehend mit einem Kammerflimmern, zu erfassen und zu verbessern, begannen die USA 1990 in einer 7-jährigen Studie in Miami mit einem kombinierten Hilfeleistungssystem von Polizei und Paramedics (Rettungsdienstpersonal in den USA; VGL. HIERZU ABBILDUNG 46). Ziel war es, eine möglichst schnelle Defibrillation der Patienten zu ermöglichen und damit die Überlebensrate dauerhaft zu steigern. Um dies zu erreichen, wurden Polizei und Paramedics von einer gemeinsamen Rettungsleitstelle zum Notfallort entsandt. Das am Notfallort zuerst eintreffende Personal verabreichte dem Patienten mit Hilfe von AED die lebensrettenden Schocks bzw. begann mit einer Herz-Lungen-Wiederbelebung. Um die Notfallsituation und die Patienten zu klassifizieren, wurde folgendes System angewandt:

- Wiederherstellung der Herzfunktion nur durch die Schockverabreichung (Return Of Spontaneous Circulation = ROSC)
- Wiederherstellung der Herzfunktion durch Advanced Cardiac Life Support (ACLS), d.h. eine Reanimation mit Hilfe von Medikamenten, einem Defibrillator und weiteren lebensrettenden Maßnahmen wie z.B. dem Anlegen intravenöser Zugänge.

Ein endgültiges Überleben des Herzstillstands wurde definiert als eine Entlassung aus dem Krankenhaus ohne neurologische Defizite.

Im Untersuchungszeitraum gab es insgesamt 131 Patienten mit einem Kammerflimmern. 58 von ihnen wurden als erstes durch die Polizei behandelt, 73 durch die Paramedics. Die Überlebensrate von durch die Polizei bzw. durch die Paramedics behandelten Patienten war statistisch gesehen nahezu gleich. Beide Gruppen konnten Überlebensraten von rund 40 % vorweisen. Nur bei 19 % der Überlebenden war ein Advanced Cardiac Life Support, inclusive der Verabreichung von Medikamenten, erforderlich. Dies bedeutete im Umkehrschluss, dass bei über 80 % aller Patienten

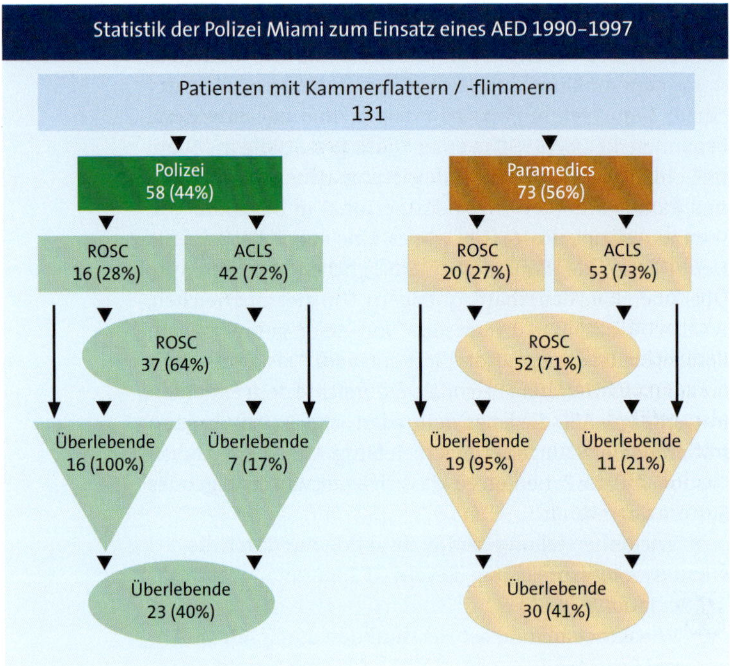

Abb. 46 ▶ Statistik aus den Jahren 1990 bis 1997 der Polizei Miami (USA) zum Outcome von Patienten mit einem präklinischen Herztod bei Einsatz eines AED (nach: White et al. 1998)

von Polizei und Paramedics der Elektroschock als lebensrettende Sofortmaßnahme ausgereicht hat. Als Ergebnis ließ sich schlussfolgern, dass sowohl die Wiederherstellung des Pulses ohne Medikamentenhilfe als auch die Entlassung aus dem Krankenhaus ohne bleibende Schäden einzig von der schnellen Hilfe und Verabreichung der Schocks abhängen – unabhängig, durch wen diese appliziert werden.

4.4.3 Andere Kreislaufstörungen

Abgesehen vom Kreislaufstillstand, der sofortige CPR-Maßnahmen erfordert, gibt es zahlreiche Kreislaufstörungen, die zwar keine Wiederbelebung, aber auch Erste-Hilfe-Maßnahmen und eine schnelle rettungsdienstliche bzw. ärztliche Behandlung verlangen. Dazu zählen neben dem Herzinfarkt oder der akuten Herzinsuffizienz auch der Kreislaufschock, sogenannte Blutdruckkrisen oder Herzrhythmusstörungen. Die meist auf kardialen Grunderkrankungen basierenden Akutnotfälle haben gemein, dass sie sich ohne schnelle medizinische Intervention rasch zu lebensbedrohlichen Zuständen entwickeln können. Die Vitalfunktion Kreislauf ist also gefährdet. Das C-Problem, also die generalisierte und/oder lokale Verminderung der Gewebedurchblutung, führt zu einer Minderversorgung der Gewebe lebenswichtiger Organe mit Sauerstoff.

Erkennungszeichen

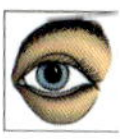

- Unruhe
- fahle, blasse, eventuell auch bläuliche Haut oder deutliche rote Gesichtsfärbung

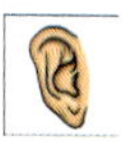

- Kälte- oder Hitzeempfinden
- Schwindel, Übelkeit, Angst

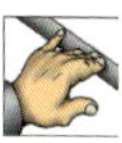

- Pulsanstieg oder -abfall oder schwach tastbarer Puls
- Blutdruckabfall
- ReCap: verlangsamte Füllung > 2 sec.

Je nach Kreislauferkrankung sind verschiedenen Maßnahmen durchzuführen. Bei einem Kreislaufschock ist beispielweise die Schocklage mit erhöhten Beinen nötig, während bei einem (Verdacht auf) Herzinfarkt das Herz durch Oberkörperhochlagerung entlastet werden muss. Diese speziellen Maßnahmen werden bei den einzelnen Notfallbildern in Kapitel 5 aufgeführt. Für alle Kreislaufstörungen – außer dem Kreislaufstillstand – gilt folgendes Vorgehen:

Erste Hilfe

- Durchführung von Maßnahmen nach dem ABCDE-Schema, ggf. nach dem C-ABCDE
- Notruf (veranlassen)
- Beruhigung/Betreuung
- Lagerung in geeigneter Lage (z.B. Schocklage vs. erhöhter Oberkörper)
- Wärmeerhalt
- ständige Kontrolle der Vitalfunktionen
- besonders auf Verschlechterungen achten
- Reanimationsbereitschaft.

Nachdem eine Kreislaufstörung durch die genannten Maßnahmen behoben wurde, sind im ABCDE-Schema also die Schritte A, B und C durchlaufen worden, d.h. die Vitalfunktionen Atmung und Kreislauf sind wiederhergestellt und gesichert. Die regelmäßige Verlaufskontrolle sichert dies ab. Die Behandlungsabfolge kann nun mit dem »D« fortschreiten. Dabei werden primär Defizite des Bewusstseinsstatus ermittelt.

4.5 D Disability – neurologisches Defizit

Schritt D untersucht Defizite im Bewusstsein und der Neurologie. Hierbei steht die Beurteilung des neurologischen Status im Vordergrund, und es wird zunächst beurteilt, inwieweit der Patient bewusstseinsklar, bewusstseinsgetrübt oder bewusstlos ist. Die Ursachen für Bewusstseinsstörungen können vielfältig sein, so z.B. ein traumatisches Unfallereignis, eine Hirnblutung, Entzündungen, Tumore, Schlaganfälle, Vergiftungen etc. Bei allen Bewusstseinsstörungen gilt, dass regelmäßig eine Vitalzeichenkontrolle durchgeführt wird und solche Patienten immer intensiv zu betreuen sind.

4.5.1 Überprüfung des Bewusstseins

Bewusstseinsklarheit. Patienten bei vollem Bewusstsein sind immer örtlich, zeitlich und zur Person orientiert. Hierbei gilt in absteigender Reihenfolge:

- zeitlich orientiert (»Wie spät ist es? Welchen Tag haben wir heute?«)
- örtlich orientiert (»Wo sind wir hier?«)
- zur Person orientiert (»Wie heißen Sie? Wann sind Sie geboren?«)

Dies bedeutet, dass ein Patient zunächst die zeitliche, dann die örtliche und dann die Orientierung zur eigenen Person verliert. Ein guter Hinweis auf eine Störung des Bewusstseins ist immer auch, wenn der Patient das Notfallgeschehen, z.B. einen Unfallhergang nicht (mehr) beschreiben kann.

Bewusstseinstrübung. Eine Bewusstseinstrübung des Patienten liegt vor,

- wenn dieser örtlich, zeitlich und zur Person nicht mehr hinreichend orientiert ist,
- und/oder zum Notfallgeschehen keine adäquate Auskunft (mehr) geben kann,

- und/oder wenn ein Zustand verminderter Wachheit und verlangsamter Reaktion vorliegt bzw. dieser durch den Helfer als sich zunehmend verschlechternd wahrgenommen wird.

Patienten können sich in einem abnorm schläfrigen Zustand befinden, aus dem sie nur durch starke Reize (z.B. auf Schmerzreiz hin) erweckbar sind.

Bewusstlosigkeit. Bei einer Bewusstlosigkeit ist der Patient nicht mehr erweckbar. Hier besteht akute Lebensgefahr und es sind neben dem Notruf die Maßnahmen nach dem ABCDE durchzuführen! Beachten Sie hierzu auch Kapitel 5.6 und 6.3.

Am schnellsten lässt sich die Bewusstseinslage anhand der Merkhilfe »WASB-Schema« einordnen:

W **Wacher** Patient

A **Auf Ansprache** reagierender Patient

S Nur auf **Schmerzreiz** reagierender Patient

B **Bewusstloser** Patient

4.5.2 Pupillenkontrolle

Die Pupillen können einen wichtigen Hinweis auf neurologische Störungen, z.B. aufgrund einer Drogenintoxikation (vgl. Kapitel 5.8), geben. Besonders eng gestellte Pupillen deuten z.B. auf eine Opiatüberdosierung (z.B. Heroin) hin. Besonders weite Pupillen treten nach der Einnahme von Marihuana auf. Lichtstarre und entrundete Pupillen kommen bei Herz-Kreislauf-Stillständen vor. Pupillen, die nicht seitengleich sind (eine große und eine kleine Pupille), treten bei Steigerungen des Hirndrucks auf, z.B. durch Schädelverletzungen. Im Normalzustand sind die Pupillen jedoch seitengleich, reagieren synchron und haben einen Durchmesser von ca. 3 – 5 mm.

4.5.3 Einschränkungen der Sprache

Auch Einschränkungen der Sprache können auf neurologische Störungen deuten. Hierzu gehören z.B. ein Nuscheln, eine verwaschene Sprache oder ein totaler Sprachverlust. Bei Problemen mit der Sprache sollte – sofern keine anderen Zeichen vorliegen – immer an einen möglichen Schlaganfall gedacht werden (VGL. KAP. 5.28). Auch sind Sprachstörungen z.B. durch Alkohol und/oder Vergiftungen, z.B. durch Drogen, denkbar.

4.5.4 Einschränkungen der Bewegung

Neben einem Schlaganfall können Bewegungseinschränkungen vor allem auch durch traumatische Unfallgeschehen hervorgerufen werden, die eine Schädigung des Kopfes und/oder der Wirbelsäule verursacht haben. Hierzu gehören z.B.

- Bewegungsschwächen/Bewegungsunfähigkeit einzelner Gliedmaßen oder einer Körperseite,
- Bewegungsschwächen/Bewegungsunfähigkeit einer Gesichtshälfte,
- hängende Mundwinkel.

4.5.5 Einschränkungen der Sensibilität

Wird ein Patient von Kopf bis Fuß untersucht (abgetastet), so sollte der Ersthelfer sich vom Patienten sagen lassen, welche Körperteile man gerade berührt. Hierüber ist zu erfahren, ob die Sensibilität des Patienten uneingeschränkt funktioniert. Sagt der Patient nichts, kann man leichten (!) Druck an der Stelle ausüben, an der man gerade ist, um zu sehen, ob doch ein Gefühl vorhanden ist.

Einschränkungen der Sensibilität können z.B. bei Unfallgeschehen vorliegen, die eine Verletzung der Wirbelsäule oder andere Nervenschäden verursacht haben. Auffällig sind in diesem Zusammenhang auch fehlende Schmerzen des Patienten, wenn eine offensichtliche Verletzung vorliegt, oder totales Fehlen der Wahrnehmung an z.B. den unteren Extremitäten.

4.5.6 Weitere Maßnahmen

Bei Patienten mit Bewusstlosigkeit sind immer die ABC-Maßnahmen durchzuführen, also die Atemwege freizumachen und freizuhalten durch die stabile Seitenlage. Bei Einsetzen eines Atem-/Kreislaufstillstandes sind sofort CPR-Maßnahmen einzuleiten.

Alle weiteren neurologischen Auffälligkeiten (E-Probleme) können auf eine Vielzahl an Erkrankungen und Verletzungen hinweisen, die i.d.R. schnelle professionelle Hilfe verlangen (z.B. Schlaganfall, diabetisches Koma, Vergiftung). Der Ersthelfer muss diese Auffälligkeiten erkennen und möglichst schon beim Notruf der Leitstelle, in jedem Fall aber der eintreffenden Rettungsdienstbesatzung mitteilen. Welche Maßnahmen der Ersthelfer darüber hinaus ergreifen sollte, zeigen die spezifischen Abschnitte in Kapitel 5 auf.

4.6 E Exposure – Entkleiden/Erweiterte Untersuchung/Entscheiden

Unter E fallen verallgemeinert dargestellt alle Maßnahmen, die sich nicht klassisch unter dem ABC zuordnen lassen. Dabei steht das E für Exposure (»frei darstellen«, hier: entkleiden) oder auch für die erweiterte Untersuchung, wozu der Patient möglichst komplett entkleidet werden soll (s. TAB. 7 u. KAP. 1.4.6). Wichtig: Eine Entkleidung kann durch Ersthelfer nur stattfinden, wenn parallel ein Wärmeerhalt, z.B. durch den Einsatz einer Rettungsdecke sichergestellt und möglichst auch ein Sichtschutz gewährleistet werden kann (Schutz vor Schaulustigen, Videos an der Einsatzstelle etc.). Jeder Patient hat ein Recht auf Persönlichkeitsschutz, Intimsphäre und insbesondere am eigenen Bild (Handynutzung von »Gaffern«).

Am Ende der erweiterten Untersuchung sollte immer auch eine Entscheidung stehen, d.h. spätestens hier ist zu entscheiden, welche (weiteren) Maßnahmen zu treffen sind. Dazu gehört vor allem der Entschluss, welche Maßnahmen in welcher Priorität abgearbeitet werden müssen.

TAB. 7 ▶ Körperliche Untersuchung (Bodycheck)

Körperteil	Untersuchung
Kopf	• Inspizieren und Abtasten nach Verletzungen • ggf. Pupillenkontrolle • Feststellen, ob Blut und/oder Hirnflüssigkeit (Liquor) als Hinweis auf eine mögliche offene Schädelbasisfraktur austritt (z.B. aus den Ohren)
Brustkorb	• Verletzungen, schwere Blutungen erkennbar? • Asymmetrische Atembewegungen erkennbar? • Druckschmerzen? • Prellmarken/Blutergüsse erkennbar?
Bauchraum	• Druckschmerzen? • Abwehrspannungen? • Prellmarken/Blutergüsse erkennbar?
Extremitäten	• Deformationen erkennbar? • Durchblutung, Motorik und Sensibilität gegeben?

Anamnese. Im Rahmen der erweiterten Untersuchung sollte auch eine Anamnese durchgeführt werden, d.h. gezielte Fragen gestellt werden nach dem akuten Ereignis, Dauer, Begleitumständen, Medikamenteneinnahmen und Vorerkrankungen. Oftmals können Ihnen die Patienten wertvolle Hinweise zum aktuellen Notfallgeschehen geben. Eine Anamnese kann dabei im Gespräch mit dem Patienten selbst erfolgen, ggf. aber auch über Auskunft durch Fremde (»Fremdanamnese«), z.B. Familienangehörige oder Unfallbeobachter. Hierdurch können Sie z.B. erfahren, ob der Patient schon länger unter Luftnot leidet und er dafür ein spezielles Asthmaspray verschrieben bekommen hat oder er schon einmal einen Herzinfarkt hatte.

Schmerz. Wichtiges Symptom vieler Notfallsituationen sind Schmerzen. Bei einigen akuten Erkrankungen sind unvermittelt einsetzende Schmerzen das Hauptsymptom, wie z.B. beim Herzinfarkt, Thrombose oder Nierensteinleiden. Beim sogenannten akuten Abdomen, einer Reihe schwer zu unterscheidender Erkrankungen im Bauchraum, kann der Schmerz sogar das (zunächst) einzige hinweisende Symptom sein. Daher sollte bei der Anamnese stets auf die Angabe von Schmerzen geachtet werden. Darüber hinaus treten Schmerzen infolge von Verletzungen auf.

E-Maßnahmen. Nach dem Bodycheck und der Befragung des Patienten bzw. Angehöriger ergibt sich ein vollständiges Bild des Notfallgeschehens. Nach den ABC-Maßnahmen und dem Wärmeerhalt (s. Kap. 1.4.6) können nun – je nach Patientenzustand und dem führenden medizinischen Problem – weitere Maßnahmen durchgeführt werden. Dazu zählen:

- falls noch nicht erfolgt, die Lagerung des Patienten (s. Kap. 6.15)
- die Wundversorgung
- die Immobilisierung von Frakturen und Gelenkverletzungen
- die Betreuung und psychische Unterstützung.

Unterbrechung von ABC-Maßnahmen. Eine Unterbrechung von ABC-Maßnahmen zugunsten der Durchführung von D- und E-Maßnahmen ist immer zu vermeiden!

5 Erkrankungen und Verletzungen

In den folgenden Kapiteln haben wir Ihnen gängige Erkrankungen und Verletzungen zusammengestellt, bei denen Sie anhand des C-ABCDE der Ersten Hilfe einfach, schnell und sicher vorgehen können. Zur besseren Übersicht finden Sie alle Themen alphabetisch sortiert vor.

5.1 Alkoholintoxikationen

Häufig werden Polizei bzw. Sicherheitsdienste zu alkoholisierten Personen gerufen, die dann für einige Zeit in Gewahrsam genommen und zur Ausnüchterung in die Zelle verbracht werden müssen. Diese sind häufig zugleich aggressiv oder infolge des Alkoholspiegels desorientiert und hilflos. Die Wirkung von Alkohol ist stark von der konsumierten Menge abhängig und schwankt je nach Person, Körpergewicht und Alkoholgewöhnung. Sie reicht von leichter Euphorie und verlängerter Reaktionszeit bis zur schweren Bewusstseinstrübung und Atemstillstand.

Bei Unsicherheiten bezüglich einer Gewahrsamsfähigkeit wird immer der Rettungsdienst bzw. ein Arzt hinzugezogen!

Erkennungszeichen

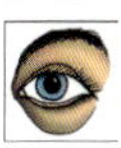

- Bewusstseinsstörungen bis Bewusstlosigkeit
- evtl. Rauschzustände, Euphorie
- evtl. Atemstörungen, Atemdepressionen
- Rötung der Augenbindehäute und des Gesichts
- evtl. Erbrochenes
- evtl. zusätzliche Schädigungen durch Stürze oder Unterkühlung

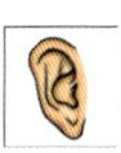

- Ermittlung zur Entstehung der Situation
- Lallende, verwaschene und/oder abgehackte Sprache

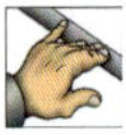

- schneller Puls, evtl. arrhythmisch
- evtl. kalter Schweiß

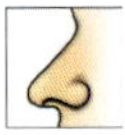

- Alkoholgeruch in der Ausatemluft.

Die größten Gefahren liegen im Fall einer Alkoholvergiftung im Ersticken an dem eigenen Erbrochenen und in der durch den Alkohol verminderten Reaktionsfähigkeit der Schutzreflexe. Begleitend kann es zu schweren Atemstörungen oder sogar zum Atemstillstand kommen. Zu beachten ist, dass Kinder und Jugendliche generell eine niedrigere Alkoholtoleranz als Erwachsene besitzen.

Erste Hilfe

- Durchführung von Maßnahmen nach dem ABCDE-Schema, ggf. nach dem C-ABCDE
- Notruf (veranlassen)
- Beruhigung/Betreuung
- Lagerung mit leicht erhöhtem Oberkörper bzw. bei getrübtem Bewusstsein in stabiler Seitenlage
- Aufklärung über Alkohol: Wann – was – wie – wie viel – warum?
- Wärmeerhalt
- ständige Kontrolle der Vitalfunktionen.

5.2 Amputationsverletzungen

Amputationsverletzungen werden Ihnen im täglichen Dienst eher selten begegnen. Trotzdem müssen Sie insbesondere bei Arbeitsunfällen auf Baustellen oder in der Industrie darauf vorbereitet sein.

Erkennungszeichen

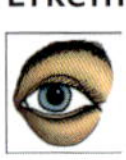

- abgetrenntes Körperteil
- Blutung
- Unruhe
- blasse bis blau gefärbte Haut

- Bewusstseinsstörungen bis Bewusstlosigkeit möglich

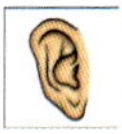

- Ermittlung des Unfallhergangs
- Berichtet der Patient über Kälteempfinden, Angst, Schwindel oder Übelkeit?

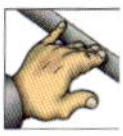

- kalte Extremitäten
- kalter Schweiß
- schneller, schwach tastbarer Puls
- ReCap: verlangsamte Füllung > 2 sec.

Nicht bei jeder Amputationsverletzung tritt eine starke Blutung auf. Trotzdem sollte diese Möglichkeit immer in Betracht gezogen werden. Es sollte auf jeden Fall für eine ausreichende Schockprophylaxe mit Hochlagerung der betroffenen Extremität gesorgt werden, um einer Verschlechterung des Zustandes des Patienten entgegenzuwirken.

Erste Hilfe

- Durchführung von Maßnahmen nach dem ABCDE-Schema, ggf. nach dem C-ABCDE
- Notruf (veranlassen)
- Beruhigung/Betreuung
- Lagerung in Schocklage
- Hochlagerung des verletzten Körperteils
- Wundbehandlung/Blutstillung; ggf. Druckverband/Tourniquet
- Sicherstellen des Amputats
- Wärmeerhalt
- ständige Kontrolle der Vitalfunktionen.

Drücken Sie bei einer Amputationsverletzung mit einer starken Blutung am Arm oder an der Hand – wie bei einem Druckverband – die Oberarmschlagader ab (s. Kap. 4.1.1). Decken Sie die Wunde mit einer Kompresse ab und legen Sie einen Druckverband an. Treten hierbei Schwierigkeiten auf, so üben Sie mit mehreren Kompressen unmittelbaren Druck auf den Amputationsstumpf aus, damit sich die Blutung verringert. Bei lebensbedrohlichen Blutungen muss unter bestimmten Voraussetzungen (vgl. Kap. 4.1.3) die Extremität mit einem Tourniquet abgebunden werden.

Sorgen Sie für eine Sicherstellung des Amputats. Im Regelfall kann es in der Klinik wieder replantiert werden. Wickeln Sie das Amputat für diesen Zweck so, wie Sie es vorgefunden haben und ohne es vorher zu reinigen, in eine sterile Kompresse ein. Zur besseren Abdeckung können Sie dazu auch ein Verbandpäckchen nehmen.

Legen Sie das verpackte Amputat in einen wasserdichten Beutel und knoten Sie diesen zu (Abb. 47). Diesen Beutel wiederum in einen Beutel mit kaltem Leitungswasser und – so vorhanden – Eiswürfeln legen. Die Temperatur sollte etwa 4 °C betragen. Knoten Sie auch diesen Beutel zu und sorgen Sie dafür, dass das Amputat zusammen mit dem Patienten in die Klinik gebracht wird.

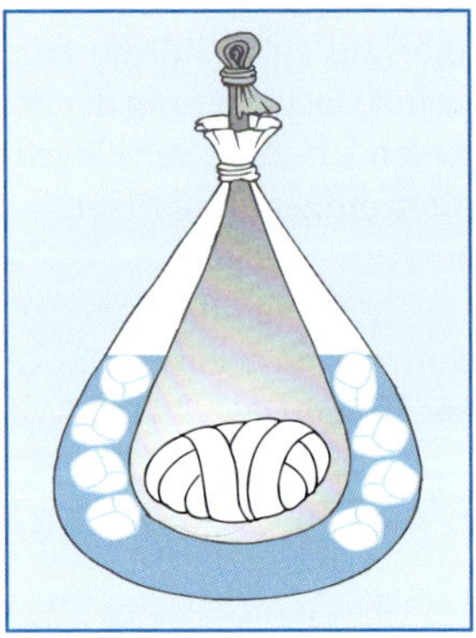

Abb. 47 ▶ Amputatversorgung

Muss das Amputat erst gesucht werden, da die genaue Unfallstelle nicht bekannt oder unübersichtlich ist, wird es wie beschrieben verpackt und schnellstens mit Voranmeldung in die entsprechende Klinik nachgeliefert.

Verpacken des Amputats. Verpacken Sie das Amputat wie beschrieben. Dabei darf das Amputat keinen direkten Kontakt zu dem Eiswasser oder zu Kühlakkus haben, da es sonst zu Erfrierungsschäden kommen kann.

5.3 Asthma/Atemnot

Asthma ist eine krankhafte Verengung der Bronchien, die eine akute Atemnot hervorruft. Häufig treten die Anfälle unmittelbar ein. Ausgelöst werden sie z.B. durch Allergien, chronische Erkrankungen und psychische Faktoren. Asthmatiker haben meist ein Spray bei sich, das sie im Notfall verwenden können und das zumeist schnelle Hilfe bringt.

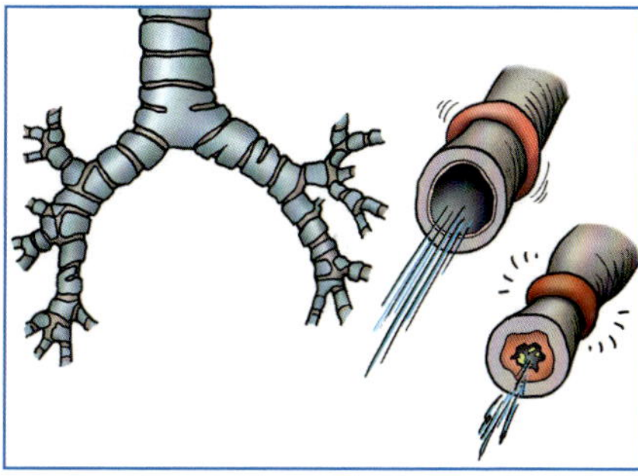

Abb. 48 ▶ Atemwege

Erkennungszeichen

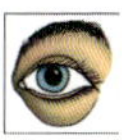

- aufrechter Oberkörper und Atmung mit Einsatz der Atemhilfsmuskulatur
- evtl. Blaufärbung von Haut und Lippen
- prall gefüllte Halsvenen
- verlängerte Ausatemphase

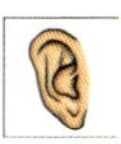

- Berichtet der Patient über Atemnot, Angst, Unruhe oder Verschleimung der Atemwege?
- pfeifendes Atemgeräusch mit Giemen und Brummen bei der Ausatmung
- Husten

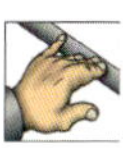

- Kaltschweißigkeit
- schneller Puls.

Die Gefahr eines Asthmaanfalls besteht vor allem in einem Sauerstoffmangel, der unbehandelt zu Bewusstseinsstörungen, einem Bewusstseinsverlust und einem Atem- und/oder Kreislaufstillstand führen kann.

Versuchen Sie, selbst ruhig zu bleiben und diese Ruhe auch auszustrahlen.

Erste Hilfe

- Durchführung von Maßnahmen nach dem ABCDE-Schema, ggf. nach dem C-ABCDE
- Notruf (veranlassen)
- Beruhigung/Betreuung
- Wunschlagerung oder sitzend mit aufrechtem Oberkörper und nach hinten abgestützten Armen
- Frischluftzufuhr
- enge Kleidung öffnen
- zum langsamen, tiefen Atmen anleiten, Ausatmen durch zusammengepresste Lippen
- Frage nach eventuell vorhandenem Asthmaspray
- Wärmeerhalt
- ständige Kontrolle der Vitalfunktionen.

Status asthmaticus. Ein nicht endender Asthmaanfall, der auch bei Eigensprayverwendung resistent bleibt, wird als Status asthmaticus bezeichnet. Dieser kann nur noch vom Notarzt oder Rettungsdienst medikamentös unterbrochen werden und führt unbehandelt unweigerlich zum Tod des Patienten. Die Erste-Hilfe-Maßnahmen sind die gleichen wie bei einem normalen Asthmaanfall.

5.4 Bauchschmerzen/-verletzungen

Schläge, Stöße und andere Einwirkungen von Gewalt können innere Verletzungen zur Folge haben, die zunächst nicht erkennbar sind. Offene Wunden können durch Schutzkleidung (insbesondere bei Soldaten, Polizisten, Motorradfahrern o.a.) verdeckt sein. Akute Bauchverletzungen durch spitze oder stumpfe Gewalteinwirkung sind eine Notarztindikation, da der Verlauf nur schwer vorhersehbar ist.

Erkennungszeichen

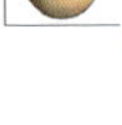

- Unruhe
- blasse bis blau gefärbte Haut
- Bewusstseinsstörungen bis Bewusstlosigkeit möglich

- gekrümmte Schonhaltung
- Blutungen, Prellmarken
- evtl. heraustretende Eingeweide
- evtl. Fremdkörper

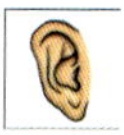

- Ermittlung des Unfallhergangs
- Berichtet der Patient über Schmerzen, Kälteempfinden, Angst, Schwindel, Übelkeit, Erbrechen oder evtl. über Harndrang?

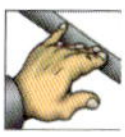

- harte Bauchdeckenspannung
- kalter Schweiß
- ReCap: verlangsamte Füllung > 2 sec
- kalte Extremitäten.

Bei Organzerreißungen kann es zu inneren Blutungen, Schock und Tod durch Sauerstoffmangel aufgrund des inneren/äußeren Blutverlustes kommen.

Erste Hilfe

- Durchführung von Maßnahmen nach dem ABCDE-Schema, ggf. nach dem C-ABCDE
- Notruf (veranlassen)
- Beruhigung/Betreuung
- Lagerung in Wunschlage bzw. in Rückenlage mit leicht erhöhtem Oberkörper und Knierolle (s.u.)
- Wundbehandlung/Blutstillung; etwaige Fremdkörper in der Wunde belassen (vgl. Kap. 5.10.1)
- keine Medikamente verabreichen
- nicht essen, trinken, rauchen
- Wärmeerhalt
- ständige Kontrolle der Vitalfunktionen.

Bauchdeckenspannung. Eine harte Bauchdecke ist oft ein Anzeichen für den Austritt von Flüssigkeiten in den Bauchraum, z.B. Blut durch Gefäßzerreißungen. Rufen Sie sofort einen Notarzt und führen Sie Ihre Erste-Hilfe-Maßnahmen fort.

Herausgetretene Eingeweide. Sind Eingeweide herausgetreten, legen Sie locker ein (eventuell feuchtes) Brandwundenverbandtuch darüber und befestigen Sie das Tuch vorsichtig, ohne Zug auszuüben. Drängen Sie auf keinen Fall die Eingeweide wieder zurück in den Körper.

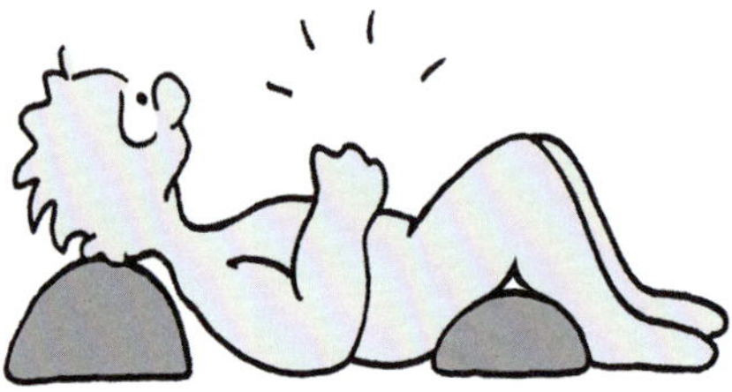

Abb. 49 ▶ Lagerung in Rückenlage mit Knierolle

Lagerung in Rückenlage mit Knierolle. Wenn der Patient es zulässt, können Sie ihn alternativ zur Wunschlage in Rückenlage mit leicht erhöhtem Oberkörper und einer Knierolle lagern. Das Ziel dieser Position ist es, die Bauchdeckenspannung und damit die Schmerzen des Patienten zu verringern.

5.5 Beckenbrüche

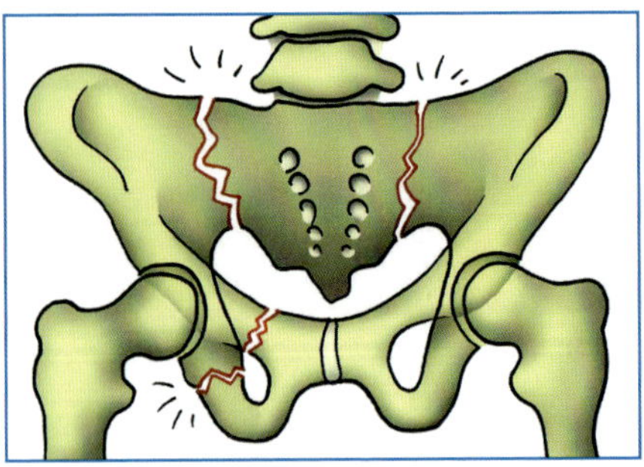

Abb. 50 ▶ Beckenbruch

Beckenbrüche entstehen ebenso wie Verletzungen der Wirbelsäule durch Unfälle, die eine massive Gewalteinwirkung auf den Körper ausüben. Derartige Unfälle können beispielsweise Stürze aus großen Höhen, mit hoher Geschwindigkeit (z.B. Motorradfahrer) oder auch Einklemmungen bei schweren Verkehrs- oder Arbeitsunfällen sein.

Erkennungszeichen

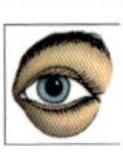

- eingeschränkte Bewegungsfähigkeit
- blasse bis blau gefärbte Haut
- evtl. Bewusstseinsstörungen bis Bewusstlosigkeit

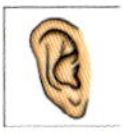

- Ermittlung des Unfallhergangs
- Berichtet der Patient über Schmerzen, eingeschränkte Bewegungsfähigkeit, Kälteempfinden, Angst, Schwindel oder Übelkeit?

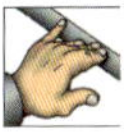

- kalte Extremitäten
- kalter Schweiß
- ReCap: verlangsamte Füllung > 2 sec.

Erste Hilfe

- Durchführung von Maßnahmen nach dem ABCDE-Schema, ggf. nach dem C-ABCDE
- Notruf (veranlassen)
- Beruhigung/Betreuung
- Lagerung in vorgefundener Position
- Wärmeerhalt
- ständige Kontrolle der Vitalfunktionen.

Die Lage eines Verletzten niemals unnötig verändern.

Innerer Blutverlust. Die größte Gefahr bei einem Beckenbruch stellen innere Gefäßverletzungen dar, die einen hohen Blutverlust – bis zu 5 Liter – und damit Lebensgefahr zur Folge haben können. Möglich ist auch immer ein Schockzustand des Patienten. Ein eventuell vorliegender Beckenbruch ist stets eine Notarztindikation.

5.6 Bewusstlosigkeit

Ein Mensch ist dann bei Bewusstsein, wenn sein Nervensystem einwandfrei arbeitet. Dies können Sie sehr leicht überprüfen, indem Sie ihm Fragen zu Ort, Zeit, zur eigenen Person oder der Situation, in der er sich befindet, stellen (vgl. Kap. 4.5.1). Werden diese richtig und schnell beantwortet, kann daraus geschlossen werden, dass der Patient bewusstseinsklar ist. Reagiert der Patient dahingegen auffällig verlangsamt, liegt bereits eine Einschränkung des Bewusstseins vor. Eine Bewusstlosigkeit liegt dahingegen vor, wenn Ihnen der Patient keine Antwort gibt und auch nicht auf Schmerzreize, wie z.B. einen Kniff in den Oberarm, reagiert.

Erkennungszeichen

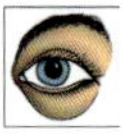

- Person liegt regungslos am Boden
- Person reagiert nicht auf Ansprechen oder Rütteln (z.B. an Schulter)
- Atemtätigkeit ist sichtbar

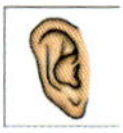

- Vorgeschichte über Angaben Dritter ermitteln
- Atemtätigkeit ist hörbar

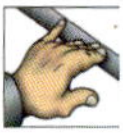

- Atemtätigkeit ist fühlbar.

Die größte Gefahr bei einer Bewusstseinsstörung liegt in einer möglichen Verlegung der Atemwege. Bei bewusstlosen Personen sind alle Körpermuskeln erschlafft. Da auch die Zunge ein Muskel ist, kann es sein, dass diese bei Rückenlage in den Rachenraum zurückfällt und so den Weg der Luft versperrt (Atemstillstand). Ebenfalls besteht bei Bewusstlosigkeit stets die Gefahr, dass der Mageninhalt in Richtung Kopf und Atemwege fließen und diese verlegen kann.

Erste Hilfe

- Durchführung von Maßnahmen nach dem ABCDE-Schema, ggf. nach dem C-ABCDE
- Notruf (veranlassen)
- Lagerung in stabiler Seitenlage mit überstrecktem Nacken
- Wärmeerhalt
- regelmäßige Kontrolle der Vitalfunktionen.

Bewusstlose Personen mit vorhandener Atmung werden immer in die stabile Seitenlage gebracht (VGL. KAP. 6.3).

Stabile Seitenlage. Der Vorteil der stabilen Seitenlage liegt darin, dass ...

- die erschlaffte Zunge nicht mehr vor den Atemwegen liegt und diese freigehalten werden,
- der Mund der tiefste Punkt des Körpers ist und Erbrochenes abfließen kann,
- die bewusstlose Person stabil und sicher liegt.

5.7 Brustkorbverletzungen

Bei Gewalteinwirkungen auf den Brustkorb kann es zu inneren Verletzungen kommen, die nachhaltig die Atmung beeinträchtigen. Handelt es sich bei dem Notfall um eine eingeklemmte Person, so muss diese schnellstens befreit werden. Auch die Folgen von Stürzen und Schlägen sind oftmals schwer vorhersehbar. Verletzungen, die zu inneren Blutungen führen oder auch Organzerreißungen, werden häufig nicht bemerkt.

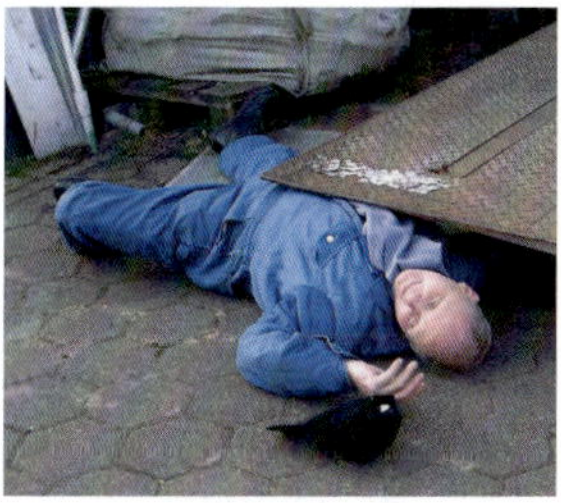

Abb. 51 ▶ Behinderung der Atmung durch Einklemmen des Brustkorbs

Erkennungszeichen

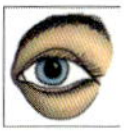

- zunehmend schnelle, flache Atmung
- (Blut-)Husten
- eventuell prall gefüllte Halsvenen
- Prellmarken
- Schonhaltung
- Unruhe
- blasse bis blau gefärbte Haut
- Bewusstseinsstörungen bis Bewusstlosigkeit möglich

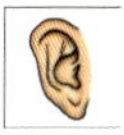

- Ermittlung des Unfallhergangs
- Berichtet der Patient über zunehmend akute Atemnot mit atemabhängigen Schmerzen,

Schmerzen im Brustbereich, Kälteempfinden, Angst, Schwindel oder Übelkeit?
- Wunde mit eventuell pfeifendem oder »schlürfend-schmatzendem« Atemgeräusch

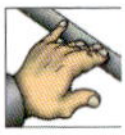

- kalter Schweiß
- kalte Extremitäten
- ReCap: verlangsamte Füllung > 2 sec.

Erste Hilfe

- Durchführung von Maßnahmen nach dem ABCDE-Schema, ggf. nach dem C-ABCDE
- Notruf (veranlassen), ggf. mit Stichwort »eingeklemmte Person«
- Eigen- und Fremdschutz beachten
- wenn möglich: schnelle, aber schonende Befreiung der verunfallten Person
- Beruhigung/Betreuung
- Flachlagerung
- bei Atemnot Lagerung mit leicht erhöhtem Oberkörper
- bei Atemnot und Lungenverletzung auf verletzter Seite lagern
- bei Bewusstlosigkeit (und Lungenverletzung) Lagerung in stabiler Seitenlage auf der verletzten Seite
- Bei penetrierender Verletzung des Brustkorbs falls vorhanden: Ventil-Thorax-Pflaster direkt auf der offenen Wunde aufkleben – das Ventil muss auf der offenen Wunde angebracht werden.
- Wundbehandlung/Blutstillung
- Wärmeerhalt
- ständige Kontrolle der Vitalfunktionen.

5.8 Drogenintoxikationen

Drogennotfälle werden in drei Notfallsituationen unterschieden:

- die akute Intoxikation durch (Überdosierung eines) Rauschmittel(s)
- der akute Ruhezustand
- die akute Entzugssymptomatik.

Die Erkennungszeichen können bei Drogenintoxikationen je nach Droge etwas unterschiedlich sein. Aus diesem Grund finden sich im Folgenden auf den ersten Blick eventuell widersprüchliche Symptome.

Erkennungszeichen

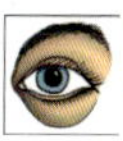

- Bewusstseinsstörung bis Bewusstlosigkeit
- psychische Auffälligkeiten, z.B. Euphorie, Angst, Panik, Depressionen
- schwere Psychosen (z.B. Halluzination, Wahn, Realitätsverlust)
- Lichtempfindlichkeit, Tränenfluss, Lidflattern
- extrem weite, nahezu lichtstarre Pupillen (Ecstasy, Kokain, Cannabis)
- extrem enge, stecknadelkopfgroße und lichtstarre Pupillen (Heroin)
- Atemdepressionen
- Krämpfe, Muskelzuckungen

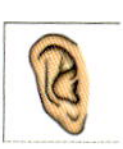

- Berichtet der Patient über Übelkeit, Lichtempfindlichkeit, Harn- und Stuhlverhalt oder Magenkoliken?

Die Gefahren bei Drogenintoxikationen liegen primär in akuten Atemdepressionen, die in einen Atemstillstand und später in einen Kreislaufstillstand übergehen können.

Erste Hilfe

- Durchführung von Maßnahmen nach dem ABCDE-Schema, ggf. nach dem C-ABCDE

- Notruf (veranlassen)
- Beruhigung/Betreuung
- Lagerung mit leicht erhöhtem Oberkörper
- Patienten wachhalten und zu aktivem Atmen auffordern
- Aufklärung über Giftstoff: Wann – was – wie – wie viel – warum?
- ggf. Giftnotruf einschalten (s. ANHANG)
- wenn möglich: Giftbindung (s. KAP. 5.39.3)
- Kein Erbrechen auslösen!
- Sicherung von Giftresten bzw. Verpackungen
- Wärmeerhalt
- ständige Kontrolle der Vitalfunktionen.

5.9 Erfrierungen

Schon ab Temperaturen unterhalb +6 °C können ungeschützte und/oder schlecht durchblutete Körperpartien erfrieren. Unterstützt wird dieser Effekt, wenn unzweckmäßige bzw. feuchte Kleidung, Nässe und Wind hinzukommen. Insbesondere kranke, schwache und erschöpfte Menschen sind gefährdet. Im Polizeialltag gehören zu dieser Gruppe vor allem umherirrende ältere Menschen, aber auch verloren gegangene Kinder sowie Obdachlose (s. KAP. 5.37).

Erkennungszeichen

Im Frühstadium sind Erfrierungen anhand folgender Merkmale erkennbar: Blässe, Bewegungshemmungen, Schmerzen im betroffenen Körperteil sowie Gefühlsstörungen.

Das Spätstadium ist gekennzeichnet durch ein Nachlassen der Schmerzen bis hin zur Schmerzlosigkeit.

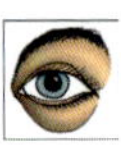

- Blässe, Schwellungen
- blaurote Haut, Blasenbildung
- Gewebszerstörungen

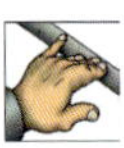

- Kälte an der betroffenen Körperstelle
- Gewebe verhärtet, eventuell erfroren.

Finger, Zehen, Nase und Ohren gehören zu den am häufigsten von Erfrierungen betroffenen Körperpartien. Alle Erfrierungen weisen eine tief greifende und meist irreparable Gewebsschädigung auf.

Erste Hilfe

- Durchführung von Maßnahmen nach dem ABCDE-Schema, ggf. nach dem C-ABCDE
- Notruf (veranlassen)
- Patienten in warme Umgebung bringen
- Beruhigung/Betreuung
- Flachlagerung
- Bewegungsverbot (kaltes Blut aus der Peripherie kann sonst in die Körpermitte zurückfließen und den Kreislauf belasten)
- enge Kleidung und Schuhe vorsichtig öffnen
- trockene Kleidung anbieten
- wenn bewusstseinsklar: warme gezuckerte Getränke anbieten (keinen Alkohol)
- Wundbehandlung, lockerer Verband, Blasen nicht öffnen
- betroffene Partien durch Körperwärme erwärmen, jedoch nicht massieren
- Wärmeerhalt
- ständige Kontrolle der Vitalfunktionen.

Oberflächliche Erfrierung. Bei einer oberflächlichen Kälteeinwirkung kommt es zu kalter, blasser Haut und Gefühlsstörungen. Bei einer anschließenden Erwärmung setzen Juckreiz, Kribbeln und eine deutlich sichtbare Rötung ein. Das Gewebe ist sehr schmerzempfindlich und weich. Nachdem die Haut erst bläulich-rot ist, wird sie zunehmend gelblich-weiß. Auch Blasenbildung und Schwellungen sind möglich.

Tief gehende Erfrierung. Die Hautfarbe verändert sich zu einem grau-weißen Ton. Die Haut wird gefühllos, das Gewebe hart (erfroren) und steif.

5.10 Fremdkörper

5.10.1 Penetrierender Fremdkörper

Fremdkörperverletzungen sehen meist schlimmer aus, als sie sind. Der Fremdkörper in der Wunde komprimiert das Gewebe und die Blutgefäße, sodass es – wenn man nicht an der Wunde manipuliert – zu keinen großen Blutungen kommen kann. Manipulieren Sie auf keinen Fall an dem Fremdkörper in der Wunde!

Ein penetrierender Fremdkörper darf niemals aus der Wunde entfernt werden!

Belassen Sie den Fremdkörper immer bis zum Eintreffen des Rettungsdienstes in der Wunde. Auch ein im Körper steckendes Messer ist ein Fremdkörper! Im Normalfall wird der Rettungsdienst den Fremdkörper ebenfalls nicht vor Ort entfernen. Gängige Praxis ist es, den Fremdkörper bis zur Operation in der Klinik in der Wunde zu belassen und so den »Kompressionseffekt« zu nutzen. Darüber hinaus ist ein unverändertes Verletzungsbild Voraussetzung für eine optimale Behandlung im Krankenhaus. Kleine Holz- oder Metallsplitter sowie Stacheln von Pflanzen o.Ä. können Sie dagegen in der Regel mit einer Splitterpinzette entfernen. Beachten Sie dabei, dass Fremdkörper möglichst vollständig entfernt werden sollten, verbliebene Fragmente führen zu Entzündungen. Suchen Sie im Zweifelsfall einen Arzt auf.

Erkennungszeichen

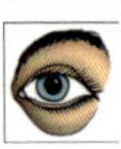

- Fremdkörper in der Wunde sichtbar
- oftmals nur geringe Blutung; falls der Fremdkörper entfernt wurde, stärkere bis starke Blutung
- Unruhe
- blasse bis blau gefärbte Haut
- Bewusstseinsstörungen bis Bewusstlosigkeit möglich

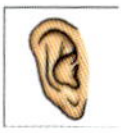

- Ermittlung des Unfallhergangs
- Berichtet der Patient über Kälteempfinden, Angst, Schwindel oder Übelkeit?

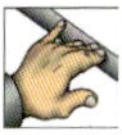

- kalte Extremitäten
- kalter Schweiß
- ReCap: verlangsamte Füllung > 2 sec.

Die größten Gefahren bei einer Fremdkörperverletzung sind Schmerzen, Infektionen und die Gefahr des Auftretens eines Schocks. Wird versucht, einen Fremdkörper zu entfernen, so kann es zu starken Blutungen kommen, die Wunde kann sich vergrößern oder der Fremdkörper sogar in der Wunde abbrechen und tiefer in den Körper eindringen.

Erste Hilfe

- Durchführung von Maßnahmen nach dem ABCDE-Schema, ggf. nach dem C-ABCDE
- Notruf (veranlassen)
- Beruhigung/Betreuung
- Lagerung in Schocklage
- Wundbehandlung/Blutstillung; lockere Wundauflage, elastisches Wundpolster
- Wärmeerhalt
- ständige Kontrolle der Vitalfunktionen.

Bedecken Sie den aus der Haut ragenden Fremdkörper vorsichtig und locker mit einer Kompresse bzw. allgemein mit einer keimfreien Wundauflage. Eventuell müssen Sie mehrere Kompressen verwenden, um diese um den Fremdkörper herumlegen zu können. Um den Höhenunterschied zwischen Kompresse und Fremdkörper auszugleichen, wird nun die Wunde mit einem weichen Polster umgeben. Dies können z.B. eine aus einem Dreiecktuch geknotete »Krawatte« (s. Kap. 6.13), weitere Verbandpäckchen oder auch Mullbinden sein. Als Nächstes wird ein Verband zur Fixierung des Wundpolsters angelegt. Dieser schützt die Wunde und verhindert, dass der Fremdkörper tiefer in den Körper gedrückt wird.

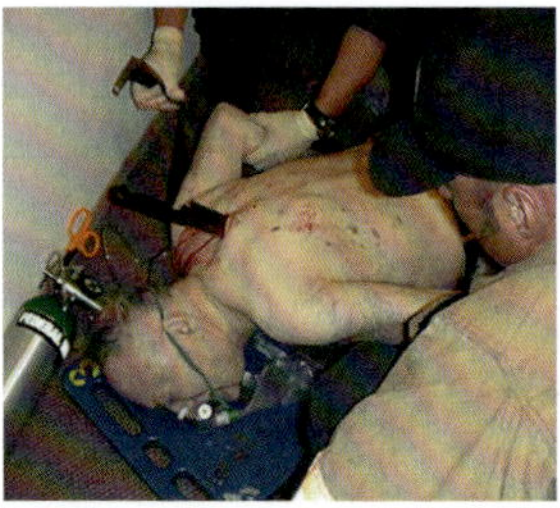
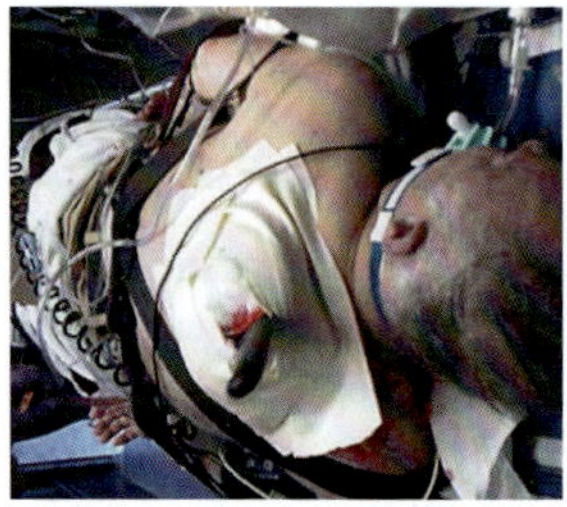

Abb. 52/53 ▶ Verband bei Fremdkörperverletzung

Fremdkörper in der Wunde belassen. Bleibt ein Fremdkörper bis zur Operation in einer Wunde, wirkt er wie ein Verband (s.o.). Oft kann man von außen nicht beurteilen, ob der Fremdkörper gerade in der Wunde steckt oder noch im Körper des Patienten verbogen ist und möglicherweise Schlagadern verletzt hat. Bei einem unsachgemäßen Entfernen eines Fremdkörpers kann zum einen die Wunde vergrößert werden und können zum anderen starke Blutungen entstehen.

5.10.2 Fremdkörper in den Atemwegen

Ein Verschlucken kann praktisch zu jeder Zeit stattfinden, sodass ein Fremdkörper, vornehmlich Nahrung, in die Luftröhre gelangen kann. Bei älteren Personen sollte auch auf lose Zahnprothesen geachtet werden, die aus Versehen mit angeatmet werden können.

Erkennungszeichen

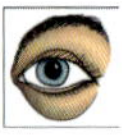

- typischer Griff zum Hals/Gestik des Patienten
- Husten
- Würgen
- sitzende Position mit nach vorn gebeugtem Oberkörper
- evtl. Blaufärbung von Haut/Lippen

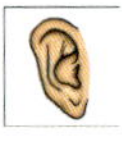

- Atemnot
- grob rasselndes oder pfeifendes Atemgeräusch.

Löst sich der Fremdkörper in der Luftröhre nicht, so droht die Gefahr des Erstickens.

Erste Hilfe

- Durchführung von Maßnahmen nach dem ABCDE-Schema, ggf. nach dem C-ABCDE
- Frage, ob die Person am Ersticken ist bzw. sich verschluckt hat
- Notruf (veranlassen)
- Fordern Sie den Patienten zum Husten auf
- Wenn das Husten wirkungslos ist: Lassen Sie den Patienten sich leicht nach vorne beugen und Schlagen Sie fünfmal mit Ihrem Handballen kräftig zwischen dessen Schulterblätter.
- Sind die Rückenschläge wirkungslos: Heimlich-Manöver durchführen (s.u.).
- Wenn noch keine Besserung: Schlagen Sie abwechselnd fünfmal zwischen die Schulterblätter und führen Sie fünf Oberbauchstöße durch (GRC 2015: 75 ff.).

Bei effektivem Husten sollte beobachtet werden, ob sich der Zustand des Patienten verbessert und der Fremdkörper aus der Luftröhre entfernt wurde.

Bei ineffektivem Husten und nicht ansprechbarem Patienten wird unverzüglich mit der Herz-Lungen-Wiederbelebung begonnen. Ist der Husten ineffektiv, der Patient jedoch ansprechbar, so wird ihm fünfmal zwischen die Schulterblätter geschlagen. Der Patient sollte sich dabei nach vorn beugen, sodass sich der Fremdkörper lösen kann und ein Entfernen aus der Luftröhre erleichtert wird. Nach jedem Schlag muss geprüft werden, ob sich der Fremdkörper bereits gelöst hat. Hat das Schlagen zwischen die Schulterblätter nicht den gewünschten Erfolg, wird das sog. Heimlich-Manöver angewendet:

Heimlich-Manöver. Der Helfer stellt sich hinter den Patienten und legt seine Arme in Höhe des Magens um den Brustkorb des Patienten. Der Patient soll sich nun nach vorn beugen.

Der Helfer bildet aus beiden Händen eine feste Faust, die er ruckartig schnell nach oben und innen zieht. Ziel ist es, die Luft in den Lungen zu komprimieren und so den Fremdkörper aushusten zu lassen. Dieser Vorgang wird fünfmal wiederholt. Löst sich der Fremdkörper nicht, wird erneut mit dem Schlagen zwischen die Schulterblätter begonnen usw. Wird der Patient zu irgendeinem Zeitpunkt bewusstlos, wird er auf den Boden gelegt und spätestens jetzt der Notruf abgesetzt. Ab diesem Punkt muss mit der Herz-Lungen-Wiederbelebung begonnen werden. Da das Heimlich-Manöver innere Verletzungen verursachen kann, ist nach dem Ende der Maßnahmen der Patient immer einem Arzt vorzustellen. Dies gilt unabhängig auch, wenn ein Fremdkörper ausgestoßen wurde und der Patient weiterhin über Atemnot oder ein Fremdkörpergefühl in den Atemwegen klagt.

Fremdkörper in den Atemwegen von Kindern. Lassen Sie Kinder sich wie in Abbildung 54 dargestellt über Ihr Knie legen und führen Sie dann die Schläge zwischen die Schulterblätter durch. Das oben beschriebene Heimlich-Manöver darf bei Säuglingen nicht angewendet werden (GRC 2015: 197), bei ihnen werden nur Rückenschläge oder fünf energische Thoraxkompressionen in Kopftieflage durchgeführt.

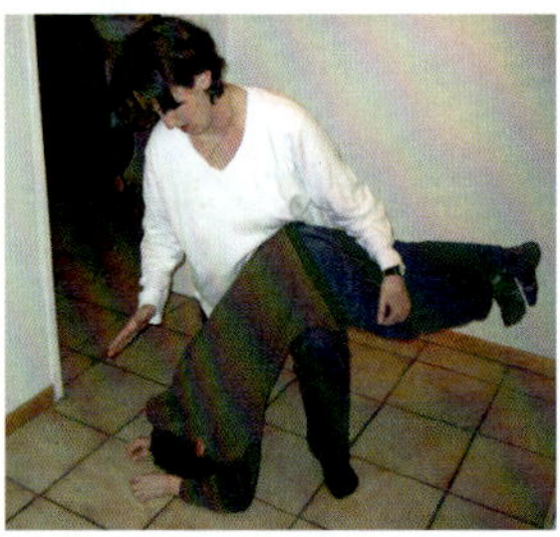

Abb. 54 ▶ Entfernen eines Fremdkörpers aus der Lufröhre

5.10.3 Fremdkörper im Auge

Bei Fremdkörpern im Auge, die kein Gewebe durchdrungen haben (nicht penetrierend), ist zwischen größeren und kleineren Störungen zu unterscheiden. Beispiele für kleinere Schäden sind z.B. Wimpern, Staubpartikel oder auch Schmauchspuren nach einem Schusswaffeneinsatz, größere Schäden wären z.B. Holzsplitter oder ähnliche Ausmaße.

Erkennungszeichen

- Tränenfluss
- krampfhaftes Zukneifen des betroffenen Auges

- Ermittlung des Unfallhergangs
- Berichtet der Patient von starken Schmerzen, Sehstörungen oder einem Fremdkörpergefühl?

Erste Hilfe

- Durchführung von Maßnahmen nach dem ABCDE-Schema, ggf. nach dem C-ABCDE
- Bei Fremdkörpern unter dem Unterlid: Unterlid herunterziehen und Fremdkörper in Richtung der Nase auswischen.
- Bei Fremdkörpern unter dem Oberlid: Den Patienten nach unten blicken lassen und das Oberlid über das Unterlid hinausziehen. Anschließend das Oberlid zurückgleiten lassen (s. ABB. 55). Die Wimpern des Unterlides wischen bei der Rückwärtsbewegung im besten Fall den Fremdkörper heraus.
- Ist ein einfaches Entfernen nicht möglich, jegliche Manipulationsversuche unterlassen! Dies gilt auch bei größeren Schäden wie z.B. Holzsplittern o.ä. im Auge. Die Entfernung solcher Gegenstände erfolgt ausschließlich durch einen Arzt. Legen Sie in einem solchen Fall einen Augenverband über beide Augen an (VGL. KAP. 5.39.1) und setzen Sie einen Notruf ab.

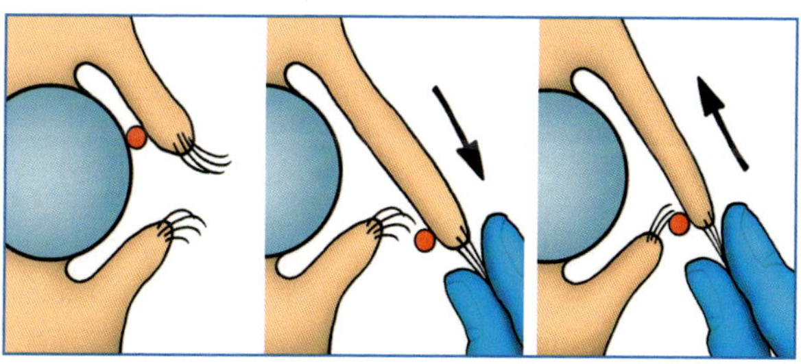

ABB. 55 ▶ Fremdkörper aus Oberlid entfernen

5.11 Halswirbelsäulenverletzungen

Verletzungen der Halswirbelsäule treten zum Beispiel als sogenannte Schleudertraumata bei Verkehrsunfällen auf und begegnen der Polizei recht häufig. Meist kann bereits durch den Unfallhergang auf diese Verletzung geschlossen werden, wenn starke Kräfte auf die Halswirbelsäule gewirkt haben. Auch ein sogenanntes Schädel-Hirn-Trauma geht oftmals mit der Gefahr einer Halswirbelsäulenverletzung einher. Insbesondere Helmträger sind davon betroffen.

Erkennungszeichen

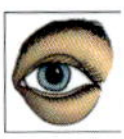

- eingeschränkte Bewegungsfähigkeit des Kopfes
- Unruhe
- blasse bis blau gefärbte Haut
- Bewusstseinsstörungen bis Bewusstlosigkeit

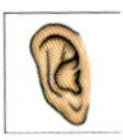

- Ermittlung des Unfallhergangs
- Berichtet der Patient über (starke) Schmerzen im Nacken-/Halsbereich, eine eingeschränkte Bewegungsfähigkeit, Sensibilitätsstörungen in den Extremitäten, Kälteempfinden, Angst, Schwindel oder Übelkeit?

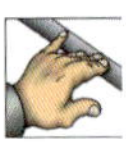

- kalte Extremitäten
- kalter Schweiß
- ReCap: verlangsamte Füllung > 2 sec.

Neben starken Schmerzen im Nacken-/Kopfbereich kann es zu knöchernen Absplitterungen der Wirbelkörper kommen. Ein Schleudertrauma muss nicht sofort erkennbar sein, sondern kann sich im Verlauf eines Einsatzes entwickeln. Oft verstärken sich die Symptome. Eine parallele Gehirnerschütterung kann vom Ersthelfer nicht ausgeschlossen werden.

Erste Hilfe

- Durchführung von Maßnahmen nach dem ABCDE-Schema, ggf. nach dem C-ABCDE

- Notruf (veranlassen)
- Beruhigung/Betreuung
- Lagerung in vorgefundener Position; die Patienten dürfen möglichst nicht mehr umherlaufen, sondern sollten ruhig gelagert werden
- Wärmeerhalt
- ständige Kontrolle der Vitalfunktionen.

Eine Bewegung des Kopfes ist zu vermeiden.

5.12 Hautverletzungen

Oberflächliche Verletzungen der Haut kommen täglich vor, z.B. bei leichteren Stürzen. Dies können Stürze nach einer Raubtat sein, Stürze vom Fahrrad oder auch Stürze spielender Kinder. Bei diesen Sturzereignissen sind oberflächliche Hautverletzungen mit meist geringer Blutung und Dreck an bzw. in der Wunde wahrscheinlich. Teilweise kommt es nicht einmal zu einer richtigen Blutung und man sieht eine helle, relativ klare, Flüssigkeit austreten – das Blutplasma gemischt mit Gewebeflüssigkeit.

Erkennungszeichen

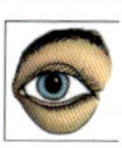

- Blutung
- Anzeichen von typischen Schürfwunden mit verunreinigtem Wundbild und Austritt von heller, klarer Flüssigkeit (Blutplasma/Gewebeflüssigkeit)
- Unruhe
- blasse bis blau gefärbte Haut
- Bewusstseinsstörungen bis Bewusstlosigkeit möglich

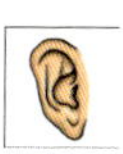

- Ermittlung des Unfallhergangs
- Berichtet der Patient über Schmerzen, Kälteempfinden, Angst, Schwindel oder Übelkeit?

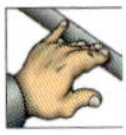

- kalte Extremitäten
- kalter Schweiß
- ReCap: verlangsamte Füllung > 2 sec.

Die Hauptgefahr bei einer solchen Verletzung liegt zunächst in den Schmerzen und einer möglichen Wundinfektion. Auch die Gefahr eines Schocks kann bestehen, je nach Größe der betroffenen Körperfläche sowie Lage und Zustand des Betroffenen.

Erste Hilfe

- Durchführung von Maßnahmen nach dem ABCDE-Schema, ggf. nach dem C-ABCDE
- nach Lage: Notruf (veranlassen)
- Beruhigung/Betreuung
- nach Lage: Lagerung in Schocklage
- Wundbehandlung/Blutstillung
- Abklärung, ob aktueller Impfschutz, z.B. gegen Tetanus, besteht; ggf. Arzt aufsuchen
- nach Lage: Wärmeerhalt
- ständige Kontrolle der Vitalfunktionen.

Wundbehandlung. Um eine gute Wundbehandlung und einen ebensolchen Infektionsschutz sicherzustellen, eignen sich die Verbandpäckchen und Wundschnellverbände nach DIN, wie sie aus dem Kfz-Verbandkasten bekannt sind. Je nach Zustand sollte der Patient während der Behandlung sitzen oder liegen. Nehmen Sie ein Verbandpäckchen aus der Verpackung und legen Sie die eingearbeitete Kompresse/Wundauflage auf die Wunde. Fixieren Sie diese dann durch einen Bindenverband (s. Abb. 56). Indem Sie den ersten Bindengang leicht schräg wickeln, können Sie einen stabilen Halt der Binde erreichen. Umwickeln Sie die Wunde nun bis zum Ende des Verbandmaterials und fixieren Sie dieses mit einem Knoten oder mit Hilfe eines Pflasterstreifens. Wichtig ist nur, dass der Verband bis zur ärztlichen Untersuchung fixiert ist, ohne dabei zu drücken. Haben Sie kein Verbandpäckchen zur Verfügung, so können Sie alternativ

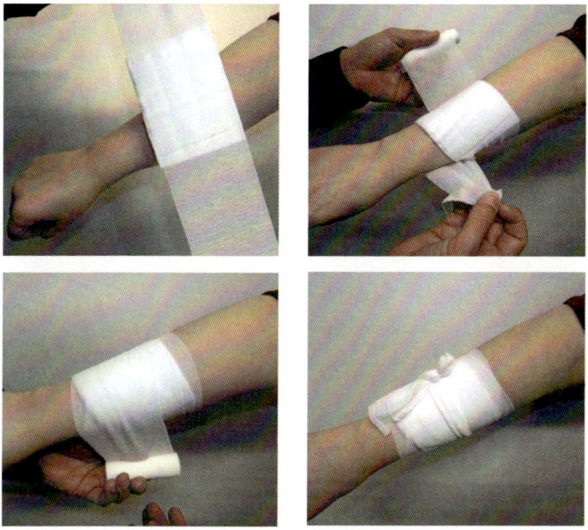

Abb. 56 a – d ▶ Anlegen eines Bindenverbands

auch eine Mullbinde und eine Kompresse verwenden. Für kleine Wunden können auch die selbstklebenden Wundschnellverbände unterschiedlicher Größe aus dem Verbandkasten verwendet werden (standardmäßig 10 × 6 cm).

Wesentliches Ziel der Maßnahme ist, die Wunde keimfrei zu halten. Achten Sie deswegen darauf, die Wundauflage nicht zu berühren, sie »anzuatmen« oder unachtsam an die Seite zu legen. Vermeiden Sie grundsätzlich den Kontakt mit der Wunde oder dem Blut. Das Tragen von Einmalhandschuhen ist bei dieser Maßnahme obligatorisch, um einer möglichen Infektion vorzubeugen.

Reinigen der Wunde / Tetanusschutz. Wunden werden von Ersthelfern grundsätzlich nicht vor Ort gereinigt. Lediglich der gröbste Schmutz kann mit einer Kompresse leicht entfernt werden. Geringe Verschmutzungen bleiben so, wie sie vorgefunden wurden, wobei aber kleinere offene Wunden mit Leitungswasser ausgespült werden können (die Infektionsgefahr durch Wasser ist geringer als die durch Schmutz).

Keine Desinfektionen, Puder-, Salben- oder Sprayanwendungen vor Ort vornehmen!

Dies wird in der Klinik/Arztpraxis durchgeführt. Befragen Sie daher den Patienten nach seinem Tetanusschutz und geben Sie diese Information an den behandelnden Arzt weiter.

5.13 Helmabnahme

Bei einem Unfall, der einen bewusstlosen Helmträger (Feuerwehr/Polizei/Bundeswehr/Spezialeinheit etc.) oder Zweiradfahrer zur Folge hat, ist schnelle Hilfe notwendig. Lebensrettende Sofortmaßnahmen können nur nach Abnahme des Schutzhelmes durchgeführt werden. Die Gefahr des Erstickens, z.B. durch Erbrochenes, ist für diesen Patienten wesentlich größer als die Gefahr, durch die Helmabnahme Schäden an der Halswirbelsäule zu erleiden.

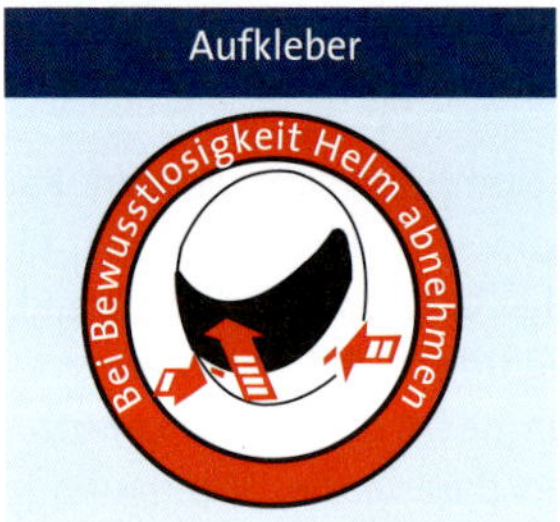

Abb. 57 ▶ Helmaufkleber mit Instruktionen zur Helmabnahme

In Erste-Hilfe-Kursen wird an dieser Stelle immer wieder die Frage gestellt, ob es auch Ausnahmen gibt, in denen ein Schutzhelm auf dem Kopf einer verunfallten Person belassen werden sollte. Generell gilt, dass der Schutzhelm immer abzunehmen ist, wenn ...

- der Verunfallte bewusstlos ist oder
- der Verunfallte ansprechbar ist und dies wünscht, insbesondere bei
  - Atemnot
  - Kopfschmerzen
  - Übelkeit/Erbrechen
  - Blutungen im Gesicht.

Der Schutzhelm sollte auf dem Kopf des Verunfallten belassen und nur mit Hilfe des Rettungsdienstes abgenommen werden, wenn der Verunfallte ansprechbar ist und er ...

- über Schmerzen im Bereich der (Hals-) Wirbelsäule klagt,
- offensichtliche Verletzungen am Körper hat, auch ohne Schmerzen,
- seine Beine nicht mehr bewegen kann.

Um eine sichere Helmabnahme zu gewährleisten, sollten Sie sich bereits im Vorhinein mit gängigen Helmverschlüssen (der eigenen Einheit) befassen. Bei einigen Motorrad- bzw. Schutzhelmen befinden sich Aufkleber auf dem Helm, die anzeigen, um welchen Verschlusstyp es sich handelt und wie er geöffnet werden kann. Ein gezielter Blick danach kostet im Notfall nicht viel Zeit, erleichtert aber eventuell die Hilfeleistung. Viele Motorradfahrer nutzen auch Integralhelme, bei denen das Kinnteil nach Drücken des Verschlusses komplett hochgeklappt oder entfernt werden kann, sodass sich der Helm leichter abnehmen lässt.

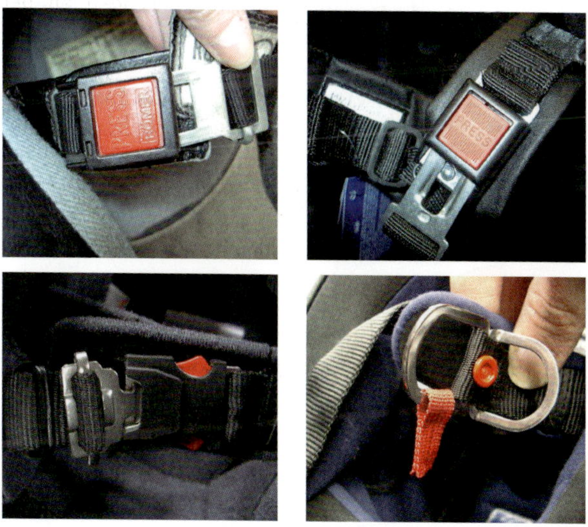

Abb. 58 a – d ▶ Verschiedene Helmverschlusstypen

Exemplarisch sehen Sie in ABBILDUNG 58 einige Druckverschlusstypen. Die Abbildung unten rechts zeigt einen Schnallenverschluss.

Die Helmabnahme sollten Sie – wenn möglich – immer zu zweit vornehmen. Dies ist für den Patienten schonender, als wenn Sie die Maßnahme allein durchführen müssen. Beide Varianten, die Helmabnahme durch zwei und durch nur einen Helfer, werden in den KAPITELN 6.4 UND 6.5 schrittweise dargestellt.

Unfallhäufigkeit. Zweiradfahrer verunglücken etwa siebenmal häufiger als andere Verkehrsteilnehmer. Diese Zahl macht deutlich, wie wichtig es ist, die entsprechenden Erste-Hilfe-Maßnahmen zu beherrschen.

5.14 Herzinfarkt

Der Herzinfarkt wird durch den vollständigen Verschluss, z.B. durch ein Blutgerinnsel, eines oder mehrerer Gefäße im Bereich der Herzkranzgefäße verursacht. Die Folge ist ein Absterben von Herzmuskelzellen aufgrund von Sauerstoffmangel. 50 % aller betroffenen Patienten versterben innerhalb der ersten Viertelstunde, sodass schnelles Handeln unabdingbar ist! 80 % aller Patienten erleiden innerhalb der ersten Stunde nach dem Geschehen einen Kreislaufstillstand. Diese hohe Zahl ist unter anderem im Fehlverhalten des Patienten, von Angehörigen oder Ersthelfern begründet, die die Infarktsymptomatik nicht ernst nehmen und oftmals herunterspielen.

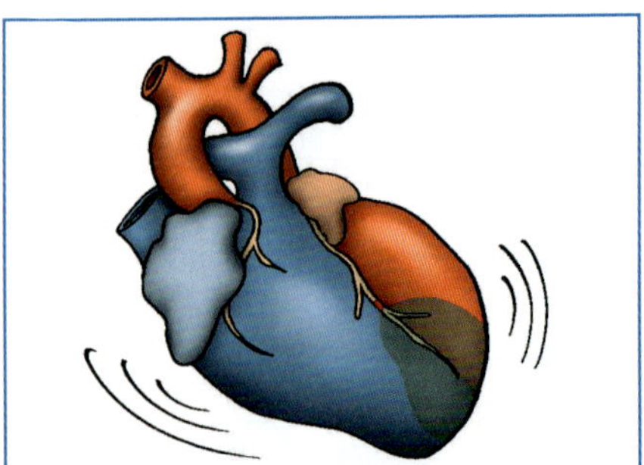

ABB. 59 ▶ Herzinfarkt

Erkennungszeichen

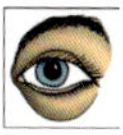

- Unruhe
- Kaltschweißigkeit
- fahle, blasse, eventuell auch blaue Haut

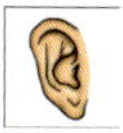

- Berichtet der Patient über Atemnot, (Todes-)Angst, Engegefühl und/oder stechenden Schmerz in der Brust (häufig ausstrahlend in den linken Arm), eventuell über Schmerzen in Rücken, Kiefer, rechtem Arm, Bauch, über Übelkeit oder Erbrechen?

Für den Betroffenen sind die Hauptgefahren bei einem Herzinfarkt Sauerstoffmangel, Bewusstseins- und Kreislaufstörungen bis hin zum Kreislaufstillstand. Einmal abgestorbene Herzmuskelzellen können sich nicht wieder regenerieren.

Erste Hilfe

- Durchführung von Maßnahmen nach dem ABCDE-Schema, ggf. nach dem C-ABCDE
- Der Patient darf sich keinesfalls aktiv bewegen/laufen/Treppen steigen o.ä. Jede Anstrengung kann zu einem Kreislaufkollaps führen!
- Notruf (veranlassen)
- Beruhigung/Betreuung
- Lagerung halb sitzend mit aufrechtem Oberkörper
- Frischluftzufuhr
- beengende Kleidung lockern
- Wenn möglich und nur bei erwachsenen Patienten: Gabe von 150 – 300 mg Acetylsalicylsäure als Kautablette. Geben Sie keine Kautablette, wenn die Ursache für den Brustschmerz unklar ist (GRC 2015: 287).
- Wärmeerhalt
- regelmäßige Kontrolle der Vitalfunktionen
- bei plötzlich einsetzendem Herz-/Atemstillstand: unverzügliche Einleitung einer Herz-Lungen-Wiederbelebung; Nutzung eines AED, so vorhanden.

Mobilität und Lagerung. Immer wieder kommt es vor, dass Herzinfarktpatienten dazu animiert werden, sich von einem Ort zu einem vermeintlich besseren zu bewegen, obwohl dies gar nicht nötig ist. Oftmals ist dieser Ort das Schlafzimmer oder der Aufenthaltsraum, wo sich der Patient »erst einmal hinlegen« soll, um wieder zu Kräften zu kommen. Belassen Sie den Patienten am Notfallort! Jede Anstrengung kann zum Tod führen. Ist ein Ortswechsel unumgänglich, so tragen Sie den Betroffenen. Eine halb sitzende Lagerung verschafft dem Herzen Erleichterung, da das Blut der Schwerkraft folgend verstärkt in die Beine fließt und das Herz entlastet. Sie ist ein entscheidender Punkt der Ersten Hilfe beim Herzinfarkt. Ein solcher Patient darf keinesfalls flach hingelegt werden.

Angina pectoris. In Abgrenzung zum Herzinfarkt wird von einem Angina-pectoris-Anfall gesprochen, wenn ein Blutgefäß am Herzen nur teilweise und nicht vollständig verschlossen ist. Auch hier kommt es zu einer Minderversorgung des betreffenden Gebietes mit Sauerstoff, sodass der Patient die gleiche Symptomatik aufzeigen kann. Die Behandlung ist in beiden Fällen identisch.

Defibrillation. Kommt es nach einem Herzinfarkt zu einem Herz-Kreislauf-Stillstand, so zögern Sie nicht, einen AED einzusetzen, sofern vorhanden. In einigen Bundesländern sind bereits AED auf den Streifenwagen der Polizei sowie an den Wachen installiert und die Polizeibeamten geschult. Informieren Sie sich, wie Ihre Wache ausgestattet ist. Nähere Informationen zur Defibrillation werden in Kapitel 4.4.2 gegeben.

5.15 Hitzschlag

Bei sommerlicher Witterung, körperlicher Anstrengung und zu warmer Kleidung kann es zu einer nicht ausreichenden Wärmeabfuhr des Körpers kommen, die in einem sogenannten Hitzschlag endet. Dabei wird der klassische Hitzschlag, ausgelöst durch verminderte Wärmeabgabe/Schweißproduktion – z.B. bedingt durch Krankheiten, Alkoholkonsum; bei älteren Menschen – unterschieden von dem sogenannten Anstrengungshitzschlag, der durch eine gesteigerte Wärmeproduktion des Körpers auftritt, etwa beim Sport und sehr heißem oder feuchtem Klima. Diese zweite Form des Hitzschlags kann insbesondere für Polizisten in Körperschutzausstattung (KSA) eine Gefahr darstellen: wenn der Hitzschlag z.B. innerhalb eines geschlossenen Einsatzes auftritt, bei dem die komplette Schutzausrüstung zwingend erforderlich ist und es keine Möglichkeit gibt, sich auswechseln zu lassen. Unter Umständen ist eine völlige Überlastung des Körpers die Folge – physisch wie psychisch.

Erkennungszeichen

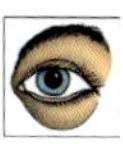

- Bewusstseinsstörungen bis Bewusstlosigkeit, Mattigkeit bis Benommenheit
- hochrote Gesichtsfarbe, im Verlauf später fahlgraues Aussehen
- schnelle, flache Atmung

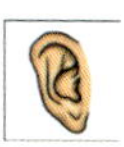

- Berichtet der Patient über Kopfschmerzen, Schwindel oder Übelkeit?

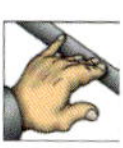

- heiße, trockene Haut; kein Schweiß
- erhöhte Temperatur.

Die Gefahren eines Hitzschlags liegen aufgrund der unzureichenden Schweißabfuhr in einer Überhitzung des Körpers, die mit Bewusstseinsstörungen einhergehen kann. Unbehandelt kann ein Hitzschlag zum Tod des Patienten führen. Vermeiden Sie daher unbedingt jede weitere Anstrengung des Patienten.

Erste Hilfe

- Durchführung von Maßnahmen nach dem ABCDE-Schema
- Notruf (veranlassen)
- vor Sonne schützen (in den Schatten bringen)
- Beruhigung/Betreuung
- Lagerung mit erhöhtem Oberkörper
- Kleidung lockern/Schutzkleidung möglichst entfernen
- jede weitere Anstrengung vermeiden
- Kühlung, z.B. kalte Tücher auf die Stirn und Brust legen
- ständige Kontrolle der Vitalfunktionen.

5.16 Hundebisse

Jeder Hundebiss, jeder Biss einer Katze, eines Rehs, Fuchses oder allgemein eines sich auffällig verhaltenden Tieres kann zu einer Infektion mit Tollwutviren führen. Je nach Situation kann es neben der Infektionsgefahr auch zu größeren Wundbildern kommen, die versorgt werden müssen.

Erkennungszeichen

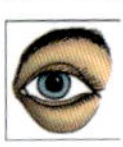

- Wundbild, eventuell mit typischem Bissbild
- auffällig abnormales Verhalten eines Tieres
- Unruhe
- blasse bis blau gefärbte Haut
- Bewusstseinsstörungen bis Bewusstlosigkeit möglich

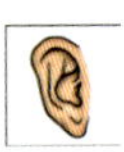

- Ermittlung des Unfallhergangs
- Berichtet der Patient über Kälteempfinden, Angst, Schwindel oder Übelkeit?

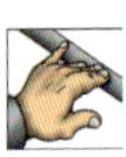

- kalte Extremitäten
- kalter Schweiß
- ReCap: verlangsamte Füllung > 2 sec.

Die Inkubationszeit (d.h. die Zeit zwischen der Infektion mit den Krankheitserregern und Feststellen der Symptome) bei Tollwut beträgt in der Regel drei Wochen bis drei Monate. Seltener wurden Inkubationszeiten von bis zu einem Jahr beobachtet. Typische Gefahren bei einer Tollwutinfektion sind Ängste, Verwirrtheit, Krämpfe und Lähmungen infolge der viralen Gehirnentzündung.

Erste Hilfe

- Durchführung von Maßnahmen nach dem ABCDE-Schema, ggf. nach dem C-ABCDE
- Notruf (veranlassen)
- Beruhigung/Betreuung
- Lagerung in Schocklage
- Wunde sofort mit Wasser und Seife gründlich ausspülen – alternativ Spülmittel verwenden
- Wundbehandlung/Blutstillung
- Patienten sofort ärztlicher Behandlung zuführen, Hinweis auf Tierbiss geben
- bei Haustieren: Impfpass des Tieres zum Arzt mitnehmen
- Wärmeerhalt
- ständige Kontrolle der Vitalfunktionen.

Auswaschen der Wunde mit Wasser und Seife. Da Tollwutviren bei Kontakt mit Seifenlauge absterben, kann das gründliche Auswaschen der Wunde eine Infektion verhindern.

Häufigkeit. Die klassische Tollwut bei Haus- und Wildtieren ist in Deutschland äußerst selten und am ehesten bei illegal aus dem Ausland eingeführten Hunden wahrscheinlich. In den letzten Jahren wurde aber verstärkt eine Tollwut-Virenart bei Fledermäusen festgestellt. Bei Kontakt mit Fledermäusen und insbesondere bei Verletzungen muss eine sog. Postexpositionsprophylaxe ärztlich abgeklärt werden.

Viel häufiger als eine Tollwut sind bakterielle Entzündungen und spätere Gewebeschäden, da bei Tierbissen Keime aus dem Speichel der Tiere tief ins Gewebe eingebracht werden können.

5.17 Insektenstiche im Mundraum

Süße Stoffe wie Limonaden und Kuchen ziehen Insekten an, die beim Essen unbemerkt in den Mund-Rachen-Raum gelangen können. Kommt es dort zu einem Stich, so bildet sich – insbesondere bei Allergikern – sofort eine Schwellung, die sich unter Umständen so stark ausweitet, dass sie zu einer Atemwegsverlegung führen kann.

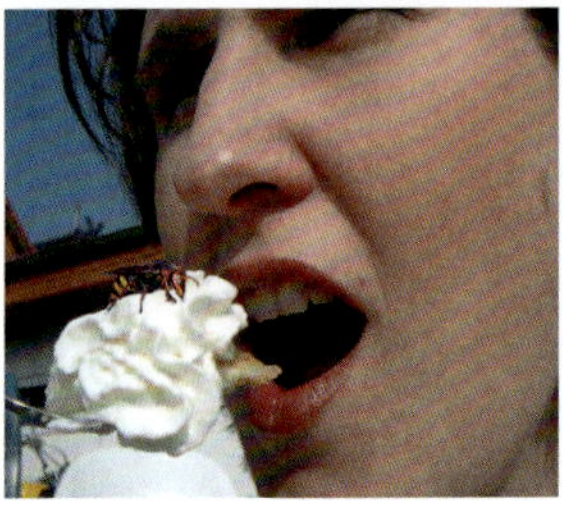

Abb. 60 ▶ Gefahr eines Insektenstichs im Mundraum

Erkennungszeichen

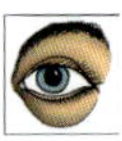

- sich rasch ausbreitende Schwellung im Mund-Rachen-Raum

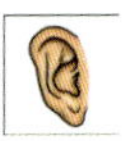

- Berichtet der Patient über zunehmende Atemschwierigkeiten und Schmerzen im Mundraum?

Unbehandelt droht bei Insektenstichen im Mundraum eine Schleimhautschwellung, die zum Tod durch Ersticken führen kann!

Erste Hilfe

- Durchführung von Maßnahmen nach dem ABCDE-Schema
- Notruf (veranlassen)
- Beruhigung/Betreuung
- Lagerung mit erhöhtem Oberkörper
- Eis lutschen lassen; Softeis wegen möglicher Verschleimung vermeiden, möglichst Wassereis nutzen
- Hals kühlen, z.B. kalte Umschläge
- Wärmeerhalt
- ständige Kontrolle der Vitalfunktionen.

Schockgefahr. Einige Menschen reagieren allergisch auf Insektenstiche und erleiden durch das Gift einen allergischen Schock. In diesem Fall kommt es schnell zu einem rasanten Pulsanstieg, zu Blutdruckabfall, Blässe, Schwindel, Übelkeit, evtl. zu Erbrechen und höchster Atemnot. Geben Sie in dem Notruf an, wenn es sich um einen solchen Allergiker handelt – meist ist dies dem Betroffenen bereits bekannt.

Adrenalin-Autoinjektor. Ist die (Insektengift-)Allergie bekannt, hat die betroffene Person ggf. einen sog. Autoinjektor bei sich, also eine Art Fertigspritze mit Adrenalin, die auch von Laien einfach zu bedienen ist. Das Adrenalin verengt bei einem Blutdruckabfall schnell die Blutgefäße und stabilisiert dadurch den Kreislauf. Zur Injektion entfernen Sie die Verschlusskappe, stoßen Sie die Nadel in den Oberschenkelmuskel und betätigen Sie den Auslösemechanismus. Warten Sie einige Sekunden (z.B. bis 10 zählen), bevor Sie den Autorinjektor wieder herausziehen, damit der Wirkstoff sicher ankommt.

5.18 Knochen- und Gelenkverletzungen

Der Bewegungsapparat des Menschen besteht aus Knochen, Bändern, Sehnen und Muskeln, wobei ein Gelenk zwei Knochen verbindet. Stürze, Schläge, Tritte oder andere Gewaltformen können Teile dieses Systems so stark schädigen, dass Bewegungen nur noch schmerzhaft ausführbar oder gar nicht mehr möglich sind.

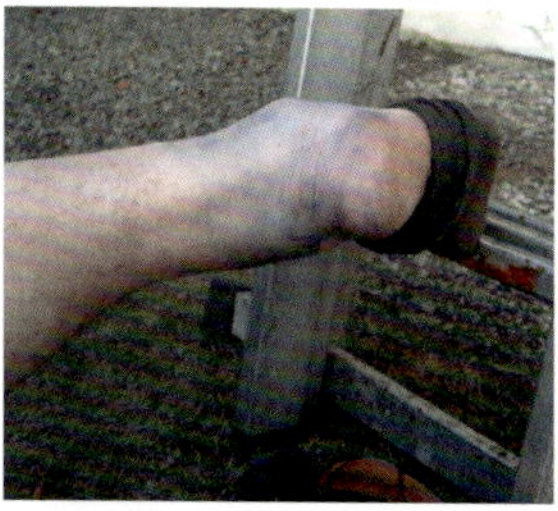

Abb. 61 ▶ Fraktur des Sprunggelenks

Schädigungen des Gewebes unter der Haut, verursacht durch stumpfe Gewalteinwirkung, werden als *Prellung* oder *Quetschung* (Kontusion) bezeichnet.

Von einer *Verrenkung* (Luxation) spricht man, wenn Knochen im Bereich eines Gelenks verschoben werden und nicht mehr in ihre ursprüngliche Lage zurückgleiten.

Prallen Knochen in einem Gelenkbereich aufeinander und springen kurzfristig aus dem Gelenkverband heraus und wieder zurück, sodass die Gelenkkapsel gedehnt, angerissen oder zerrissen wird, so wird dies als *Verstauchung* oder *Zerrung* (Distorsion) bezeichnet.

Knochenbrüche (Frakturen) können versteckt und offen auftreten. Dringen Knochen durch die Haut nach außen, so wird dies als offener Bruch bezeichnet.

Erkennungszeichen

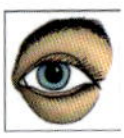

- Schwellung, Prellmarken
- Wunde, Blutung, Knochenbruchstücke (offener Bruch)
- abnorme Lage und/oder Beweglichkeit
- eventuell Bewegungsunfähigkeit
- Bewusstseinsstörungen bis Bewusstlosigkeit möglich

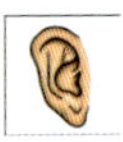

- Ermittlung des Unfallhergangs
- Berichtet der Patient über Schmerzen, Bewegungs-/Gefühlsstörungen, Kälteempfinden, Angst, Schwindel oder Übelkeit?
- Reibegeräusche der Bruchenden

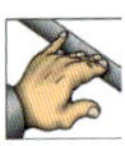

- kalte Extremitäten/»eiskalte« Haut unterhalb der Bruchstelle (höchste Eile geboten, da Unterbrechung der Durchblutung!)
- kalter Schweiß
- ReCap: verlangsamte Füllung > 2 sec.

Verletzte Körperteile niemals unnötig bewegen.

Bei jedem Bruch besteht die Gefahr, dass Organe, Blutgefäße und Nerven verletzt werden. Neben den Gewebsschädigungen kann es zu inneren Blutungen mit hohem Blutverlust kommen. Bei offenen Brüchen sind starke äußere Blutungen möglich. In diesem Fall besteht darüber hinaus eine Infektionsgefahr. Rechnen Sie immer mit einem Schockzustand des Patienten. Führen Sie bei Fehlstellungen eines Knochenbruchs keine Korrekturen durch! Das Einrichten von Knochenbrüchen darf nur von geschulten Helfern übernommen werden (GRC 2015: 291).

Erste Hilfe

- Durchführung von Maßnahmen nach dem ABCDE-Schema, ggf. nach dem C-ABCDE
- Notruf (veranlassen)
- Beruhigung/Betreuung
- nach Lage: Flachlagerung bzw. mit aufrechtem Oberkörper
- unnötige Bewegungen vermeiden
- Wundbehandlung/Blutstillung
- ReCap prüfen – auch und insbesondere am bruchfernen Körperteil, um festzustellen, ob dort überhaupt noch eine Durchblutung stattfindet
- Bruch in vorgefundener Lage immer über die beiden benachbarten Gelenke ruhigstellen
- Kühlen des betroffenen Körperteils (bei geschlossenen Brüchen)
- Wärmeerhalt
- ständige Kontrolle der Vitalfunktionen.

Sichere Bruchzeichen. Sichere Merkmale für einen Bruch sind:

- »drittes« Gelenk
- offene Brüche
- Knochenreiben bzw. Reibegeräusche (Krepitationen); nur bei Bewegungen der Bruchstelle und schwer festzustellen; ein Bewegen der Bruchstelle unbedingt vermeiden.

Unsichere Bruchzeichen. Liegen unsichere Bruchzeichen, wie z.B. Schmerzen, Schwellungen und Bewegungseinschränkungen vor, führen Sie Ihre Maßnahmen immer so durch, als stünde das Vorliegen eines Bruchs fest.

Bruchschmerzen. Ein Knochen selbst verfügt über keine Nerven, d.h. ein Knochenbruch an sich verursacht keine Schmerzen. Schmerzhaft ist der Riss der Knochenhaut. Diese umgibt die Knochen und schmerzt, wenn die Bruchenden aneinander reiben. Aus diesem Grund wird vom Rettungsdienst der Bruch mit Schienungsmaterialien sicher fixiert, um die Bruchenden ruhigzustellen.

Innerer Blutverlust und Schockgefahr bei Brüchen. Bei jedem Knochenbruch besteht eine Schockgefahr durch einen möglichen inneren Blutverlust. Dieser beträgt bei geschlossenen Brüchen bis zu ...

- 800 ml bei einem Oberarmbruch,
- 400 ml bei einem Unterarmbruch,
- 5.000 ml bei einem Beckenbruch,
- 2.000 ml bei einem Oberschenkelbruch,
- 1.000 ml bei einem Unterschenkelbruch.

Muskelzerrungen. Muskelzerrungen können z.B. beim Sport auftreten, wenn das betroffene Körperglied eine gewollte Bewegung nicht ausreichend mitmacht und ein Muskel dabei »überdehnt« wird. Hierbei kommt die PECH-Regel zur Anwendung:

P	Es ist eine **Pause** einzulegen.
E	Das betroffene Körperteil ist mit **Eis** (bzw. Cool-Packs) zu kühlen. Dabei ist zu beachten: Keine Kühlung direkt auf der Haut durchführen. Stets eine Auflagenschicht (T-Shirt, dünnes Tuch, Kompressen o.ä.) zwischen Kühlung und Haut bringen, um Hautschäden zu vermeiden!
C	Es wird ein elastischer **Compressionsverband** angelegt.
H	**Hochlagerung** des betroffenen Körperteils.

Zerrungen sollten möglichst 20 Minuten bis 1,5 Stunden mit Cool-Packs gekühlt werden (s.o.), wobei die Packs ggf. zwischendurch zu erneuern sind. Wichtig dabei ist, die Cool-Packs nicht direkt auf die Haut zu legen und keinesfalls 1,5 Stunden am Stück zu kühlen – hier bestünde ansonsten die Gefahr einer lokalen Unterkühlung!

5.19 Kohlenmonoxidvergiftung

Kohlenmonoxid (CO) ist ein farb- und geruchloses sowie hochexplosives Gas. Es kommt z.B. in Abgasen, Rauch, Kläranlagen und in Güllegruben vor. CO bindet sich mit einer 300-fach höheren Affinität an die roten Blutkörperchen (zuständig für den Sauerstoffstransport) als Sauerstoff.

Erkennungszeichen

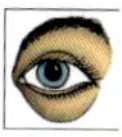

- Bewusstseinsstörung bis Bewusstseinsverlust
- akute Atemnot
- evtl. Rauschzustände
- evtl. Krämpfe
- rosige Gesichtsfarbe

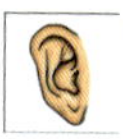

- Ermittlung des Unfallhergangs (Warnsignal: mehrere bewusstlose Personen in geschlossenem Raum mit Heizgerät, Holzkohlegrill o.Ä.)
- Berichtet der Patient über Kopfschmerzen, Ohrensausen, Augenflimmern, Herzklopfen, Schwindel, Übelkeit, Erbrechen oder akute Atemnot?

Da sich Kohlenmonoxid an die roten Blutkörperchen bindet, verhindert es den Sauerstofftransport im Körper und führt zu einem Erstickungstod. Gleichzeitig besteht ein Vergiftungsrisiko auch für den Ersthelfer.

Hinweis: einige Polizeien und Rettungsdienste sind bereits in Mannausstattung mit Kohlenmonoxidwarngeräten ausgestattet. Diese schlagen an, sobald die CO-Konzentration in der Umgebungsluft einen Schwellenwert übersteigt. Ertönt das Warnsignal, ist der Notfallort schnell zu verlassen und eine Rettung aus dem Gefahrenbereich nur durch die Feuerwehr mit Atemschutz durchzuführen.

Akute Gefährdungssituation für den Ersthelfer durch Erstickungs- und Explosionsgefahr!

Erste Hilfe

- Eigen- und Fremdschutz beachten
- offenes Feuer, Klingeln, Telefon und Funkbenutzung vermeiden: Explosionsgefahr
- Frischluftzufuhr – ohne Frischluftzufuhr ist eine gefahrlose Rettung nur mit Atemschutzgerät durch die Feuerwehr möglich – ein vor Mund und Nase gehaltenes Tuch kann Giftgase nicht filtern!
- Durchführung von Maßnahmen nach dem ABCDE-Schema, ggf. nach dem C-ABCDE
- Notruf (veranlassen)
- Beruhigung/Betreuung
- Lagerung nicht bewusstloser Personen mit erhöhtem Oberkörper
- Wärmeerhalt
- ständige Kontrolle der Vitalfunktionen.

5.20 Kopfverletzungen

Kopfverletzungen werden Ihnen vornehmlich als Sturzverletzungen bei älteren oder betrunkenen Personen, aber auch als Folge von stumpfer, scharfer oder halbscharfer Gewalt bei Körperverletzungen begegnen. Hierbei kann je nach Schwere der Kopfverletzung eine Bewusstseinsstörung unterschiedlicher Intensität und Dauer die Folge sein. Ist der Patient bei Bewusstsein, so bitten Sie ihn, sich zu setzen. Pressen Sie bis zur ärztlichen Behandlung eine Kompresse – oder behelfsweise keimarmes Material – auf die Wunde (zum genauen Handlungsablauf s. KAP. 6.11).

Erkennungszeichen

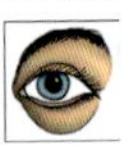

- Wunde/Blutung am Kopf
- Bewusstseinsstörungen bis Bewusstlosigkeit möglich

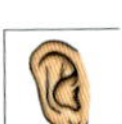

- Ermittlung des Unfallhergangs
- Berichtet der Patient über Kopfschmerzen, Schwindel, Übelkeit, Erbrechen, evtl. über Erinnerungslücken oder Sehstörungen?

Der Patient sollte sich bei einer Kopfverletzung in einer sitzenden Position oder zumindest in einer Lagerung mit leicht erhöhtem Oberkörper befinden. Dies vermindert den Blutdruck am Kopf, an der Wunde und damit auch die Blutung und eventuell auftretende Kopfschmerzen. Die Gefahren bei einer Kopfverletzung sind immer das Auftreten innerer und/oder äußerer Blutungen sowie Bewusstseins- und/oder Atemstörungen. Denken Sie bei Ihren Behandlungsmaßnahmen immer auch an einen schnellen Notruf und die Schockprophylaxe mit veränderter Lagerung.

Erste Hilfe

- Durchführung von Maßnahmen nach dem ABCDE-Schema, ggf. nach dem C-ABCDE
- Notruf (veranlassen)
- Beruhigung/Betreuung
- Lagerung mit erhöhtem Oberkörper
- Wundbehandlung/Blutstillung; Anlegen eines Kopfverbands
- Wärmeerhalt
- ständige Kontrolle der Vitalfunktionen.

5.21 Krampfanfall

Krampfanfälle können verschiedene Ursachen haben: z.B. Erkrankungen, Drogenmissbrauch, Hirntumore, Schädelverletzungen, Alkoholentzug bei Alkoholikern oder auch Epilepsie. Die Ursache eines Krampfes muss stets ärztlich geklärt werden, insbesondere wenn der Krampf zum ersten Mal aufgetreten ist. Ein Krampfanfall bedeutet Lebensgefahr.

Erkennungszeichen

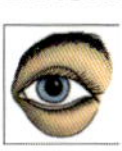

- plötzliches Hinfallen, evtl. mit Bewusstlosigkeit
- zuckende und/oder schlagende Bewegungen
- Verkrampfung des Körpers
- Bewusstseinsstörung bis Bewusstlosigkeit
- evtl. blutiger Speichelfluss/Zungenbiss
- evtl. Schaum vor dem Mund

- evtl. unwillkürlicher Harn- und Stuhlabgang
- nach dem Anfall: Benommenheit, Desorientiertheit, Nachschlafphase

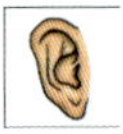

- Berichten der Patient bzw. die Zeugen, dass bei dem Patienten eine Epilepsie-Erkrankung vorliegt?

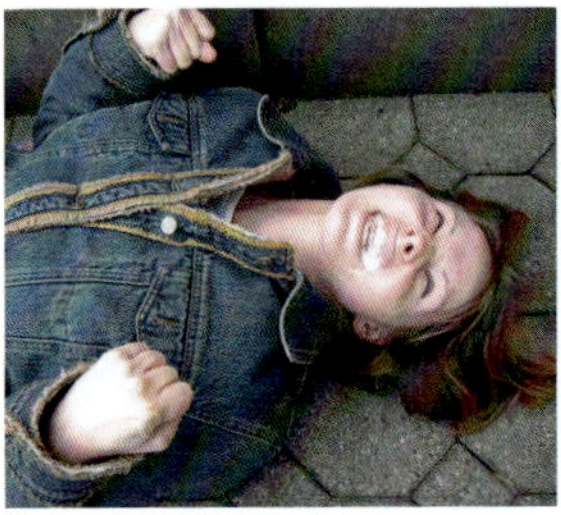

Abb. 62 ▶ Krampfanfall

Wenngleich der Betroffene während des Anfalls meist nur kurze Zeit bewusstlos ist, besteht eine akute Lebensgefahr, da es im Gehirn zu einer Unterversorgung mit Sauerstoff kommen kann. Gleichzeitig ist die Gefahr weiterer Verletzungen gegeben, etwa durch einen Sturz.

Erste Hilfe

- Durchführung von Maßnahmen nach dem ABCDE-Schema, ggf. nach dem C-ABCDE
- Notruf (veranlassen)
- Patienten vor weiteren Verletzungen schützen, z.B. Abpolstern des Kopfes, Beiseitestellen von Gegenständen
- Arme und Beine nicht festhalten
- Beruhigung/Betreuung
- Ruhezeit gewähren
- Wärmeerhalt
- ständige Kontrolle der Vitalfunktionen.

Eigene Angaben des Patienten. Einige der betroffenen Personen bemerken, dass sie in Kürze einen Krampfanfall erleiden werden, stellen sich auf den Anfall ein und teilen dies auch umstehenden Personen/Angehörigen mit.

Zungenbiss. Durch den Krampfanfall kann es dazu kommen, dass der Patient sich selbst auf die Zunge beißt. Versuchen Sie nicht, dem Patienten während des Krampfanfalls irgendwelche Gegenstände zwischen die Zähne zu schieben, da hierdurch schwerwiegendere Verletzungen entstehen können, als sie ein Zungenbiss darstellt.

Status epilepticus. Ein nicht endender Krampfanfall wird in der Medizin als Status epilepticus bezeichnet. Dieser lässt sich nur noch durch den Einsatz von Medikamenten beenden und führt unbehandelt zum Tod.

Ein Krampfanfall ist immer eine Notarztindikation.

Bei bekanntem Anfallsleiden haben die Betroffenen oder die Angehörigen eventuell krampfbrechende Medikamente bei sich oder in der Nähe. Diese Notfallmedikamente können rektal oder oral gegeben werden, und die Angehörigen oder betreuenden Personen kennen die Handhabung. Fragen Sie entsprechend nach.

Nachschlafphase. Ein Krampfanfall stellt für den Körper eine extrem hohe Belastung dar. Nach dem Krampfende wird die Person sehr erschöpft sein und eventuell schlafen wollen. Diese Reaktion ist normal und stellt keine Verschlechterung des Zustands dar. Je nach Zustand sollte der Patient in die stabile Seitenlage verbracht werden.

5.22 Messerstichverletzungen

Messerstichverletzungen stellen im polizeilichen Alltag leider keine Besonderheit mehr dar. Besonders im Bereich rivalisierender Gruppen ist es üblich, Messer dabei zu haben und diese auch einzusetzen. Auch im Bereich des islamistisch motivierten Terrorismus sind Messerangriffe wahrscheinlich. Medizinisch und kriminaltechnisch werden Messerstichverletzungen in Stich- und Schnittverletzungen unterschieden. Während Schnittverletzungen meist nur oberflächlich die Haut verletzen, ist bei Stichverletzungen oft nur wenig über Einstichtiefe und Einstichwinkel bekannt. Somit erlangt hier das Tatwerkzeug hohe Wichtigkeit (Klingenlänge). Häufig kommt es auch zu mehreren Stichen und Schnitten, sodass die betroffene Person bzw. das betroffene Körperteil vollständig entkleidet werden muss, um keine Wunde zu übersehen (VGL. KAP. 4.6).

Erkennungszeichen

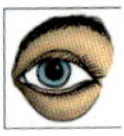

- Einstichstelle
- Schnitt- bzw. Abwehrverletzungen
- (innere) Blutungen
- Unruhe
- blasse bis blau gefärbte Haut
- Bewusstseinsstörungen bis Bewusstlosigkeit möglich

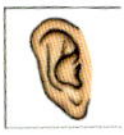

- Ermittlung des Unfall- bzw. Tathergangs
- Berichtet der Patient über Kälteempfinden, Angst, Schwindel oder Übelkeit?

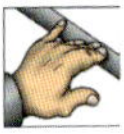

- kalte Extremitäten
- kalter Schweiß
- ReCap: verlangsamte Füllung > 2 sec.

Die Gefahren liegen bei Messerstichverletzungen in dem möglicherweise hohen Blutverlust, auch aufgrund innerer Blutungen und der einhergehenden Schockgefahr. Seltener kommt es zu Wundinfektionen.

Erste Hilfe

- Durchführung von Maßnahmen nach dem ABCDE-Schema, ggf. nach dem C-ABCDE
- Notruf (veranlassen)
- Beruhigung/Betreuung
- Flachlagerung
- bei Atemnot Lagerung mit leicht erhöhtem Oberkörper
- bei Atemnot (und Lungenstich) mit leicht erhöhtem Oberkörper auf verletzter Seite lagern

- bei Bewusstlosigkeit und Lungenstich Lagerung in stabiler Seitenlage auf der verletzten Seite
- Bodycheck am Oberkörper: bei Hinweis auf penetrierendes Trauma zwischen Schlüsselbein und Bauchnabel Wunde mit Ventil-Thoraxpflaster abdichten
- Wundbehandlung/Blutstillung; ggf. Druckverband
- Wärmeerhalt
- ständige Kontrolle der Vitalfunktionen.

Lagerung bei Lungenstich. Ein Mensch besitzt im Normalfall zwei Lungenflügel. Ist ein Patient auf einer Körperseite durch einen Lungenstich verletzt, so wird er auf dieser Seite gelagert, damit die gesunde Seite entlastet wird und nicht noch zusätzlich das Körpergewicht tragen muss. Die Atmung des Patienten wird auf diese Weise erleichtert.

Einstichwunde. Beachten Sie, dass die Einstichwunde nicht unbedingt stark bluten muss. Die größte Gefahr stellen innere Blutungen dar, die von außen zunächst meist unbemerkt bleiben. Vermeiden Sie Bewegungen des Patienten und decken Sie die Wunde mit Verbandmaterial ab.

Entkleiden der verletzten Person. Üblicherweise wird der Körper eines Stichverletzten immer vollständig entkleidet, um keine Wunde zu übersehen. Wichtig ist in diesem Zusammenhang insbesondere, dass für einen ausreichenden Wärmeerhalt der entkleideten Person gesorgt wird.

Charakteristik von Schnittwunden

- Schnitte meist länger als tief
- Schnitte treffen den Körper tangential
- grundsätzlich keine Gewebsbrücken in der Wunde erkennbar
- Abwehrverletzungen.

Charakteristik von Stichwunden

- Stiche meist tiefer als lang
- glattrandige Hautdurchtrennungen

- Einstich meist tiefer als das Werkzeug lang
- oft sogenannte Schwalbenschwanzbildung; daraus Schneidenseite erkennbar
- keine Gewebsbrücken
- keine Blutunterlaufungen
- Abwehrverletzungen.

5.23 Nadelstichverletzungen

Nadelstichverletzungen stellen ein hohes gesundheitliches Risiko dar, da es sich bei der Klientel der Polizei in Bezug auf diese Verletzungsart meist um drogen- und/oder medikamentenabhängige Personen handelt. Die größte Verletzungsgefahr besteht beim Durchsuchen der Person, insbesondere dann, wenn offene Spritzen mit der Nadel nach oben gelagert sind. Auch Angriffe mit einer »HIV-Spritze« sind nicht auszuschließen. Allen Situationen gemein ist die große Unsicherheit, ob und wenn ja, welche Krankheitserreger sich in der Spritze befinden und inwieweit die Möglichkeit besteht, sich anzustecken.

Erkennungszeichen

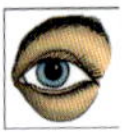

- Einstichstelle
- oft nur kleine Hautverletzung
- meist mäßige Blutung
- selten: feststeckende Nadel

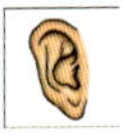

- Ermittlung des Unfall-/Tathergangs.

Die größte Gefahr bei einer Nadelstichverletzung ist die Ansteckung mit Krankheiten wie AIDS, Hepatitis etc. Seltener kommt es bei den verletzten Personen zu einem Schock.

Erste Hilfe

- Durchführung von Maßnahmen nach dem ABCDE-Schema
- Wunde bluten lassen

- keine Manipulationen an der Wunde (Quetschen, Ausdrücken), da dadurch Erreger in tiefere Gewebeschichten verschleppt werden können
- wenn möglich: sofortige Desinfektion; Verwendung eines handelsüblichen Desinfektionsmittels aus dem medizinischen Bereich, z.B. Softa-Man©
- bei Kontamination von Auge oder Mundhöhle gründliche Spülung mit am schnellsten erreichbarer geeigneter Flüssigkeit (i.d.R. Leitungswasser, Trinkflasche)
- sofort ärztliche Behandlung (Krankenhaus); innerhalb von max. 90 min
- sicherstellen der Nadel/Spritze zwecks Untersuchung (Eigenschutz beachten).

Kein Abbinden. Bei einer Nadelstichverletzung wird, genau wie bei Schlangenbissen, nicht abgebunden. Zum einen ist die Wahrscheinlichkeit, rechtzeitig abgebunden zu haben, bevor die Erreger sich im ganzen Körper ausbreiten, sehr gering. Zum anderen besteht medizinisch keine Möglichkeit, das gesamte Blut im betroffenen Körperteil zu »reinigen«. Parallel dazu erfährt der betroffene Körperteil durch das Stoppen des Blutkreislaufs eine Minderversorgung mit Sauerstoff, sodass er u.U. irreparabel geschädigt wird.

AIDS / HIV. AIDS (Acquired Immune Deficiency Syndrome) ist eine ausgeprägte Störung des Immunsystems eines Menschen, die durch das Human Immunodeficiency Virus (HIV) ausgelöst wird. Zwischen Infektion und Ausbruch der Krankheit AIDS können mehrere Jahre liegen, wobei die häufigste Todesursache bei AIDS nicht mehr beherrschbare Komplikationen von Infektionen aller Art sind. In Deutschland sind etwa 88.400 Menschen mit HIV infiziert. Neuinfektionen gibt es in Deutschland ungefähr 3.100 pro Jahr. Jeder Infizierte ist ohne Behandlung lebenslang potenziell ansteckungsfähig. HIV-Infektionen entstehen zumeist durch ungeschützten Geschlechtsverkehr, Einbringung von erregerhaltigem Blut oder Blutprodukten in die Blutbahn (Nadeltausch bei Drogenabhängigen, Nadelstichverletzungen) sowie prä-, peri- oder postnatal (durch Stillen) von der infizierten Mutter auf ihr Kind. Körperkontakte im alltäglichen sozialen Miteinander, die gemeinsame Benutzung von Geschirr oder Besteck, Anhusten und -niesen u.Ä. sowie die gemeinsame Benutzung sanitärer Einrichtungen stellen kein Infektionsrisiko dar.

HIV kann durch die unverletzte Haut nicht in den Körper gelangen, ist nicht durch die Luft übertragbar und außerhalb des Körpers sehr empfindlich. Sobald infektiöse Körperflüssigkeiten angetrocknet sind, ist in der Regel eine Infektionsübertragung nicht mehr möglich. Gleiches gilt bei der Anwendung von Reinigungsmitteln, viruswirksamen Desinfektionsmitteln oder Hitzeanwendung. Generell ist die Ansteckungsfähigkeit von HIV außerhalb des Körpers u.a. von Raumtemperatur, Luftfeuchtigkeit und der Viruskonzentration abhängig.

Gegen HIV ist eine Impfung nicht möglich, sodass der Eigenschutz oberste Priorität hat.

Hepatitis A. Hepatitis A ist eine durch das Hepatitis-A-Virus (HAV) verursachte Entzündung der Leber. Sie gilt als die unkritischste Form aller Hepatitis-Infektionen. Die Übertragung des Virus erfolgt fäkal-oral, wobei das Virus von infizierten Personen mit dem Stuhl ausgeschieden wird und auf diese Weise sowohl in das Ab- und Trinkwasser, als auch in Lebensmittel gelangt. Vor allem bei schlechten hygienischen Verhältnissen erhöht sich das Risiko einer Ansteckung.

Die Inkubationszeit beträgt etwa 2 – 6 Wochen. Nur in diesem Zeitraum werden infektiöse Viren mit dem Stuhl ausgeschieden. Übliche Symptome einer Hepatitis-A-Erkrankung sind Müdigkeit, Übelkeit, heftiges Erbrechen und Schmerzen im Bereich der Leber. Auch kann es zu dunkel gefärbtem Harn und Fieber kommen. Häufig treten diese aber auch gar nicht auf, sodass die Krankheit unbemerkt bleibt. Eine medikamentöse Behandlung von Hepatitis A gibt es bisher nicht, sodass Eigenschutz oberste Priorität hat. Trotzdem heilt die Erkrankung meist von allein wieder aus. Schutzimpfungen sind möglich und empfehlenswert.

Hepatitis B. Hepatitis B ist eine Entzündung der Leber und wird durch das Hepatitis-B-Virus (HBV) übertragen. Die Erkrankung heilt bei Erwachsenen in der Regel vollständig aus (> 90 %) und führt zu einer lebenslangen Immunität. Etwa 1 % aller akuten Infektionen endet mit dem Tod. Bei ca. 5 – 10 % der HBV-infizierten Erwachsenen entwickelt sich eine chronische Form der Hepatitis.

Das Hepatitis-B-Virus wird durch Körperflüssigkeiten (Blut oder Blutplasma, Sperma, Vaginalsekret, Speichel, Tränenflüssigkeit) übertragen, wobei bereits mikroskopisch kleine Hautverletzungen genügen, durch die die Erreger in die Blutbahn gelangen können. Im Vergleich zu HIV sind Hepatits-B-Viren außerhalb des menschlichen Körpers weitaus widerstandsfähiger. Sie behalten ihre Ansteckungsfähigkeit auch in geronnenem Blut und anderen eingetrockneten Körperflüssigkeiten.

Gegen Hepatitis B bestehen Impfmöglichkeiten, durch die ein sehr guter Schutz erreicht wird.

Hepatitis C. Hepatitis C ist eine Entzündung der Leber und wird durch das Hepatitis-C-Virus (HCV) übertragen. Bei nur ca. 25 % aller HCV-Infizierten entwickelt sich eine akute Hepatitis, wobei die Erkrankung recht mild verläuft. Etwa 75 % aller Infektionen verlaufen, ohne dass typische Symptome der Erkrankung auftreten. In 50 – 80 % aller Fälle wird die Hepatitis C chronisch. Davon entwickelt sich bei ca. 20 % der Patienten eine Leberzirrhose.

Das Hepatitis-C-Virus wird durch Körperflüssigkeiten (Blut oder Blutplasma, Sperma, Speichel, Muttermilch) übertragen. Ein häufiger Übertragungsweg bei Drogenabhängigen ist hier der gemeinsame Gebrauch von Kanülen und Spritzen. Ungefähr 90 % dieser Gruppe sind infektiös. Eine Übertragung des Hepatitis-C-Virus von der Mutter auf das Kind ist bei der Geburt möglich. Der sexuelle Übertragungsweg spielt bei der Hepatitis C keine wesentliche Rolle. Prinzipiell ist die Übertragung auf diesem Wege jedoch möglich.

Gegen Hepatitis C ist eine Impfung nicht möglich, sodass der Eigenschutz oberste Priorität hat.

Wundstarrkrampf (Tetanus). Hervorgerufen wird diese Infektion durch das Gift der Tetanus-Bazillen, die sich im Schmutz, der Erde oder Fäkalien befinden und z.B. auch bei Verletzungen mit einer verschmutzten Nadel über kleinste Wunden in den Körper gelangen können. Die Inkubationszeit kann wenige Tage bis zu zwei Wochen betragen. Der Wundstarrkrampf äußert sich dem Namen folgend in Muskelkrämpfen, die bis zu einem Atemstillstand und zum Tod führen können. Eine regelmäßige Impfung kann den entsprechenden Schutz bieten und ist empfehlenswert.

Blutvergiftung (Lymphbahnenentzündung). Blutvergiftungen entstehen durch Keime, vor allem durch Bakterien, die über die Wunde in die Lymphbahnen gelangen. Das mit der Infektion verbundene Anschwellen und die Rötung der Lymphbahnen führen zu den charakteristischen roten Streifen. Weitere Folgen sind Fieber, Schüttelfrost, Kopfschmerzen und u.a. schwere Entzündungen, die bei Nichtbehandlung zum Tod führen können. Eine Prophylaxe ist nicht möglich.

5.24 Nasenbluten

Polizei- und Sicherheitsdienste treffen oft nach einfachen oder schweren Körperverletzungen auf Personen mit Nasenbluten. Aber auch Stürze, das kräftige Schnauben der Nase und Erkrankungen können eine solche Blutung auslösen.

Im Regelfall stellt das Nasenbluten für den Betroffenen kein großes Risiko dar und lässt sich einfach und effektiv behandeln.

Erkennungszeichen

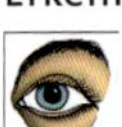

- Blutung aus der Nase
- evtl. Schwellung der Nase (nach Gewalteinwirkung)

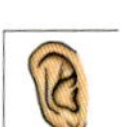

- Ermittlung des Unfall- bzw. Tathergangs
- Berichtet der Patient über Schmerzen?

Bei starkem Nasenbluten kann es zu einem Schock kommen. Ebenso kann ein Erbrechen ausgelöst werden, wenn Blut in den Magen gelangt. Grundsätzlich besteht auch immer ein geringes Infektionsrisiko.

Erste Hilfe

- Durchführung von Maßnahmen nach dem ABCDE-Schema, ggf. nach dem C-ABCDE
- ggf. Notruf (veranlassen)
- Beruhigung/Betreuung
- Lagerung mit erhöhtem Oberkörper
- enge Kleidung am Hals/Kopf öffnen
- Kopf leicht nach *vorn* beugen und die Stirn mit den Händen abstützen lassen
- nasse, kalte Tücher in den Nacken legen
- Wärmeerhalt
- ständige Kontrolle der Vitalfunktionen.

Lassen Sie Patienten den Kopf nicht nach hinten in den Nacken legen oder die Nase zuhalten. Das Blut kann dann nicht nach vorn, sondern nur in den Rachen abfließen und verursacht u.U. Übelkeit und/oder Erbrechen und behindert die Atmung.

Kalte Tücher. Kälte bewirkt eine Engstellung der Blutgefäße. Kalte Tücher im Nacken der Person lassen die Blutung meist schnell stoppen, da sich die Wunde schneller verschließt.

Unstillbares Nasenbluten. Lässt sich die Blutung nicht stillen, muss die Wunde durch einen Arzt verschlossen werden. Setzen Sie Ihre Erste-Hilfe-Maßnahmen fort und sorgen Sie für einen Notruf mit dem Hinweis auf unstillbares Nasenbluten.

5.25 Pfeffersprayeinsatz

Pfefferspray beinhaltet einen natürlichen Wirkstoff (Capsaicin), der schon seit Längerem bei der Polizei zum Einsatz

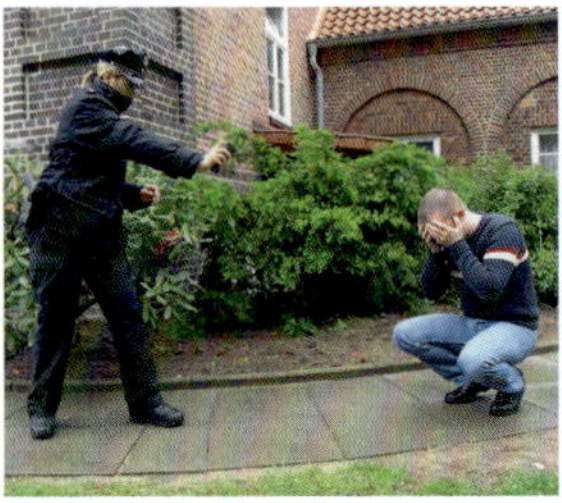

Abb. 63 ▶ Einsatz von Pfefferspray

kommt, da die Wirkung im Allgemeinen stärker als die von CN-Tränengas (mit Chloracetophenon) ist. Seine Wirkung ist unmittelbar und führt in der Regel rasch zu einer (bedingten) Handlungsunfähigkeit der jeweiligen Person. Für den Betroffenen bedeutet ein Pfeffersprayeinsatz zunächst starke Schmerzen auf den getroffenen Körperpartien. Lediglich 2 % der Menschen sind immun gegen die Wirkung von Pfefferspray.

Erkennungszeichen

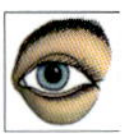

- sofortiger Lidschluss
- Hautrötung, eventuell Bildung von Quaddeln und/oder Schwellung der Bindehaut
- starker Tränenfluss
- Husten- und Würgereiz

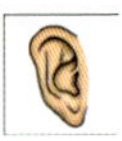

- Ermittlung des Tathergangs
- Berichtet der Patient von brennenden Schmerzen im Gesicht, insbesondere im Auge; hat er Panikanfälle oder verstärkt sich eventuell seine Aggressivität?

Bei Atemwegserkrankten sowie bei Personen unter Alkohol- und/oder Drogeneinfluss kann es eventuell zum Atemstillstand kommen. Zu beachten ist in einem solchen Fall, dass eine Beatmung nur unter Verwendung einer Atemmaske durchgeführt werden sollte, um Eigenkontakt mit dem Spray zu vermeiden. Vereinzelt können bei den getroffenen Personen allergische Reaktionen wie extrem starke Schwellungen, Hautrötungen und akute Atemnot auftreten. In solchen Fällen ist ein schneller Notarztruf obligatorisch!

Erste Hilfe

- Durchführung von Maßnahmen nach dem ABCDE-Schema, ggf. nach dem C-ABCDE
- Notruf (veranlassen)
- Beruhigung/Betreuung
- Lagerung mit erhöhtem Oberkörper
- benetzte Kleidung entfernen
- Durchführung einer Augenspülung (vgl. Kap. 5.39.1)
- Spülung betroffener Körperpartien; evtl. mit Seife abwaschen
- Kühlen der betroffenen Körperpartien
- Frischluftzufuhr
- Wärmeerhalt
- ständige Kontrolle der Vitalfunktionen.

Anwendung von Pfefferspray. Die Anwendung von Pfefferspray sollte möglichst nicht unter einer Distanz von 1 m stattfinden; ideal sind ca. 2,5 – 4 m. Vor Gebrauch ist das Spray zu schütteln. Die Sprühstöße sollten etwa 0,5 – 1 sec betragen. Das Trefferfeld sollte direkt im Gesicht der betroffenen Person liegen. Die Wirkung klingt nach ungefähr 45 Minuten wieder ab, wobei die Wirkdauer mit Spülungen verkürzt werden kann. Bei Tieren ist die Wirkung generell vermindert.

5.26 Ruhigstellen von Arm und Hand

Das Ruhigstellen eines Bruches muss immer über die beiden benachbarten Gelenke erfolgen, d.h. auch diese müssen weitestgehend stabilisiert werden, um zu verhindern, dass schmerzverursachende Bewegungen möglich sind. Oft wird dies am Notfallort ein Problem darstellen, da in der Regel weder Polizei noch Sicherheitsdienste entsprechende Materialien mitführen. Daher müssen Sie zu Behelfsmaterialien greifen, wie z.B. Koffer, Taschen, aufgerollte Decken usw. Es geht dabei nicht darum, eine perfekte Schienung zu erreichen, sondern um eine Bewegungseinschränkung und

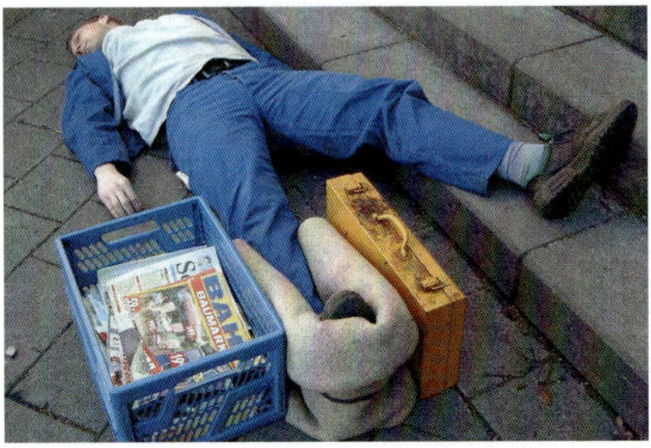

Abb. 64 ▶ Behelfsmäßige Schienung des Beins

damit Schmerzlinderung für den Patienten. Weitere Maßnahmen werden anschließend durch den Rettungsdienst ergriffen. Wie ein Arm mit Hilfe eines Dreiecktuchs ruhiggestellt wird, können Sie Kapitel 6.12 entnehmen.

5.27 Ruhigstellen von Bein und Fuß

Bei Verdacht eines Beinbruchs müssen – wie im Fall des Ruhigstellens von Arm und Hand – die beiden benachbarten Gelenke (einschließlich des Fußes) ruhiggestellt werden (vgl. Kap. 6.14). Sie sollten die Lage eines Verletzten niemals unnötig verändern. Als behelfsmäßiges Schienungsmaterial können Sie beispielsweise zusammengerollte Decken, Koffer, Taschen oder ähnliche Gegenstände nehmen. Auch hier geht es nicht darum, eine perfekte Schienung zu erreichen, sondern im Wesentlichen um eine Bewegungseinschränkung und damit Schmerzlinderung für den Patienten. Weitere Maßnahmen werden anschließend vom Rettungsdienst ergriffen.

5.28 Schlaganfall

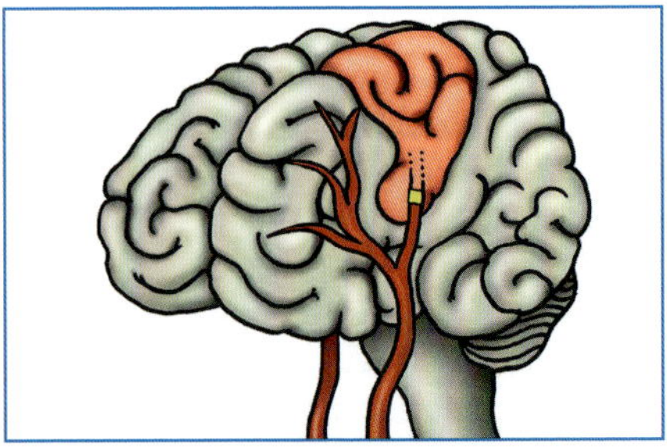

Abb. 65 ▶ Schlaganfall

Ein Schlaganfall (Apoplex) ist ein zeitkritischer Notfall und entsteht durch eine Minderversorgung des Gehirns mit Sauerstoff. Diese entsteht durch den vollständigen Verschluss oder das Platzen einer Hirnschlagader. Beide Ursachen stellen eine akute Lebensgefahr für den Patienten dar. Als besonders gefährdet gelten ältere Menschen und Personen mit Bluthochdruck. Je schneller der Patient in eine Klinik eingeliefert und behandelt wird, desto größer sind seine Heilungschancen.

Erkennungszeichen

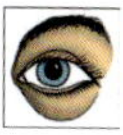

- Bewusstseinsstörungen bis Bewusstlosigkeit
- Lähmungszeichen, typisch: Halbseitenlähmung (Hemiparese), (einseitig) hängender Mundwinkel
- evtl. Pupillendifferenz
- evtl. Krämpfe

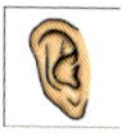

- Berichtet der Patient von Taubheitsgefühlen, Seh-, Sprach- und Schluckstörungen, Kopfschmerzen, Schwindel, Übelkeit, Erbrechen? Werden Krankheitszeichen nach dem Schlaf festgestellt, treten die Krankheitszeichen unvermittelt ein?
- verwaschene Sprache

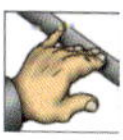

- Händedruckprobe: Druck einseitig vermindert/aufgehoben
- evtl. Nackensteifigkeit.

Rechnen Sie bei einem Schlaganfallpatienten mit unmittelbar eintretenden Bewusstseinsstörungen, Atem- oder Kreislaufstillstand. Zusätzlich sind Verletzungen durch plötzliche Stürze möglich.

Jede Minute ohne Behandlung verringert die Heilungschancen – Zeit ist Hirn!

Erste Hilfe

- Durchführung von Maßnahmen nach dem ABCDE-Schema; ggf. nach dem C-ABCDE
- Notruf (veranlassen)
- Beruhigung/Betreuung
- Lagerung mit erhöhtem Oberkörper
- Frischluftzufuhr

- Wärmeerhalt
- ständige Kontrolle der Vitalfunktionen.

Pupillendifferenz. Eine Pupillendifferenz deutet bei einem Schlaganfallpatienten auf eine Hirnblutung hin. Geben Sie diesen Umstand auch in Ihrem Notruf durch und fordern Sie gezielt einen Notarzt an. *Hinweis:* Einige Menschen haben dauerhaft eine Pupillendifferenz durch frühere Operationen an einem oder beiden Augen. Fragen Sie den Patienten gezielt nach solchen Umständen.

Händedruckprobe. Greifen Sie beide Hände des Patienten und bitten Sie ihn, kräftig Ihre Hand zu drücken. Ist der Druck auf einer Seite schwächer als auf der anderen, deutet dies mit den anderen Symptomen auf einen Schlaganfall hin.

TIA. Eine TIA (transitorisch-ischämische Attacke) ist eine vorübergehende Störung der Blutzufuhr des Gehirns. Sie hat die gleichen Erkennungszeichen wie ein Schlaganfall, bildet sich jedoch nach einiger Zeit von allein zurück. Im Anfangsstadium lässt sich nicht unterscheiden, ob es sich um einen Schlaganfall oder um eine TIA handelt. Die Erste-Hilfe-Maßnahmen sind bei beiden Krankheitsbildern gleich.

5.29 Schock

Für den Körper ist es wichtig, dass alle Organe zu jedem Zeitpunkt durch die Blutzirkulation mit Sauerstoff versorgt werden. Von besonderer Bedeutung sind dabei das Gehirn, das Herz und die Lunge. Bei einer Störung des Blutkreislaufs reagiert der Körper mit einem Eigenschutz: Die Herzfrequenz steigt, die Blutgefäße verengen sich und der Kreislauf wird zentralisiert. Dies bedeutet, dass nur noch die lebenswichtigen Organe vorrangig mit Blut versorgt werden.

Dieser als Schutz gedachte Effekt wirkt aber nur vorübergehend. Bekommen die Zellen nicht regelmäßig ausreichend Sauerstoff, so beginnen sie abzusterben und die Organfunktionen werden weiter eingeschränkt. In der Folge bricht der Kreislauf irgendwann vollständig zusammen.

Jeder Notfall kann zum Schock führen, so z.B. ein Herzinfarkt zum kardiogenen (herzbedingten) Schock, eine Blutung zum Volumenmangelschock, eine allergische Reaktion zum anaphylaktischen Schock, eine Verbrennung oder Entzündung von Organen zum septischen Schock oder eine Rückenmarksverletzung zum neurogenen Schock.

Auslöser für ein Schockgeschehen können z.B. Unfälle jeder Art, Blutverlust, allgemeiner Flüssigkeitsverlust, allergische Reaktionen, Vergiftungen und auch Erkrankungen sein. Es reichen mitunter sogar auch starke psychische Belastungen.

Erkennungszeichen

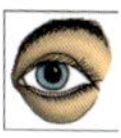

- Unruhe
- blasse bis blau gefärbte Haut
- Bewusstseinsstörungen bis Bewusstlosigkeit möglich
- Venenfüllung vermindert

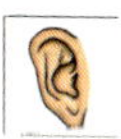

- Berichtet der Patient über Kälteempfinden, Angst, Schwindel oder Übelkeit?

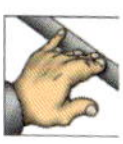

- kalte Extremitäten
- kalter Schweiß
- schneller, schwach tastbarer Puls
- ReCap: verlangsamte Füllung > 2 sec.

Die größte Gefahr bei einem Schock liegt darin, dass lebenswichtige Organe nicht mehr ausreichend durchblutet werden und der Körperkreislauf vollständig zusammenbricht. Um dies zu vermeiden, wird die Methode der Schockprophylaxe angewendet.

Erste Hilfe (Schockprophylaxe)

- Durchführung von Maßnahmen nach dem ABCDE-Schema, ggf. nach dem C-ABCDE

- Notruf (veranlassen)
- Beruhigung/Betreuung
- Lagerung in Schocklage, d.h. Flachlagerung und die Beine hoch legen (Ausnahmen s.u.)
- Schmerzen vermeiden
- Wärmeerhalt
- ständige Kontrolle der Vitalfunktionen.

Ausnahmen von der Schocklagerung. Treten die sogenannten *5 B's* auf, so wird keine klassische Schocklagerung durchgeführt. Die 5 B's bezeichnen Verletzungen von ...

- »Birne« (Kopf),
- Brust,
- Bauch,
- Becken und
- (gebrochenen oder stark verletzten) Beinen.

Bei diesen Verletzungsarten besteht die Gefahr, dass der Patient bei einer klassischen Schocklage weitere Blutungen, Verletzungen oder Schmerzen erfährt, die den Schock noch verstärken. Bei solchen Verletzungen wird die passende Lagerung in den entsprechenden Kapiteln beschrieben.

Keine Schocklagerung bei wachen ansprechbaren Patienten mit Verdacht auf Herzinfarkt, Schlaganfall oder Schädel-Hirn-Trauma.

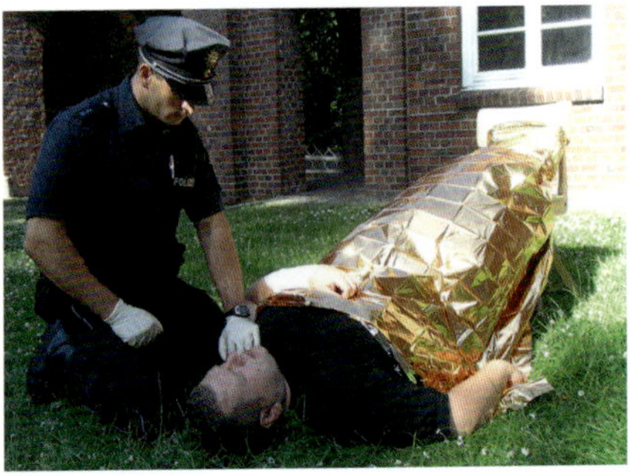

Abb. 66 ▶ Hochlagerung der Beine bei Schock

Unterlegen einer Decke. Eine dicke Wolldecke kann zusammengerollt als Polster zur Hochlagerung der Beine dienen. Auch geeignete Gegenstände können untergelegt werden. Häufig wird bei der Schocklage aber die große Gefahr des Wärmeverlustes missachtet. Kälte erhöht die Stoffwechselvorgänge, daher sollte eine Silber-Gold-Rettungsdecke (aus dem Kfz-Verbandkasten) umgelegt werden. Ein Wärmeerhalt kann nur funktionieren, wenn dafür gesorgt ist, dass der Patient vollständig in eine Decke eingewickelt ist. Häufig wird eine Decke einfach nur über einen Patienten gelegt, ohne dass auch der Körperteil, der auf dem (kalten) Boden liegt, mit abgedeckt wird. Die Folge: Der Körper kühlt von unten aus und der Wärmeerhalt kann nicht funktionieren. Das korrekte Unterlegen einer Decke wird in Kapitel 6.8 dargestellt.

Schocklage. Nicht in allen Notfällen ist die Schocklage die geeignete Lagerung für einen Patienten. Trifft dies für einen Fall zu, wird in diesem Buch die abweichende Lagerung separat angeführt.

Nagelbettprobe. Die Rekapillarisierung (ReCap) ist ein Hinweis für die bestehende Kreislaufsituation. Zur Durchführung einer Nagelbettprobe drücken Sie einmal fest auf einen beliebigen Fingernagel des Patienten. Sie sehen, dass sich das Nagelbett weiß (blutleer) verfärbt. Beobachten Sie nun, ob und wie schnell sich das Nagelbett nach dem Loslassen wieder rot verfärbt. Eine Fülldauer von mehr als 2 Sekunden gilt als verzögert und weist auf einen kritischen Kreislaufzustand hin.

5.30 Schussverletzungen

Schussverletzungen können Ihnen im täglichen Dienst vornehmlich als Selbsttötungsdelikt, aber auch im Rahmen der Schwerstkriminalität, bei Amoklagen, Terrorismus und bei Unfällen begegnen. Je nach verwendeten Munitionstypen kommt es dabei zu sehr kleinen Wunden oder aber zu großflächigen Wunden mit schwersten Verletzungsbildern.

Erkennungszeichen

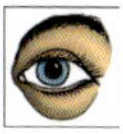

- Ein- und/oder Austrittswunde
- Blutung (kritisches C!)

- bei Treffern im Oberkörper meist schnelle, flache Atmung
- Unruhe
- blasse bis blau gefärbte Haut
- Bewusstseinsstörungen bis Bewusstlosigkeit möglich

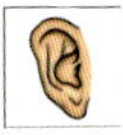

- Ermittlung des Unfall- bzw. Tathergangs
- Berichtet der Patient über Kälteempfinden, Angst, Schwindel oder Übelkeit?

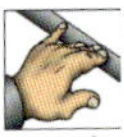

- kalte Extremitäten
- kalter Schweiß
- ReCap: verlangsamte Füllung > 2 sec.

Die Gefahren bei Schussverletzungen sind in erster Linie innere und/oder äußere Blutungen, teilweise Organzerreißungen und die dadurch begründete Lebensgefahr. Gleichzeitig besteht eine hohe Schockgefahr. Zu beachten ist hierbei, dass Schussverletzungen durch die Kleidung des Patienten verdeckt sein und so leicht übersehen werden können.

Erste Hilfe

- Durchführung von Maßnahmen nach dem ABCDE-Schema, ggf. nach dem C-ABCDE
- Notruf (veranlassen)
- Beruhigung/Betreuung
- Flachlagerung
- bei Atemnot Lagerung mit leicht erhöhtem Oberkörper
- bei Atemnot und Brustkorbverletzung den wachen Patienten mit leicht erhöhtem Oberkörper lagern
- bei Bewusstlosigkeit (und Lungenschuss) Lagerung in stabiler Seitenlage auf der verletzten Seite
- Bodycheck am Oberkörper: bei Hinweis auf penetrierendes Trauma zwischen Schlüsselbein und

Bauchnabel Wunde mit Ventil-Thoraxpflaster abdichten
- Wundbehandlung/Blutstillung
- Wärmeerhalt
- ständige Kontrolle der Vitalfunktionen.

Lagerung bei Lungendurchschuss. Die Maßnahmen zur Lagerung bei einem Lungendurchschuss entsprechen denen eines Lungenstichs (vgl. Kap. 5.22): Wird ein Lungenflügel durch einen Lungendurchschuss verletzt, so wird der Patient auf dieser Seite gelagert, damit die gesunde Seite entlastet wird und nicht noch zusätzlich das Körpergewicht tragen muss. Die Atmung des Patienten wird hierdurch erleichtert.

Ein- und Austrittswunde. Beachten Sie, dass die Ein- und Austrittswunden des Geschosses einander nicht immer direkt gegenüberliegen müssen. Geschosse können im Körper z.B. durch Knochen umgelenkt werden (Winkelschüsse) oder auch stecken bleiben (Steckschüsse). Es empfiehlt sich bei jeder Schussverletzung, den Körper der verletzten Person gründlich nach weiteren, nicht offensichtlichen Verletzungen zu untersuchen (Bodycheck, vgl. Kap. 4.6).

Entkleiden der verletzten Person. Auch im Fall einer Schussverletzung muss der Körper der verletzten Person immer vollständig entkleidet und nach Blutungen/Verletzungen abgesucht werden – insbesondere auch Intimbereiche, Leisten, Gesäßbereich und Achselhöhlen, damit keine Wunde übersehen wird. Sorgen Sie bei entkleideten Patienten für einen ausreichenden Wärmeerhalt.

Schmauchpartikel im Auge. Bei einer Schussabgabe ohne Augenschutz können Schmauchteile in die Augen gelangen. Maßnahmen hierzu finden sich in Kapitel 5.10.3. Ziehen Sie ggf. auch eine Augenspülung in Betracht (vgl. Kapitel 5.39.1).

5.31 Sonnenstich

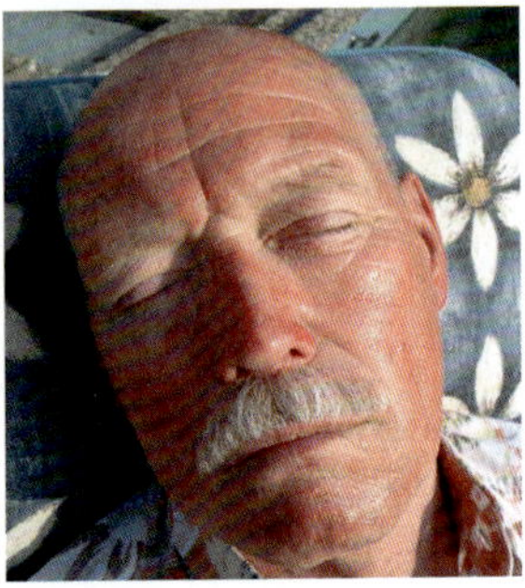

Abb. 67 ▶ Sonnenstich aufgrund längerer direkter Sonneneinwirkung

Die Ursache des Sonnenstichs ist eine Hirnhautreizung, die durch direkte Sonneneinstrahlung auf Kopf und Nacken entsteht. Insbesondere gefährdet sind Personen mit wenig Haar auf dem Kopf, vor allem Senioren und Kinder. Betroffene sollten daher auf einen ausreichenden Schutz durch eine Kopfbedeckung achten.

Erkennungszeichen

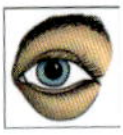

- Bewusstseinsstörung bis Bewusstlosigkeit
- hochrote Gesichtsfarbe
- Nackensteifigkeit

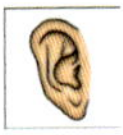

- Berichtet der Patient über Kopfschmerzen, Nackenschmerzen, Schwindel, Übelkeit, Erbrechen oder Unruhe?

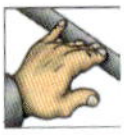

- schneller Puls; eventuell aber auch sehr langsam
- normale Körpertemperatur (Abgrenzung zum Hitzschlag).

Bei einem Sonnenstich besteht die Hauptgefahr einer Bewusstseinsstörung des Patienten bis hin zur Bewusstlosigkeit. Achten Sie auf die Nackensteifigkeit, die insbesondere bei Kleinkindern noch Stunden später auftreten kann. Auch das Auftreten von Fieber und Krampfanfällen ist möglich.

Erste Hilfe

- Durchführung von Maßnahmen nach dem ABCDE-Schema
- nach Lage: Notruf (veranlassen)

- Person vor Sonne schützen (in den Schatten bringen)
- Beruhigung/Betreuung
- Lagerung mit aufrechtem Oberkörper
- Kühlung des Kopfes, z.B. durch kalte Tücher
- ständige Kontrolle der Vitalfunktionen.

Nackensteifigkeit. Nackensteifigkeit (Meningismus) ist nicht zu verwechseln mit einer Meningitis, einer Hirnhautentzündung. Bei einem Meningismus hat der Patient Schmerzen, wenn er das Kinn auf die Brust legen soll – es »spannt« im Nacken und oft ist diese Bewegung nicht mehr möglich.

5.32 Staubkornentfernung

Tränenfluss und Schmerzen im Auge können Anzeichen für einen Fremdkörper sein, den man oft selbst entfernen kann.

Erkennungszeichen

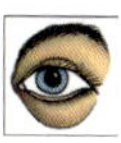

- Tränenfluss
- evtl. Bindehautrötung
- evtl. Sehstörungen

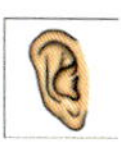

- Berichtet der Patient über Schmerzen im Auge oder ein Fremdkörpergefühl?

Da bei unsachgemäßer Entfernung festsitzender Fremdkörper eine Erblindung droht, ist in einem solchen Fall immer ein Augenarzt aufzusuchen.

Erste Hilfe

- Durchführung von Maßnahmen nach dem ABCDE-Schema
- Durchführung einer Augenspülung (s. Kap. 5.39.1)
- Auswischen des Fremdkörpers mit dem angefeuchteten Ende eines Taschentuchs, von außen kommend in Richtung Nase.

Fremdkörper unter dem Unterlid. Befindet sich der Fremdkörper unter dem Unterlid, so sehen Sie nach oben und ziehen Sie das Lid herunter. Wischen Sie den Fremdkörper in Richtung Nase aus.

Fremdkörper unter dem Oberlid. Befindet sich der Fremdkörper unter dem Oberlid, sehen Sie nach unten und ziehen Sie das Oberlid an den Wimpern bis über das Unterlid herunter. Wenn Sie es anschließend wieder loslassen, wischen die Wimpern des Unterlids die Innenseite des Oberlids ab. Hat dieser Versuch nicht den gewünschten Erfolg, so verfahren Sie wie bei festsitzenden Fremdkörpern (s.u.).

Verkehrsunfälle mit Glasschäden. Bei Verkehrsunfällen mit Glasschäden sollte stets die Gefahr möglicher Augenverletzungen durch herumfliegende Glassplitter bedacht werden.

Festsitzende Fremdkörper. Festsitzende Fremdkörper wie z.B. Holz-, Metall- oder Glassplitter können zu schweren Augenschäden bis hin zur Erblindung führen. Versuchen Sie auf keinen Fall, die Glassplitter selbst zu entfernen und suchen Sie schnellstmöglich einen Augenarzt bzw. eine Augenklinik auf. Als zusätzliches Erkennungszeichen tritt zumeist auch eine Bindehautrötung und eine deutliche Sehbehinderung ein. Legen Sie in einem solchen Fall einen Augenverband über beiden Augen an (s.a. Kap. 5.39.1).

5.33 Stromunfälle

Bei Unfällen mit Strom ist immer eine besondere Vorsicht der Helfer geboten, damit diese nicht sich selbst und andere in Gefahr bringen.

Bei Stromunfällen steht die eigene Sicherheit an erster Stelle! Entfernen bzw. deaktivieren Sie immer zuerst die Spannungsquelle, bevor Sie an den Patienten herantreten!

Nutzen Sie im Haushalt zum Entfernen der Stromquelle den Sicherungskasten. Ziehen Sie dazu am besten die Zentralsicherung oder unterbrechen Sie die Stromzufuhr mit Hilfe der einzelnen Sicherungen. In Firmen und Betrieben gibt es oftmals einen roten Not-Aus-Schalter direkt an der betroffenen Maschine bzw. im gefährdeten Bereich. Bei Unfällen im Bereich von Oberleitungen der Deutschen Bahn und/oder Nahverkehrsbetrieben müssen Sie immer ausreichenden Sicherheitsabstand halten und dürfen den Unfallbereich erst betreten, wenn geeignetes Fachpersonal ein Herantreten an den Notfallort freigibt (VGL. KAP. 2.1.2).

Erkennungszeichen

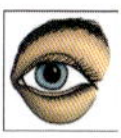

- an den Ein- und Ausgangsstellen des Stroms Strommarken mit Hautrötung, Blasenbildung
- je nach Stromstärke kleine bis schwerste Verbrennungen, ggf. Verkohlungen
- blasse bis blau gefärbte Haut
- schnelle, flache Atmung
- Unruhe
- Bewusstseinsstörungen bis Bewusstlosigkeit möglich
- eventuell Herz-/Atemstillstand

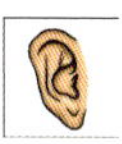

- (Angaben zum) Unfallhergang
- Berichtet der Patient über Atemnot, Wundschmerzen, Kälteempfinden, Angst, Schwindel oder Übelkeit?

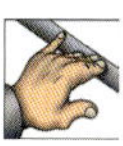

- kalte Extremitäten
- kalter Schweiß

Erste Hilfe

- Durchführung von Maßnahmen nach dem ABCDE-Schema, ggf. nach dem C-ABCDE
- Ermittlung des Unfallhergangs
- Notruf (veranlassen)
- Beruhigung/Betreuung

- Lagerung in Schocklage (nur bei erhaltenem Bewusstsein) bzw. in stabiler Seitenlage (bei Bewusstlosigkeit)
- Wärmeerhalt
- je nach Größe der Strommarken bzw. Schwere der Verbrennungen:
  - benetzte oder verbrannte Kleidung entfernen
  - klebt Kleidung an der Haut des Patienten, diese nicht abreißen, sondern umschneiden
  - Kaltwasseranwendung (10 – 20 °C), kühlen: bis 10 % verbrannter Körperoberfläche: maximal 10 min (bei Säuglingen und Kleinkindern: 2 – 3 min); bis 20 % verbrannter Körperoberfläche: nur kurzzeitig überspülen; ab 20 % verbrannter Körperoberfläche: keine Kühlung empfohlen, da Gefahr der Unterkühlung
  - bei auf der Haut haftenden Substanzen: nur kurzzeitig überspülen
  - Wundbehandlung mit Brandwundenverbandtüchern.

Ist ein Abschalten der Stromquelle (normaler Haushaltsstrom) nicht möglich: Isolieren Sie sich, indem Sie sich z.B. auf eine nicht leitende Holz- oder Getränkekiste stellen. Versuchen Sie dann den Verletzten mit einem nichtleitenden Werkzeug, z.B. einer Holzlatte, von der Stromquelle zu trennen. Eine Rettung ist erst möglich, wenn die Gefahr für Sie selbst auszuschließen ist!

Hochspannungsunfälle: Bei Überlandleitungen oder im Bahnbereich wird Hochspannung eingesetzt, die sich nicht einfach ausschalten lässt. Halten Sie in diesem Fall mehrere Meter Abstand zum Patienten ein, da der Strom in Form eines Lichtbogens auch größere Distanzen überspringen kann. Warten Sie mit dem Herangehen bis der zuständige Betreiber die Abschaltung des Stromes sicher bestätigt hat!

5.34 Tablettenintoxikationen

Tablettenvergiftungen begegnen der Polizei oft in Form eines Suizids, selten als eine Überdosierung oder Unverträglichkeitsreaktion. Je nach Situation handelt es sich um eine Mischintoxikation, also um verschiedene Medikamente, die in hohen Dosen zusammen eingenommen wurden, oder um eine Überdosierung, oft von Schlaf- oder Beruhigungsmitteln. Wirkungseintritt und -dauer hängen vom Medikamententyp, der Dosierung und der körperlichen Konstitution des Patienten ab. In jedem Fall ist der Verlauf nur schwer vorhersehbar.

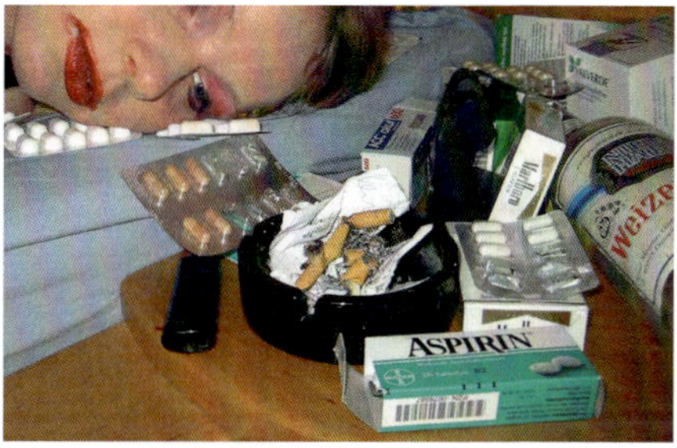

Abb. 68 ▶ Tablettenintoxikation – Einnahme in suizidaler Absicht

Erkennungszeichen

- große Anzahl von leeren Tablettenpackungen
- evtl. vorhandener Abschiedsbrief bei Suiziden
- Bewusstseinsstörung bis Bewusstlosigkeit möglich
- Atemstörungen bis Atemstillstand
- evtl. blasse bis blau gefärbte Haut und/oder weitere Hautveränderungen
- evtl. enge Pupillen
- evtl. Unruhe/Erregungszustände
- evtl. Krämpfe

- Ermittlung zur Entstehung der Situation
- Berichtet der Patient von Kälteempfinden, Angst, Schwindel, Übelkeit, Erbrechen oder Kopfschmerzen?

- kalte Extremitäten
- kalter Schweiß
- ReCap: verlangsamte Füllung > 2 sec.

Neben einer bedrohlichen Verschlechterung der Vitalfunktionen kann es bei Tablettenintoxikationen auch zu schweren Hirn-, Leber- und Nierenschäden kommen.

Erste Hilfe

- Durchführung von Maßnahmen nach dem ABCDE-Schema, ggf. nach dem C-ABCDE
- Notruf (veranlassen)
- Beruhigung/Betreuung
- Lagerung mit leicht erhöhtem Oberkörper bzw. bei bereits getrübtem Bewusstsein in stabiler Seitenlage
- sofern vorhanden: Giftbindung mit medizinischer Kohle
- Aufklärung über Giftstoff: Wann – was – wie – wie viel – warum?
- ggf. Giftnotruf einschalten (s. ANHANG)
- Sicherung von Giftresten und Medikamentenverpackungen
- Wärmeerhalt
- ständige Kontrolle der Vitalfunktionen.

5.35 Tasereinsatz

Während der Taser im amerikanischen und kanadischen Raum bereits überwiegend zur Standardausstattung der Polizei gehört, ist sein Einsatz in Deutschland politisch umstritten. Hintergrund sind Fälle, bei denen es nach dem Tasereinsatz zu Herzrhythmusstörungen und/oder Todesfällen kam. Studien zeigen hier unterschiedliche Ergebnisse: Während einige kein erhöhtes Risiko feststellen konnten, zeigt eine Studie aus 2011 ein um 20% er-

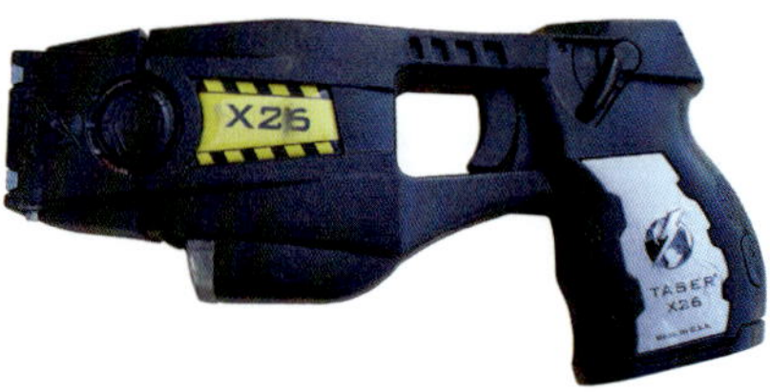

ABB. 69 ▶ Taser® X26

höhtes Risiko für Kammerflimmern, also einen Herz-Kreislauf-Stillstand (Braunecker 2016: 65).

Als häufigste Verletzungen nach einem Einsatz von Tasern sind Verletzungsmuster nach Stürzen bekannt, einhergehend mit zumeist oberflächlichen Verletzungen der Haut durch die Pfeilspitzen. Wird der Taser mehrfach hintereinander ausgelöst, so ist auch das Auftreten von Brandmarken mit einem Durchmesser von etwa 5 mm möglich (ebd.). Generell erscheint die Taseranwendung in der Regel komplikationslos. Von daher ist bezüglich der möglichen Erkennungszeichen besonders darauf hinzuweisen, dass diese nicht (alle) vorliegen müssen.

Erkennungszeichen

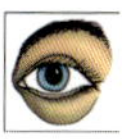

- an den Eintrittsstellen der Pfeilspitzen ggf. Strommarken sichtbar
- blasse bis blau gefärbte Haut
- schnelle, flache Atmung
- Unruhe
- Bewusstseinsstörung bis Bewusstlosigkeit möglich
- evtl. Herz-/Atemstillstand

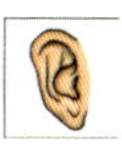

- (Angaben zum) Notfallhergang
- Berichtet der Patient über Atemnot, Wundschmerzen, Kälteempfinden, Angst, Schwindel oder Übelkeit?

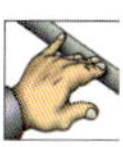

- kalte Extremitäten
- kalter Schweiß

Erste Hilfe

- Durchführung von Maßnahmen nach dem ABCDE-Schema, ggf. nach dem C-ABCDE
- Notruf (veranlassen)
- Beruhigung/Betreuung
- Pfeilspitzen, die sich in der Haut verhakt haben, nicht entfernen: Drähte trennen und Patienten einem Arzt vorstellen

- so erforderlich: Lagerung in Schocklage, Wärmeerhalt, Wundversorgung

Aufgrund des Risikos von Herzrhythmusstörungen infolge der Stromanwendung sollten alle getaserten Personen einem Arzt vorgestellt und 24 Stunden ärztlich überwacht werden!

5.36 Unter- und Überzuckerungen

Störungen des Zuckerhaushalts im Körper werden in Über- und Unterzuckerungen unterschieden. Während Überzuckerungen langsam entstehen, sind die Auswirkungen einer akuten Unterzuckerung schnell sichtbar.

5.36.1 Unterzuckerung

Unterzuckerungen (Hypoglykämien) können im täglichen Dienst bei einem vermeintlichen »Standardeinsatz« leicht übersehen werden. Insbesondere in Verbindung mit Alkohol, Diäten oder auch extremer körperlicher Beanspruchung kann der Blutzuckerspiegel derart stark absinken, dass eine Person deutliche Bewusstseinsstörungen oder gar eine Bewusstlosigkeit erleidet.

Erkennungszeichen

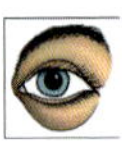

- Bewusstseinsstörung bis Bewusstlosigkeit
- Unruhe
- Schwitzen
- Zittern
- evtl. Krämpfe
- evtl. Pupillendifferenz

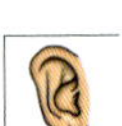

- Berichtet der Patient oder berichten Zeugen von einem evtl. vorliegenden Alkoholismus, einer vorliegenden Diabeteserkrankung (»Zuckerkrankheit«), von Hunger- oder Schwächegefühl, von Bauch- oder Kopfschmerzen?

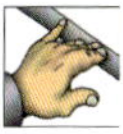

- schnelle Atmung.

Die Hauptgefahren liegen bei einer länger andauernden Hypoglykämie in irreparablen Gehirnschäden sowie in der möglichen Atemwegsverlegung bei Bewusstlosigkeit.

Erste Hilfe

- Durchführung von Maßnahmen nach dem ABCDE-Schema
- Notruf (veranlassen)
- Beruhigung/Betreuung
- Lagerung mit leicht erhöhtem Oberkörper bzw. bei bereits getrübtem Bewusstsein in stabiler Seitenlage
- nur bei Bewusstseinsklarheit: Gabe von gezuckerten Getränken bzw. Traubenzucker o.Ä. Die Glukosemenge sollte ca. 15 – 20 g entsprechen (GRC 2015: 288).
- Wärmeerhalt
- regelmäßige Kontrolle der Vitalfunktionen.

Diabetes mellitus. Am häufigsten treten Unter- bzw. Überzuckerungen bei Personen auf, die an Diabetes mellitus erkrankt sind. Der Diabetes mellitus ist eine Stoffwechselkrankheit, bei der die Bauchspeicheldrüse zu wenig oder gar kein Insulin produziert. Die Folge ist ein Anstieg des Blutzuckers, der in einer akuten Lebensgefahr enden kann.

Insulinpumpe. Eine Insulinpumpe verabreicht dem Körper in regelmäßigen Abständen Insulin. Sie führt jedoch keine Messung und keine automatisierte Regelung des Blutzuckers durch. Die Pumpe kann, als sichtbares Zeichen für eine Diabeteserkrankung, z.B. am Gürtel getragen werden.

Alkohol. Alkohol senkt den Blutzuckerspiegel, sodass insbesondere bei alkoholkranken Personen oder bei Alkoholmissbrauch niedrige Blutzuckerwerte nicht selten sind. Denken Sie daher bei alkoholisierten Personen immer an eine mögliche Unterzuckerung.

Hypoglykämischer Schock. Fällt eine Person aufgrund eines akuten Zuckermangels in eine Bewusstlosigkeit, so wird in der Medizin von einem hypoglykämischen Schock gesprochen. In diesem Fall droht Lebensgefahr.

5.36.2 Überzuckerung

Überzuckerungen (Hyperglykämien) treten im Gegensatz zu einer Unterzuckerung vergleichsweise selten akut auf. Die Entwicklung des Krankheitsbildes ist sehr langsam. Neben der Bewusstseinseintrübung ist ein strenger Acetongeruch des Atems (vergleichbar mit dem Geruch von Nagellackentferner) eines der Hauptmerkmale dieses Zustands. Liegt eine dauerhafte Erhöhung des Blutzuckerspiegels vor, so wird diese als Diabetes mellitus bezeichnet. Typ I bezeichnet dabei eine angeborene Krankheit, Typ II eine sich im Laufe des Lebens entwickelte Form.

Erkennungszeichen

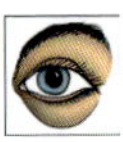

- Bewusstseinsstörung bis Bewusstlosigkeit
- trockene Haut
- trockene Schleimhäute

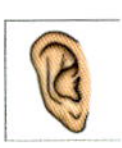

- Berichtet der Patient oder berichten Zeugen über eine langsame Bewusstseinseintrübung (Entwicklung geht über Stunden bis Tage), vermehrten Durst, vermehrtes Wasserlassen oder häufige Bauchschmerzen?
- tiefes Ein- und Ausatmen

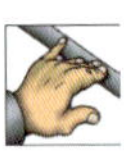

- herabgesetzter Hautturgor (s.u.)

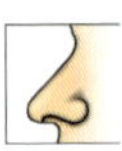

- Acetongeruch in der Atemluft.

Die Hauptgefahren liegen in der möglichen Atemwegsverlegung bei einer eintretenden Bewusstlosigkeit. Langfristige Folgen eines Diabetes mellitus können z.B. Herz-Kreislauf-Erkrankungen, Schädigungen des Nervensystems, der Augen oder auch der Nieren sein. Allgemein kommt es zu einem steigenden Risiko für einen Herzinfarkt und Schlaganfall (Semmel 2016: 95).

Erste Hilfe

- Durchführung von Maßnahmen nach dem ABCDE-Schema
- Notruf (veranlassen)
- Beruhigung/Betreuung
- Lagerung mit leicht erhöhtem Oberkörper bzw. bei bereits getrübtem Bewusstsein in stabiler Seitenlage
- Frischluftzufuhr
- Wärmeerhalt
- regelmäßige Kontrolle der Vitalfunktionen.

Herabgesetzter Hautturgor. Die Überprüfung des Hautturgors (Hautspannung) ist ein Mittel, um den Status des Flüssigkeitshaushalts eines Patienten festzustellen. Dieser Test ist aus dem Grunde aufschlussreich, da überzuckerte Personen häufig an Dehydrierung leiden und ihre Haut an Spannkraft verliert. Wenn man z.B. am Handrücken einer Person die Haut zwischen zwei Finger nimmt und leicht nach oben zieht, legt sich die Haut im Normalfall nach dem Loslassen sofort wieder straff an die Hand. Von einem herabgesetzten Hautturgor wird gesprochen, wenn die Haut sich nur sehr langsam oder gar nicht in die Ausgangsposition zurückbegibt (sog. stehende Hautfalten).

Diabetisches Koma. Fällt eine Person aufgrund einer akuten Überzuckerung in eine Bewusstlosigkeit, so wird in der Medizin von einem sogenannten Coma diabeticum gesprochen. In diesem Fall droht Lebensgefahr.

5.36.3 Unter- und Überzuckerung auf einen Blick

In der folgenden Tabelle werden die oben erwähnten Erkennungszeichen einer Unter- bzw. Überzuckerung zugunsten einer schnellen Orientierung zusammengestellt.

Tab. 8 ▶ Übersicht Hypo- und Hyperglykämie

	Hypoglykämie (Unterzuckerung)	Hyperglykämie (Überzuckerung)
Entwicklung	sehr schnell (Stunden)	eher langsam (Tage)
Hautturgor	normal	herabgesetzt
Zunge	feucht	trocken
Atmung	normal bis schnell	sehr tief
Puls	Frequenz erhöht	Frequenz erhöht
Allgemeinzustand	Zittern, Unruhe, evtl. Bewusstseinseintrübung	Bewusstseinseintrübung bis Bewusstlosigkeit
Durstgefühl	nein	stark
Geruch der Ausatemluft	normal	nach Aceton

Oftmals haben Patienten mit einer bekannten Diabetes-Erkrankung bzw. deren Angehörige auch ein Zuckermessgerät bei sich. Fragen Sie, wie lange die letzte Messung her ist, welche Werte bei dem Patienten normal sind und wie der aktuelle Wert war/ist. Gegebenenfalls können Sie den Patienten auch bitten, eine erneute Messung vorzunehmen, wenn dieser dazu noch in der Lage ist. Tabelle 9 zeigt die Normwerte des Blutzuckerspiegels klassifiziert nach dem Lebensalter.

Tab. 9 ▶ Normwerte Blutzucker (vgl. Semmel 2016: 96)

Altersgruppe	BZ-Wert (mg/dl)	SI-Einheit (mmol/l)
Frühgeborene	20 – 60	1,1 – 3,3
Neugeborene	30 – 60	1,7 – 3,3
Säuglinge	50 – 60	2,8 – 5,0
Kinder und Erwachsene	60 – 110	3,3 – 6,1

5.37 Unterkühlung

Unzweckmäßige Kleidung, Nässe und Kälte können gerade in der kalten Jahreszeit schnell zum Auskühlen des Körpers führen. Umherirrende ältere Personen, geschwächte Personen, verloren gegangene Kinder und Obdachlose sind besonders gefährdet. Eine zusätzliche Gesundheitsbedrohung besteht, wenn der Betroffene alkoholisiert und seine Kälteempfindlichkeit ausgeschaltet oder getrübt ist.

Erkennungszeichen

Grundsätzlich weisen Patienten mit Unterkühlung folgende Merkmale auf:

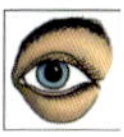

- Teilnahmslosigkeit, Müdigkeit, unüberwindliche Schlafsucht
- Absinken der Körpertemperatur, Steifigkeit von Armen und Beinen
- etwa 36 – 34 °C: Kältezittern, Erregung, blass-blaue Hautfarbe, verlangsamte/vertiefte Atmung
- etwa 34 – 30 °C: Bewusstseinsstörungen, flache, unregelmäßige Atmung
- etwa 30 – 27 °C: Bewusstlosigkeit, weite Pupillen
- unter etwa 27 °C: Herz-/Atemstillstand.

Unterkühlte Personen sind insbesondere durch drohende Bewusstseinsstörungen sowie durch Bewusstlosigkeit bis hin zum Kreislaufstillstand betroffen.

Erste Hilfe

- Durchführung von Maßnahmen nach dem ABCDE-Schema
- Notruf (veranlassen)
- in warme, wind- und witterungsgeschützte Umgebung bringen
- Beruhigung/Betreuung
- Flachlagerung
- völlige Ruhelage, d.h. keine aktive oder passive Bewegung, kein Massieren von Armen und Beinen

- bei klarem Bewusstsein warme Getränke anbieten (keinen Alkohol)
- Restwärmeerhalt – nasse Kleidung ggf. austauschen und Person mit einer Decke zudecken
- ständige Kontrolle der Vitalfunktionen.

Keine alkoholischen Getränke. Häufig wird gerade im Winter gern Glühwein oder anderer Alkohol getrunken, um sich »von innen« aufzuwärmen. Subjektiv kommt es bei allen alkoholischen Getränken im Winter zu einer Erwärmung, die objektiv nicht zu belegen ist. Im Gegenteil, es ist so, dass Alkohol die Gefäße des Körpers weit stellt und dadurch – kaum merkbar – die Durchblutung geschwächt wird und Wärme verloren geht. Aus diesem Grund darf unterkühlten Personen kein Alkohol gegeben werden.

Keine aktive Bewegung und schnelle Erwärmung. Unterkühlte Personen dürfen sich auf keinen Fall aktiv bewegen bzw. schnell wieder aufgewärmt werden, z.B. mittels heißer Badewanne, Heizkörper. Insbesondere in Armen und Beinen kommt es im Fall einer Unterkühlung zu einer starken Temperatursenkung. Da der Körper auf eine Unterkühlung mit einer Verminderung der Kreislaufaktivität reagiert, würde bei Bewegung und/oder einer schnellen Erwärmung sofort der Kreislauf angeregt und das kalte Blut zum Herzen strömen. Da der Körperkern deutlich wärmer ist als die Extremitäten, könnte dies durch einen »Kälteschock« zu einer Überlastung des Kreislaufs und zum Tod des Patienten führen.

Paradoxes Entkleiden. Stark unterkühlte Personen werden in einigen Fällen entkleidet aufgefunden. Dieses in der Rechtsmedizin als »Kälteidiotie« bezeichnete Verhalten ist darauf zurückzuführen, dass sich bei einem Absinken der Körpertemperatur auf 27 °C oder weniger die Blutgefäße schlagartig weiten. Dies verursacht bei dem Patienten das Gefühl starker Hitze und führt zur Selbstentkleidung. Kurz darauf tritt die Bewusstlosigkeit und meist wenige Zeit später der Tod ein.

Liegen eine Erfrierung und Unterkühlung gleichzeitig vor, so sind die Maßnahmen gegen die Unterkühlung vorrangig.

Körperkerntemperatur. Ausschlaggebend für eine Unterkühlung ist die Körperkerntemperatur. Diese liegt im Normalfall bei 37 °C. Wird eine Temperatur von 35 °C unterschritten, so spricht man von einer Unterkühlung oder auch Hypothermie.

5.38 Verbrennungen / Verbrühungen

Besonders im Sommer, zur Grillsaison, aber auch bei Demonstrationen mit Gebrauch von Molotowcocktails oder bei Anschlägen und Wohnungs-, Fahrzeug- bzw. Maschinenbränden können Brandverletzungen auftreten. Für die Behandlung von Brandverletzungen ist es unwichtig, ob sie durch ein Feuer oder eine Verbrühung, z.B. mit heißem Wasser, entstanden sind. Wichtig ist, dass die Erste Hilfe schnell geleistet wird, denn die Verletzungsschwere ist abhängig von Hitzedauer und -intensität.

Erkennungszeichen

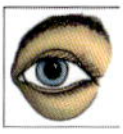

- an den Brandstellen Hautrötung, Blasenbildung, Verkohlung
- blasse bis blau gefärbte Haut
- schnelle, flache Atmung
- Unruhe
- Bewusstseinsstörungen bis Bewusstlosigkeit möglich

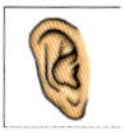

- Ermittlung des Unfallhergangs
- Berichtet der Patient über Atemnot, Wundschmerzen, Kälteempfinden, Angst, Schwindel oder Übelkeit?

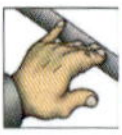

- kalte Extremitäten
- kalter Schweiß
- ReCap: verlangsamte Füllung > 2 sec.

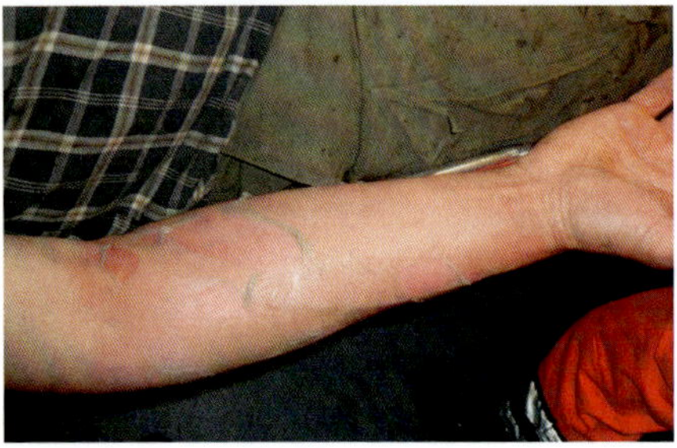

Abb. 70 ▶ Verbrennung

Neben der Infektionsgefahr steht bei Brandverletzungen die Schockgefahr im Vordergrund. Die Wundbehandlung und die Schockprophylaxe sollten parallel begonnen und bis zur Übergabe an den Rettungsdienst bzw. den Notarzt fortgeführt werden. Der mit der Verletzung einhergehende hohe Flüssigkeitsverlust verstärkt den Schmerz des Patienten und damit auch die Schockgefahr. Lebensgefahr besteht für Erwachsene bei Verbrennungen oder Verbrühungen ab etwa 15 % der Körperoberfläche und für Kinder ab etwa 10 % der Körperoberfläche. Als Faustregel gilt, dass die Handgröße eines Menschen etwa 1 % seiner Körperoberfläche ausmacht.

Erste Hilfe

- Durchführung von Maßnahmen nach dem ABCDE-Schema
- Notruf (veranlassen)
- Beruhigung/Betreuung
- Lagerung in Schocklage
- benetzte oder verbrannte Kleidung entfernen
- klebt Kleidung an der Haut des Patienten, diese nicht abreißen, sondern umschneiden
- Kaltwasseranwendung (10 – 20 °C) zum Kühlen nur innerhalb der ersten 20 min nach Ereignis:
  - bis 10 % verbrannter Körperoberfläche: maximal 10 min, bei Säuglingen und Kleinkindern 2 – 3 min
  - bis 20 % verbrannter Körperoberfläche: nur kurzzeitig überspülen

  - ab 20 % verbrannter Körperoberfläche: keine Kühlung empfohlen, da Gefahr der Unterkühlung
  - bei auf der Haut haftenden Substanzen: nur kurzzeitig überspülen
- Wundbehandlung nur mit beschichteten Brandwundenverbandtüchern
- Wärmeerhalt
- ständige Kontrolle der Vitalfunktionen.

Kaltwasseranwendung. Während bis vor Kurzem in der Ersten Hilfe gelehrt wurde, dass eine Kühlung der Brandverletzung mindestens 15 Minuten durchgeführt werden sollte, ist man inzwischen wieder davon abgerückt. Der Grund hierfür war eine häufig zu starke Kühlung, die zu einer Unterkühlung und weiteren Schädigung der betroffenen Körperregion geführt hat. Aus dem gleichen Grund sollten Sie kein Eiswasser zur Kühlung verwenden oder den gesamten Körper des Patienten ins Wasser tauchen. Grundsätzlich gilt:
- nur noch max. 10 Minuten und binnen 20 Minuten nach Ereignis kühlen
- bei Verbrennungsgröße
  - kleiner oder gleich einem DIN-A4-Blatt max. 10 Minuten kühlen
  - kleiner oder gleich zwei DIN-A4-Blättern max. 3 - 4 Minuten kühlen
  - größer zwei DIN-A4-Blättern nicht kühlen.

Jedoch sollte die Kaltwasseranwendung so schnell wie möglich beginnen und nur bei Patienten erfolgen, die über deutliche Schmerzen im verbrannten Areal klagen. Bei Kindern sollten nur Verbrennungen an den Extremitäten gekühlt werden. Am Rumpf und Kopf ist die Gefahr der Auskühlung zu hoch. Bei bewusstlosen Brandverletzten erfolgt keine Kühlung. Verwenden Sie möglichst klares Wasser, um Infektionen zu vermeiden (Adams et al. o.J.).

Wundbehandlung. Nach dem Kühlen wird die Wunde mit einem Brandwundenverbandtuch locker abgedeckt. Der

Vorteil eines Brandwundenverbandtuches ist, dass es aufgrund einer z.B. aluminiumbeschichteten und somit nicht haftenden Wundauflage nicht mit der Wunde verklebt und sich in der Klinik leicht vom Körper lösen lässt. Für die Befestigung des Tuches sollten ausschließlich Mullbinden oder Dreiecktücher verwendet werden – keine Klebepflaster. Versuchen Sie keinesfalls Brandblasen zu behandeln.

Wärmeverlust. Aufgrund der Verbrennung/Verbrühung kann es in Abhängigkeit von der betroffenen Körperfläche zur Unterkühlung des Patienten kommen. Schützen Sie ihn daher vor weiterem Wärmeverlust, indem Sie nicht verletzte Bereiche mittels einer Decke o.Ä. warmhalten (s. KAP. 6.8).

5.39 Verätzungen

Chemische Stoffe, wie Säuren und Laugen, können die Haut und Schleimhäute verletzen. Das Ausmaß dieser Gewebeschädigung durch Verätzung ist von der Art und Menge der Chemikalie, der Konzentration und der Einwirkungsdauer abhängig. Säuren lassen die Proteine der Hautzellen gerinnen und dringen dadurch i.d.R. nicht in tiefer liegendes Gewebe ein. Laugen hingegen verflüssigen die Gewebezellen und wirken deshalb bis in tiefe Gewebeschichten.

Wie bei Verbrennungen ist auf den Eigenschutz zu achten. Keinesfalls darf der Helfer den Gefahrstoff auf sich selbst übertragen.

5.39.1 Augenverätzungen

Augenverätzungen entstehen durch spritzende, meist flüssige, aber auch feste Stoffe und ätzende Dämpfe, die direkt in das Auge gelangen oder (ungewollt) vom Betroffenen eingerieben werden. Je stärker die Säure oder Lauge und je länger die Einwirkzeit, desto größer ist die Gewebsschädigung. Verwenden Sie beim Umgang mit ätzenden Stoffen immer Schutzkleidung, wie z.B. Schutzhandschuhe und Schutzbrille.

Erkennungszeichen

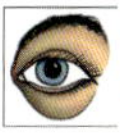

- Tränenfluss
- krampfhaftes Zukneifen des betroffenen Auges

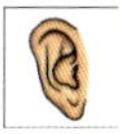

- Ermittlung des Unfallhergangs
- Berichtet der Patient von starken Schmerzen, Sehstörungen oder einem Fremdkörpergefühl?

Bei Augenverätzungen sind immer Hornhautschäden mit der Folge des Erblindens möglich. Eine schnelle Erste Hilfe kann irreparable Schäden vermeiden.

Eigen- und Fremdschutz beachten. Schützen Sie das gesunde Auge des Patienten!

Erste Hilfe

- Durchführung von Maßnahmen nach dem ABCDE-Schema, ggf. nach dem C-ABCDE
- Notruf (veranlassen)
- Eigen- und Fremdschutz beachten
- Beruhigung/Betreuung
- Lagerung mit erhöhtem Oberkörper
- keine Salben, Tropfen o.Ä. in das Auge einbringen!
- Auge mit klarem Wasser spülen, mind. 10 Minuten bzw. bis zum Eintreffen des Rettungsdienstes
- beide Augen verbinden
- Wärmeerhalt
- ständige Kontrolle der Vitalfunktionen.

Augenverband. Es müssen stets beide Augen verbunden werden. Beide Augen »wandern« und sehen stets parallel. Wäre nur ein Auge verbunden, würde das verletzte Auge sich trotzdem parallel mit dem Unverletzten bewegen und so even-

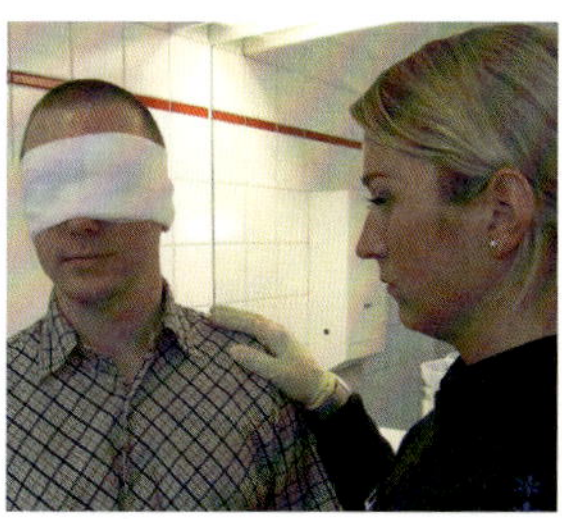

Abb. 71 ▶ Augenverband

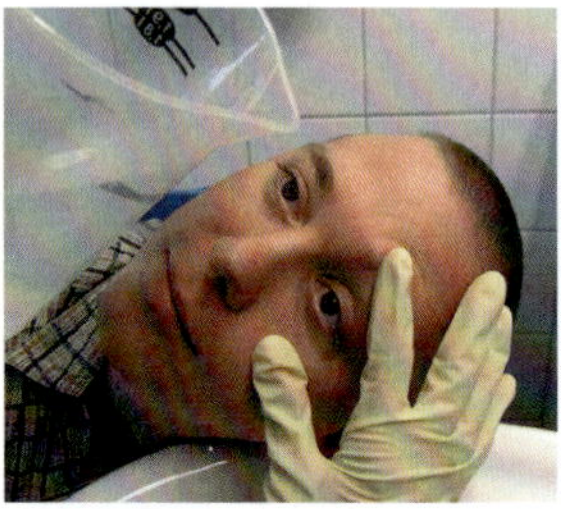

Abb. 72 ▶ Augenspülung

tuell weiteren Schaden nehmen.

Augenspülung. Achten Sie bei einer Augenspülung immer auf einen ausreichenden Eigen- und Fremdschutz. Eine Augenspülung sollte mindestens 10 Minuten dauern und unter fließendem Wasser stattfinden. Ist kein Wasser verfügbar, so muss behelfsmäßig für Wasser gesorgt werden, z.B. mit Hilfe von Wasserflaschen. Bei der Augenspülung muss der Kopf des Patienten so gehalten werden, dass das Wasser direkt ins Auge gelangt (auch wenn dies unangenehm für den Patienten ist) und sofort wieder Richtung Ohr abfließen kann. Das benutzte Wasser darf nicht noch einmal verwendet werden und soll möglichst aus dem Auge direkt in den Abfluss fließen, ohne andere Körperpartien zu benetzen. Insbesondere in Betrieben sind spezielle Augenspülflaschen mit Kochsalzlösung und geeigneten Duschaufsätzen verfügbar. Es ist ratsam, diese Flaschen auch bei bestimmten Einsatzsituationen vorzuhalten, so z.B. bei Demonstrationen mit Einsatz von Pfefferspray oder Tränengas.

5.39.2 Äußere Verätzungen

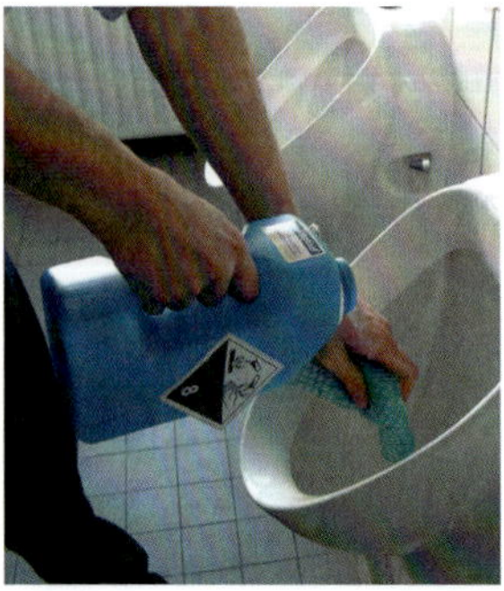

Abb. 73 ▶ Verätzung der Haut

Bei Arbeiten im Haushalt und im Betrieb können flüssige, gasförmige oder stark spritzende Stoffe auf der Haut starke Verätzungen, d.h. irreversible Veränderungen der ursprünglichen Hautstruktur, verursachen. Daher muss beim Einschreiten in Notfällen mit Verätzungen immer auf den Eigenschutz geachtet werden.

Erkennungszeichen

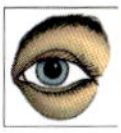

- Hautverfärbung je nach Substanz
- evtl. tiefe und ausgedehnte Wunde
- evtl. Übelkeit

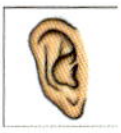

- Ermittlung des Unfallhergangs
- Berichtet der Patient von starken Schmerzen?

Eine große Gefahr stellt hier die mögliche Wundinfektion dar. Beachten Sie, dass jeder Notfall zu einem Schock führen kann.

Eigenschutz beachten!

Erste Hilfe

- Durchführung von Maßnahmen nach dem ABCDE-Schema
- Notruf (veranlassen)
- Eigen- und Fremdschutz beachten
- Beruhigung/Betreuung
- Lagerung mit erhöhtem Oberkörper
- benetzte Kleidung vorsichtig entfernen
- Wunde ausgiebig mit Wasser spülen
- Wundbehandlung mit Brandwundenverbandtüchern
- Wärmeerhalt
- ständige Kontrolle der Vitalfunktionen.

Spülung der Wunde. Achten Sie beim Spülen der Wunde darauf, dass das Wasser auf möglichst kurzem Weg vom Körper abfließt und nicht noch weitere Partien verätzt. Ist kein Wasser verfügbar, so tupfen Sie die Wunde mit einer Wundauflage ab. Jede Auflage darf nur einmal verwendet werden.

Wundbehandlung. Die Wunde muss nach dem Spülen mit einem Brandwundenverbandtuch locker abgedeckt werden. Der Vorteil dieses Tuchs ist, dass es nicht mit der Wunde verklebt und sich wieder leicht vom Körper lösen lässt.

5.39.3 Innere Verätzungen

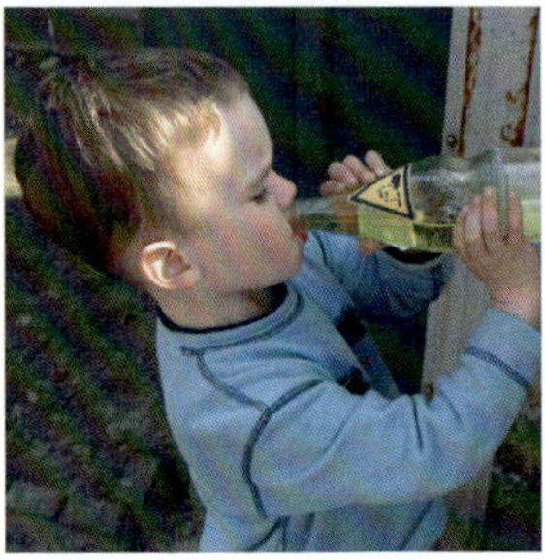

Abb. 74 ▶ Innere Verätzungen durch das Trinken aggressiver Substanzen

Innere Verätzungen können durch Unachtsamkeit und Leichtsinn verursacht werden – z.B. dadurch, dass Säuren in Getränkeflaschen aufbewahrt werden. Dies kann Kinder und auch Erwachsene dazu verleiten, einen tiefen Schluck von dem vermeintlichen Lieblingsgetränk zu nehmen. Die Folge sind Verätzungen des Mund-Rachen-Raumes, der Speiseröhre und des Magens.

Erkennungszeichen

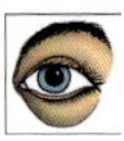

- vermehrter Speichelfluss
- Mundschleimhaut weiß, verquollen und evtl. blutig, Ätzstellen sichtbar
- evtl. Krämpfe

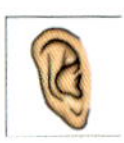

- Ermittlung des Unfallhergangs
- Berichtet der Patient von brennenden Schmerzen, Schluckbeschwerden oder Übelkeit?

Neben einem Speiseröhren- und Magendurchbruch kann es auch zu einem Schock kommen.

Eigenschutz beachten, insbesondere wenn sich der Patient erbrechen sollte.

Erste Hilfe

- Durchführung von Maßnahmen nach dem ABCDE-Schema
- Notruf (veranlassen)
- Eigen- und Fremdschutz beachten

- Beruhigung/Betreuung
- Lagerung mit erhöhtem Oberkörper
- nicht zum Erbrechen bringen
- schluckweise Wasser oder Tee (ggf. auch Saft) trinken lassen (Verdünnung der Gifte)
- betroffene Haut/Schleimhaut mit viel Wasser abspülen
- herumliegende Reste, z.B. Erbrochenes, Speise- und Getränkereste sicherstellen und dem Rettungsdienst zur Untersuchung mitgeben
- Wärmeerhalt
- ständige Kontrolle der Vitalfunktionen.

Erbrechen. Ohne Rücksprache mit einem Giftinformationszentrum sollte ein Patient niemals mit Milch oder anderen Mitteln zum Erbrechen gebracht werden. Ein Erbrechen hätte eine erneute Verätzung der Speiseröhre und des Mund-Rachen-Raumes zur Folge und kann zudem zu einer Aspiration, einer Anatmung von Fremdkörpern – und damit zum Ersticken – führen.

Weitere Gegenmaßnahmen. Nach Rücksprache mit einem Giftinformationszentrum (Tel.-Nr. s. ANHANG) können eventuell weitere Gegenmaßnahmen ergriffen werden, wie bei schaumbildenden Substanzen (z.B. Waschmittel) die Anwendung eines Entschäumers, wie ein Teelöffel Sab Simplex® oder Lefax®. Bei Giftsubstanzen können zur Giftbindung medizinische Kohle, wie Kohle-Compretten oder Ultracarbon®, angewendet werden.

5.40 Vergiftungen über die Haut

Giftstoffe können über den Mund in den Magen und auf diesem Weg in den Körper gelangen oder direkt über die Atemwege (z.B. Kohlenmonoxid, s. KAP. 5.19). Ebenso ist eine Giftstoffaufnahme über die Haut möglich. Im Polizeidienst müssen in Bezug auf Vergiftungen zumeist Unfälle, Suizide, Drogenintoxikationen oder Tötungsdelikte in Betracht gezogen werden (VGL. KAP. 5.8 U. 5.34). Wie die Giftstoffe auf den Körper wirken und wie die Intoxikation verläuft, hängt von der Art des Giftstoffes, der Konzentration und der Dosierung ab. Peripher kommt der körperliche Allgemeinzustand des Patienten hinzu, der die Giftwirkung eventuell verzögern oder auch beschleunigen kann.

Vorbeugung. Viele Notfälle können bei Beachtung entsprechender Vorsichtsmaßnahmen verhindert werden:

- Arzneimittel und Giftstoffe unter Verschluss halten (Giftschrank)
- Reinigungsmittel in entsprechenden Behältern (keine Trinkflaschen) aufbewahren und kennzeichnen
- Kinder nicht ungeprüft Pilze/Beeren essen lassen.

Vergiftungen über die Haut sind nur noch relativ selten anzutreffen. Trotzdem werden noch immer Stoffe angewendet, wie z.B. Pestizide, die allein durch äußerlichen Kontakt mit der Haut in den Körper und den Blutkreislauf gelangen. Solche Stoffe werden auch als Kontaktgifte bezeichnet.

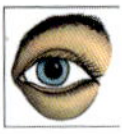

- herumliegende Reste von Kontaktgiften
- Krampfanfälle, Muskelzuckungen, später Lähmungserscheinungen
- Durchfälle mit stärksten Krämpfen
- vermehrter, blau gefärbter Speichelfluss
- enge Pupillen
- Atemstörungen bis Atemstillstand
- Blaufärbung der Haut

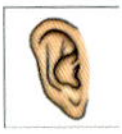

- Ermittlung zur Entstehung der Situation
- Berichtet der Patient über Atemnot, Bauchschmerzen, Übelkeit, Erbrechen oder Sehstörungen?

Bereits ein geringer Hautkontakt von Patient zum Ersthelfer reicht aus, um auch den Helfer zu vergiften. Achten Sie auf Eigenschutz und berühren Sie den Patienten nicht ohne die Verwendung von Schutzhandschuhen. Auch eine Beatmung ist nur mit geeignetem Beatmungsgerät gefahrlos möglich.

Eigenschutz beachten! Keine Kontaktaufnahme ohne Schutzhandschuhe!

Erste Hilfe

- Durchführung von Maßnahmen nach dem ABCDE-Schema
- Notruf (veranlassen)
- kein Kontakt zum Patienten ohne Schutzkleidung
- Beruhigung/Betreuung
- benetzte Kleidung mit Schutzhandschuhen entfernen
- weiteren Kontakt mit Gift unterbinden
- betroffene Hautpartien mit reichlich Wasser abspülen
- Aufklärung über Giftstoff: Wann – was – wie – wie viel – warum?
- ggf. Giftnotruf einschalten (s. Anhang)
- Sicherung von Giftresten
- Wärmeerhalt
- ständige Kontrolle der Vitalfunktionen.

Giftnotruf und weitere Gegenmaßnahmen. Im Fall von Vergiftungen besteht immer die Möglichkeit, sich Rat über ein Giftinformationszentrum bzw. den Giftnotruf zu holen und den Anweisungen entsprechend zu folgen. Einige Telefonnummern von Giftinformationszentren sind im Anhang aufgeführt. Denken Sie aber auch an »Phone first – Notruf zuerst«.

Grundsätzlich sollte bei allen Vergiftungen stets mit einer akuten Lebensgefahr gerechnet werden. Auch kleinste Giftmengen können große Auswirkungen auf den Organismus haben. Unterschätzen Sie niemals diese Gefahr.

5.41 Wirbelsäulenverletzungen

Verletzungen der Wirbelsäule entstehen z.B. bei Treppenstürzen, Stürzen aus großer Höhe oder auch bei Verkehrsunfällen. Die Hauptsorgen der Ersthelfer sind dabei meist, dass sie selbst eine Verschlechterung der Situation des Patienten verursachen, wenn sie versuchen zu helfen. Diese Befürchtungen sind jedoch zu relativieren, da es beispielsweise einem Verletzten nichts nützt, ihm nicht zu helfen aus Furcht, seine Lage zu verschlimmern. Bei einem Großteil solch schwerer Unfälle werden die Vitalfunktionen lebensbedrohlich in Mitleidenschaft gezogen. Diese Lebensgefahr abzuwenden, hat Priorität.

Erkennungszeichen

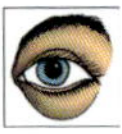

- evtl. Bewusstseinsstörung bis Bewusstlosigkeit
- unwillkürlicher Stuhl- und/oder Harnabgang
- Bewegungseinschränkungen

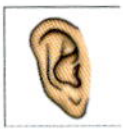

- Ermittlung des Unfallhergangs
- Berichtet der Patient über (starke) Schmerzen, Bewegungseinschränkungen/-unfähigkeit, (aufsteigende) Taubheitsgefühle in den Beinen oder fehlende Schmerzen trotz Verletzungen?

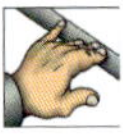

- schneller Puls, eventuell aber auch (sehr) langsam.

Die größte Gefahr bei Wirbelsäulenverletzungen stellen Verletzungen des Rückenmarks mit einhergehender Querschnittslähmung dar. Hinzu können Gewebeschädigungen, ein Schock, Atem- und/oder Bewusstseinsstörungen kommen. Eine mögliche Verletzung der Wirbelsäule ist immer eine Indikation für einen Notarztruf.

Erste Hilfe

- Durchführung von Maßnahmen nach dem ABCDE-Schema, ggf. nach dem C-ABCDE
- Notruf (veranlassen)
- bei Helmträgern Helmabnahme (s. Kap. 5.13)
- Beruhigung/Betreuung
- Lagerung in vorgefundener Lage
- Wärmeerhalt
- regelmäßige Kontrolle der Vitalfunktionen.

Die Lage eines Verletzten niemals unnötig verändern.

Verbringung in die stabile Seitenlage. Bei Bewusstlosigkeit muss der Patient in die stabile Seitenlage verbracht werden, um die Atemwege sicher freizuhalten. Wenn möglich, sollten Sie dies mit Unterstützung einer weiteren Person tun: Der erste Helfer fixiert den Kopf des Patienten achsengerecht und erhält diese Position bis zur Endposition in der stabilen Seitenlage aufrecht. Der zweite Helfer verbringt den Patienten in die stabile Seitenlage und spricht sich – insbesondere im Moment der Drehung – mit dem ersten Helfer ab. Kopf und Wirbelsäule des Patienten sollen zu jedem Zeitpunkt eine gerade Linie bilden (sog. In-line-Stabilisierung).

Aufsteigende Querschnittslähmung. Kontrollieren Sie mehrfach, ob die Sensorik des Patienten konstant erhalten bleibt. Fassen Sie dazu vorsichtig die Füße/Beine des Patienten an und streichen Sie darüber. Kontrollieren Sie in verschiedenen Zeitabständen, ob der Patient die Hautreizung immer an denselben Stellen wahrnehmen kann. Äußert der Patient sich über ein »Kribbeln« in den Füßen/Beinen, so kann dies ein Zeichen für eine beginnende Querschnittslähmung sein.

5.42 Zahnverletzungen

Abgebrochene oder ausgeschlagene Zähne sind im Einsatzdienst, insbesondere nach Schlägereien, keine Seltenheit. Je nach eingetretenem Schaden können aber auch solche Notfälle gut und ohne Folgeschäden ärztlich behandelt werden.

Erkennungszeichen

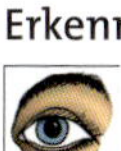

- ausgeschlagene oder abgebrochene Zähne
- Blutungen im Mundraum

- Berichtet der Patient über Schmerzen im Mundraum?

Erste Hilfe

- Durchführung von Maßnahmen nach dem ABCDE-Schema, ggf. nach dem C-ABCDE
- Notruf (veranlassen)
- Beruhigung/Betreuung
- bei geschulten Helfern: sofortiges Wiedereinsetzen des Zahnes (vgl. GRC 2015: 294)
- bei ungeschulten Helfern: herausgeschlagene Zähne oder Zahnteile ungereinigt in einem feuchten Tuch (Kompresse o.ä.) dem Patienten mit zum Zahnarzt geben
- Wärmeerhalt
- regelmäßige Kontrolle der Vitalfunktionen.

In der Apotheke sind spezielle Zahnrettungsboxen mit einer Nährlösung erhältlich, die den Zahn zum Transport feucht hält. Notfalls können zum Zahntransport auch mit Kochsalz getränkte Kompressen genutzt oder der Zahn im Mundraum des Patienten in der Backentasche (nicht verschlucken lassen!) transportiert werden. Als Alternativlösungen kommen zum Zahntransport auch Propolis, Eiweiß, Kokusnusswasser, Ricetral, Vollmilch, Kochsalzlösung oder phosphatgepufferte Kochsalzlösungen in Betracht (GRC 2015: 294).

6 Erste-Hilfe-Maßnahmen im Überblick

In diesem Abschnitt werden Ihnen die wichtigsten Maßnahmen der Ersten Hilfe noch einmal im Detail dargestellt. Neben den Abbildungen, die Ihnen die jeweilige Vorgehensweise zeigen, stehen außerdem kurze Erklärungen zur Verfügung, sodass Sie Bild für Bild sicher durch die Maßnahme geführt werden.

6.1 Rettung aus einem Fahrzeug

Tab. 10 ▶ Retten aus einem Fahrzeug

Bildliche Darstellung	Vorgehen
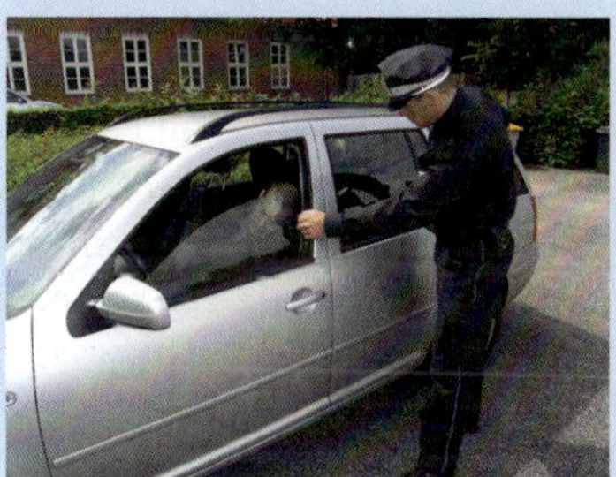 **Abb. 75** ▶ Person ansprechen und Feststell-/Handbremse anziehen	**Ansprechen der Person** Sprechen Sie die Person im Fahrzeug an und klopfen Sie an die Scheibe. Wenn die Person reagiert, fragen Sie, ob Sie helfen können, und handeln – wenn möglich – nach deren Wünschen. Reagiert die Person nicht, so versuchen Sie die Tür zu öffnen. Wenn dies nicht möglich ist, versuchen Sie es an der gegenüberliegenden Tür. Schlagen Sie notfalls (vorsichtig – Eigenschutz!) eine patientenabgewandte Scheibe ein, um an die bewusstlose Person zu kommen.
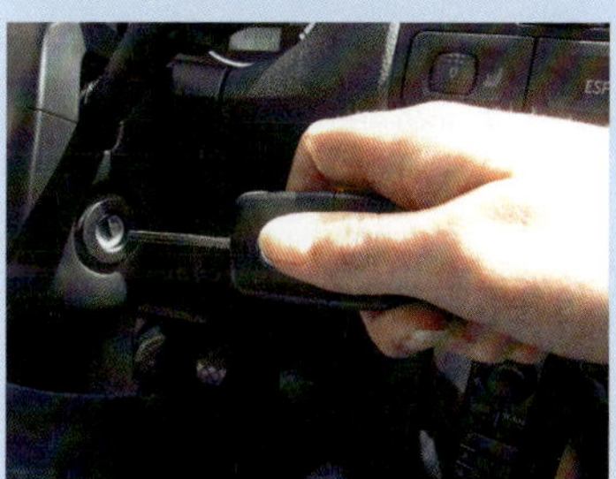 **Abb. 76** ▶ Zündung ausschalten	**Zündung ausschalten/Batterie abklemmen** Achten Sie bei ausgelöstem Airbag auf das heiße Airbagmodul! Ist der Airbag nicht ausgelöst, halten Sie sich möglichst aus dem Wirkbereich des Airbags heraus.

Tab. 10 ▶ Retten aus einem Fahrzeug

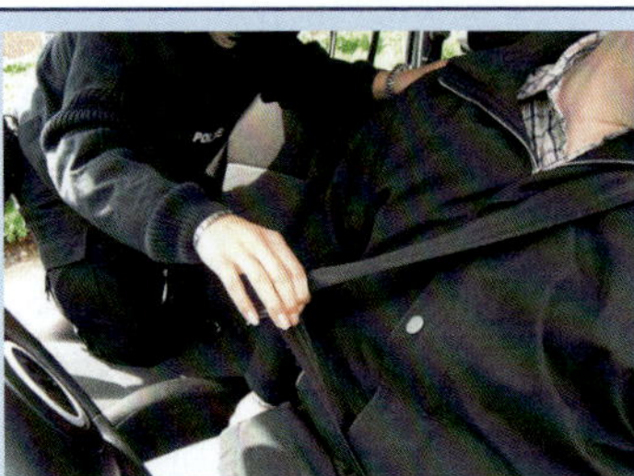

Abb. 77 ▶ Sicherheitsgurt lösen

Lösen des Sicherheitsgurtes
Klemmt der Gurt, muss er eventuell mit einem Messer durchgeschnitten werden. Hinweis: Kinder sollten möglichst in ihrem Kindersitz gerettet werden, um unnötige Belastungen des kindlichen Körpers zu vermeiden!

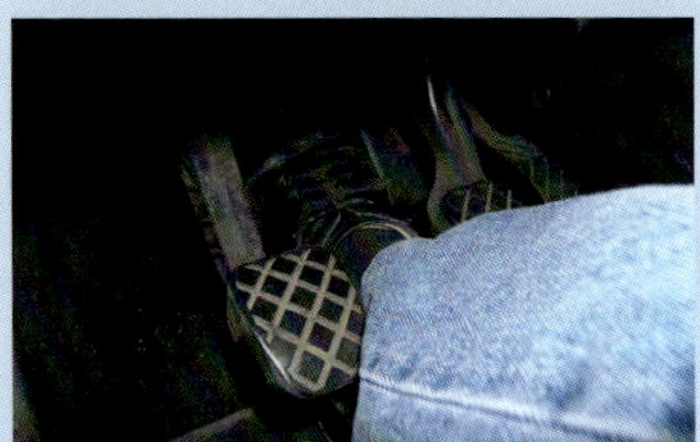

Abb. 78 ▶ Lage von Beinen/Füßen feststellen

Prüfen, ob die Beine oder Füße eingeklemmt sind
Sind die Beine/Füße des Patienten eingeklemmt, so können Sie ggf. versuchen, diese zu lösen. Vermeiden Sie aber unnötige Manipulationen!

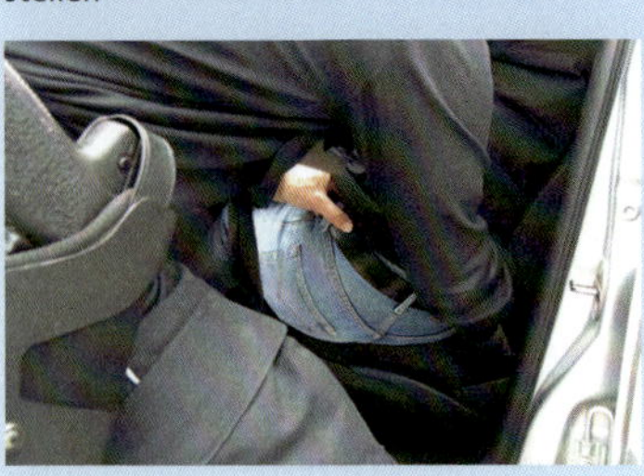

Abb. 79 ▶ Person drehen

Rettung mittels Rettungsgriff
Fassen Sie die Person am Becken und drehen Sie sie leicht mit dem Rücken zu sich.

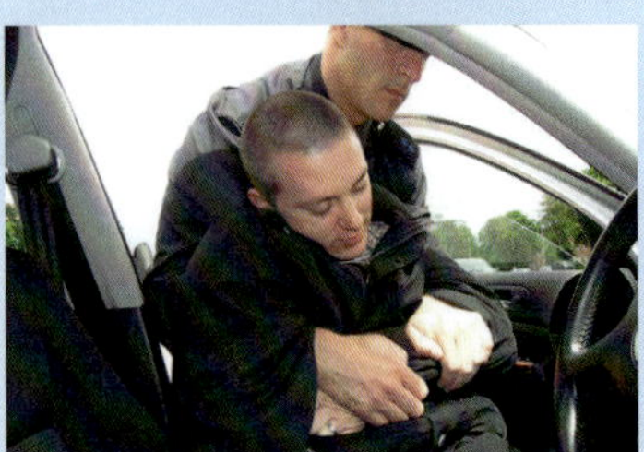

Abb. 80 ▶ Einen Arm fassen

Legen Sie einen Arm der Person vor deren Bauch-/Brustbereich. Greifen Sie mit Ihren Armen unter den Schultern der Person durch und fassen Sie deren Unterarm. Achten Sie darauf, dass Ihre Daumen nach vorn – weg von der Person – zeigen.

TAB. 10 ▶ Retten aus einem Fahrzeug

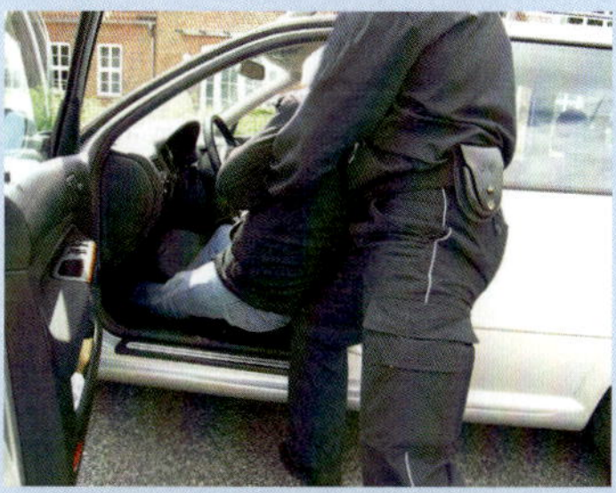

ABB. 81 ▶ Person herausziehen

Pressen Sie den Unterarm des Patienten an seinen Oberkörper und ziehen Sie ihn langsam auf Ihren Oberschenkel. Blicken Sie, während Sie den Patienten rückwärtsgehend aus dem Gefahrenbereich retten, wegen der Stolpergefahr regelmäßig hinter sich. Eventuell kann eine zweite Person die Beine des Patienten nehmen und Ihnen so das Tragen erleichtern.

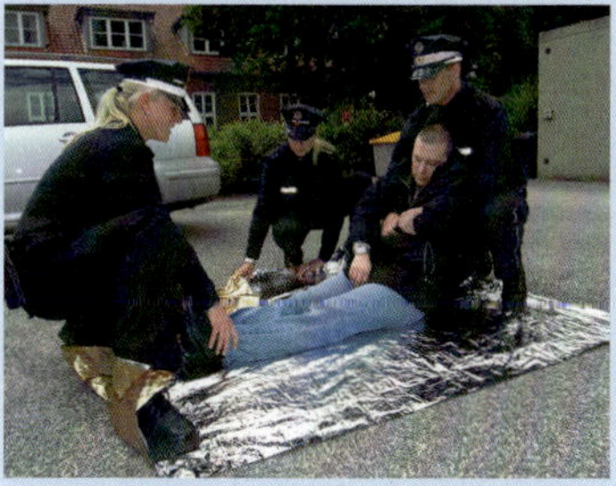

ABB. 82 ▶ Person ablegen

Lagerung der Person
Die Person sollte zum Wärmeerhalt auf eine Rettungs- oder Wolldecke gelegt werden. Die silberfarbene Seite der Rettungsdecke muss dabei zum Körper zeigen. Bei weiterhin bewusstlosen Personen verbringen Sie diese entweder in die stabile Seitenlage oder führen Sie – je nach Lage – weitere lebenserhaltende Maßnahmen durch.

6.2 Rettung einer liegenden Person

TAB. 11 ▶ Retten einer liegenden Person

Bildliche Darstellung	Vorgehen
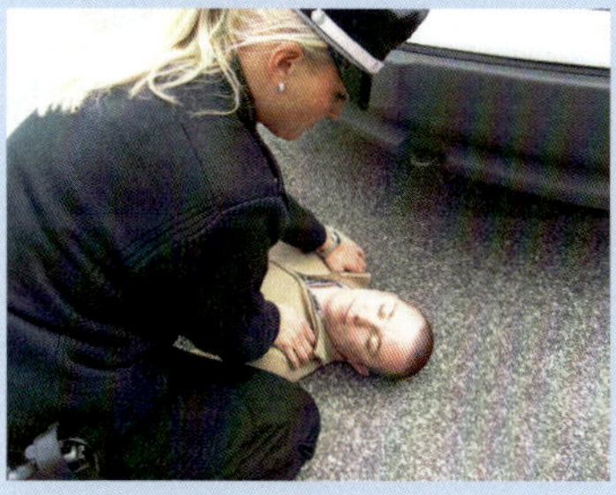 ABB. 83 ▶ Person ansprechen	**Ansprechen der Person** Liegt eine Person regungslos am Boden, sprechen Sie sie an und schütteln Sie sie leicht an den Schultern. Reagiert die Person, so fragen Sie diese, ob Sie helfen können, und handeln Sie – wenn möglich – nach deren Wünschen. Reagiert die Person nicht, so retten Sie sie – falls Gefahr besteht – unverzüglich aus dem Gefahrenbereich.

Tab. 11 ▶ Retten einer liegenden Person

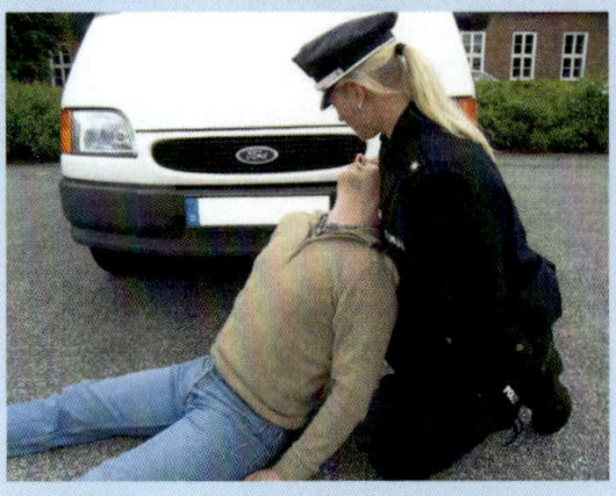

Abb. 84 ▶ Aufrichten der Person

Aufrichten der Person
Treten Sie vom Kopfende kommend an den liegenden Patienten heran. Knien oder hocken Sie sich hinter den Kopf des Patienten. Schieben Sie beide Hände unter die Kopf-/Halspartie und die Wirbelsäule, wobei Ihre Unterarme möglichst parallel liegen sollten. Richten Sie den Patienten schwungvoll, aber schonend auf. Achten Sie darauf, dass Sie weiterhin den Oberkörper abstützen.

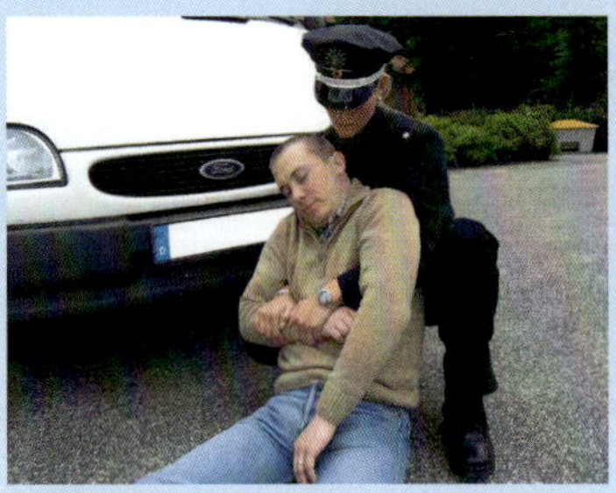

Abb. 85 ▶ Rettungsgriff

Rettung mittels Rettungsgriff
Hocken Sie sich möglichst nah hinter den Oberkörper des Patienten und wenden Sie den Rettungsgriff an. Legen Sie einen Arm der Person vor deren Bauch-/Brustbereich. Greifen Sie mit Ihren Armen unter den Schultern der Person durch und fassen Sie deren Unterarm. Achten Sie darauf, dass Ihre Daumen nach vorn – weg von der Person – zeigen.

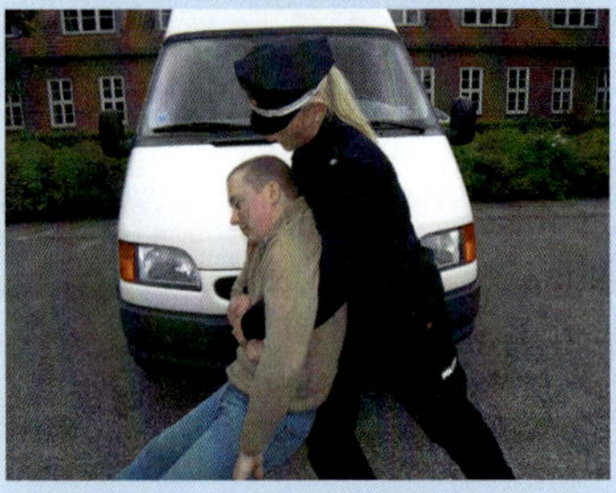

Abb. 86 ▶ Person aus dem Gefahrenbereich retten

Pressen Sie den Unterarm des Patienten an seinen Oberkörper und ziehen Sie ihn langsam auf Ihren Oberschenkel. Achten Sie darauf, dass Ihre eigene Wirbelsäule möglichst wenig gebeugt ist, während Sie sich aufrichten. Blicken Sie, während Sie den Patienten rückwärtsgehend aus dem Gefahrenbereich verbringen, wegen der Stolpergefahr regelmäßig hinter sich.

Tab. 11 ▶ Retten einer liegenden Person

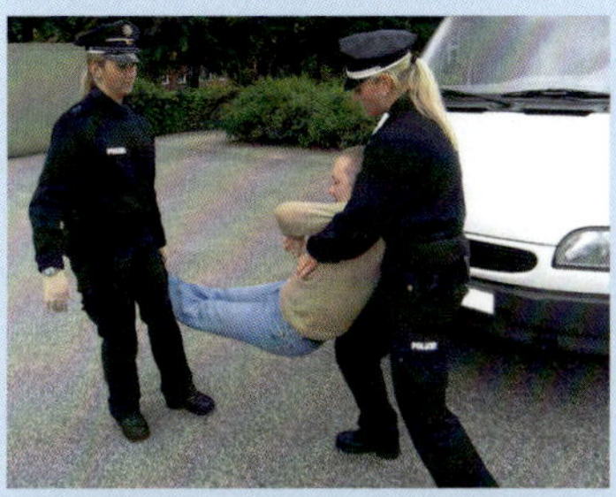

Abb. 87 ▶ Rettung durch zwei Helfer

Wenn anwesend, kann eine zweite Person die Beine des Patienten nehmen und Ihnen das Tragen erleichtern.

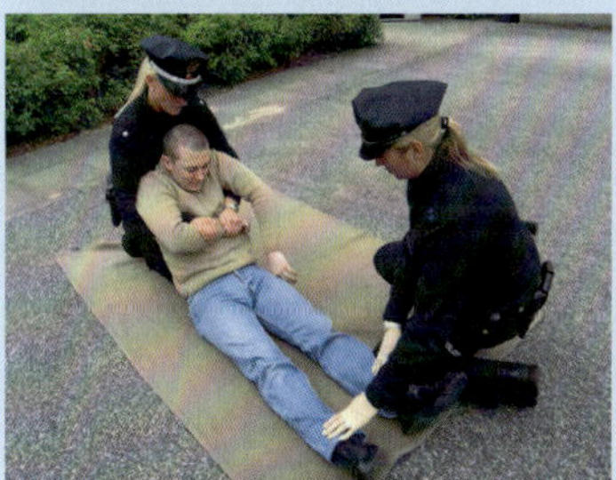

Abb. 88 ▶ Person ablegen

Lagerung der Person
Wenn möglich, sollte die Person zum Wärmeerhalt auf eine Rettungs- oder Wolldecke gelegt werden. Bei der Rettungsdecke muss die Silberseite dabei zum Körper des Patienten zeigen.
Weiterhin bewusstlose Personen werden in die stabile Seitenlage verbracht oder mit weiterführenden Maßnahmen behandelt.

6.3 Verbringung in die stabile Seitenlage

Tab. 12 ▶ Die stabile Seitenlage

Bildliche Darstellung	Vorgehen
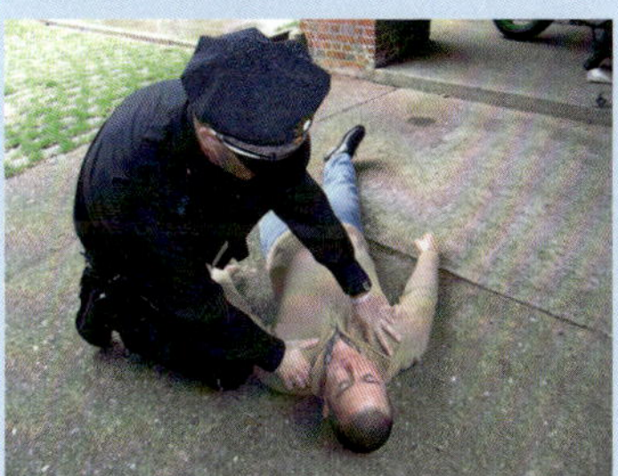 Abb. 89 ▶ Ansprechen der Person	**Ansprechen der Person** Liegt eine Person regungslos am Boden, sprechen Sie sie an und schütteln Sie sie leicht an den Schultern. Reagiert die Person, so fragen Sie sie, ob Sie helfen können, und handeln Sie – wenn möglich – nach deren Wünschen. Reagiert die Person nicht, so retten Sie sie – falls Gefahr besteht – unverzüglich aus dem Gefahrenbereich. Bereits jetzt um Hilfe rufen bzw. Notruf veranlassen.

TAB. 12 ▶ Die stabile Seitenlage

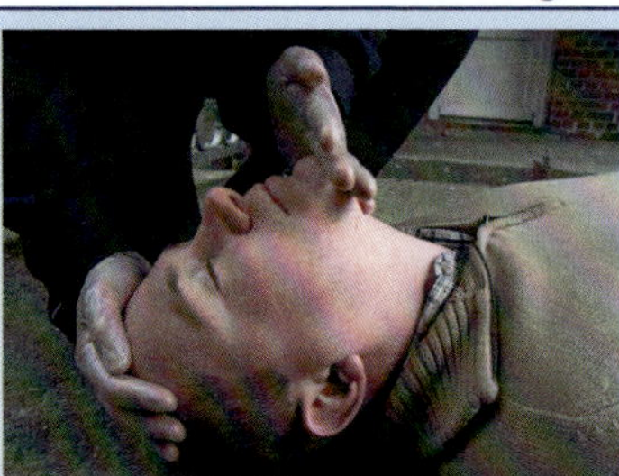

ABB. 90 ▶ Hals überstrecken

Überprüfen der Atmung
Überstrecken Sie den Hals des Patienten, indem Sie mit der einen Hand am Kinn, mit der anderen Hand an der Stirn, dessen Kopf leicht in den Nacken legen.

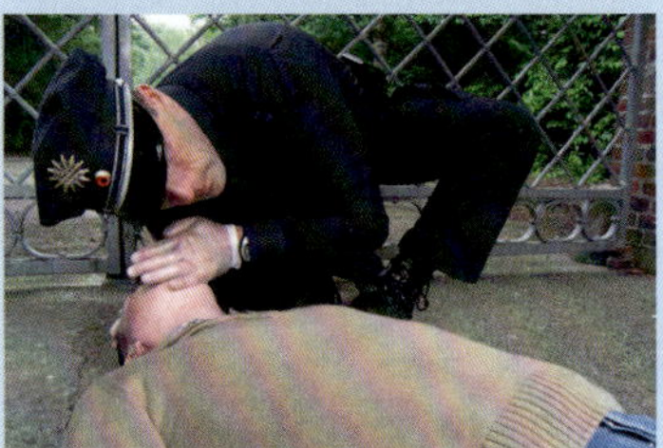

ABB. 91 ▶ Atmung überprüfen

Sehen, hören und fühlen Sie, ob der Patient atmet. Führen Sie die Atemkontrolle nicht länger als 10 Sekunden durch. Wenn Sie die normale Atmung sehen, hören und fühlen können, verbringen Sie die Person in die stabile Seitenlage.

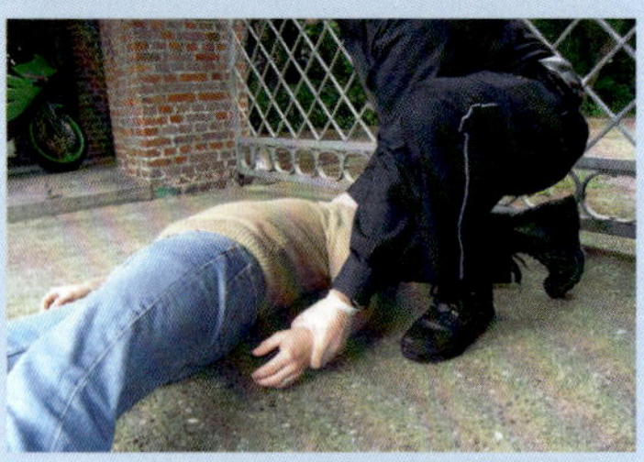

ABB. 92 ▶ Hand unterlegen

Verbringen in die stabile Seitenlage
Knien Sie seitlich neben der Person. Heben Sie die zugewandte Gesäßseite des Patienten an und legen Sie die Hand des zugewandten Arms mit der Handinnenfläche nach oben unter das Gesäß.

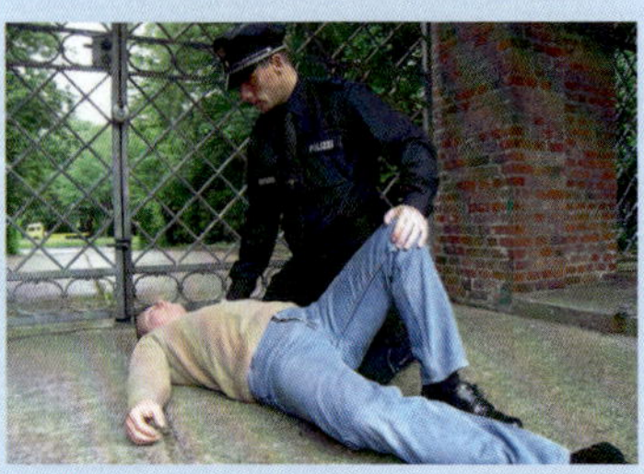

ABB. 93 ▶ Zugewandtes Bein aufstellen

Stellen Sie das zugewandte Bein – wie abgebildet – aufrecht hin.

Tab. 12 ▶ Die stabile Seitenlage

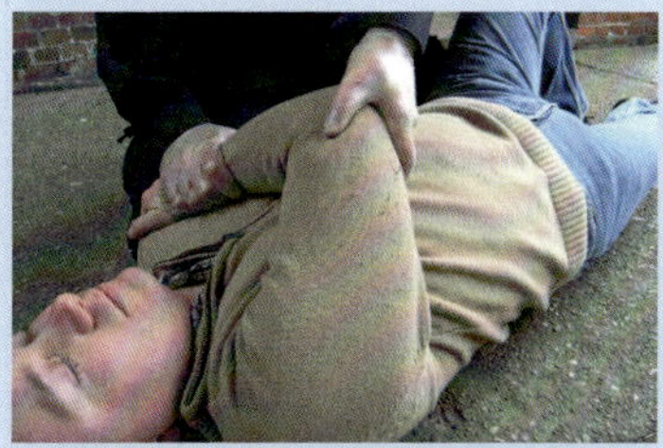

Abb. 94 ▶ Abgewandten Arm überlegen

Legen Sie den abgewandten Arm des Patienten über dessen Brust und den Hals. Legen Sie Ihre eigenen Hände an die abgewandte Schulter und die abgewandte Beckenseite der Person und drehen Sie sie zu sich heran. Tipp: Der Drehvorgang ist leichter, wenn sie möglichst dicht an dem Patienten knien.

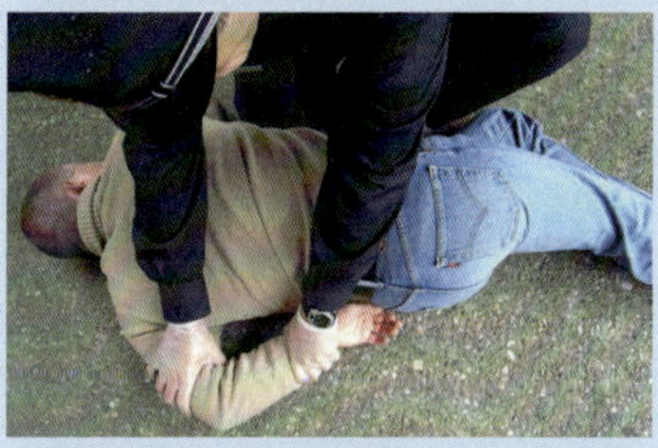

Abb. 95 ▶ Arm anwinkeln

Ziehen Sie den abgewandten Arm unter der Person hervor und winkeln Sie diesen im Ellenbogengelenk leicht an.

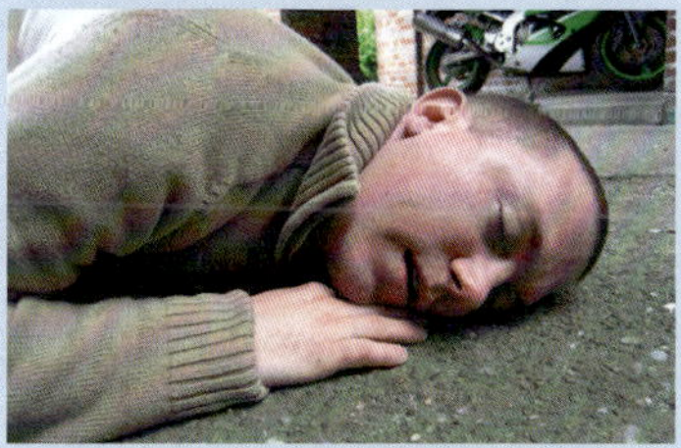

Abb. 96 ▶ Atemwege freihalten

Heben Sie den Kopf des Patienten leicht an und strecken sie ihn in den Nacken. Legen Sie die Finger der nun zugewandten Hand mit der Handinnenfläche zum Boden unter den Mund, damit eventuell Erbrochenes abfließen kann.

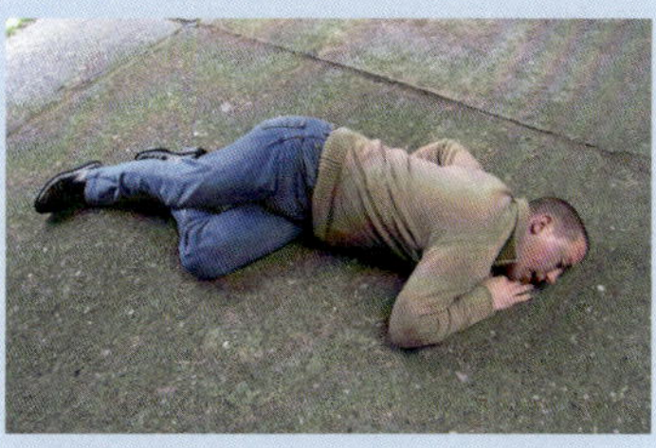

Abb. 97 ▶ Endposition der stabilen Seitenlage

Kontrollieren Sie, ob der Patient stabil in der Endposition der Seitenlage liegt und weiterhin atmet. Decken Sie den Patienten zu und schützen Sie ihn so vor Wärmeverlust. Kontrollieren Sie regelmäßig die Vitalfunktionen.

6.4 Helmabnahme durch zwei Helfer

Tab. 13 ▶ Helmabnahme durch zwei Helfer

Bildliche Darstellung	Vorgehen
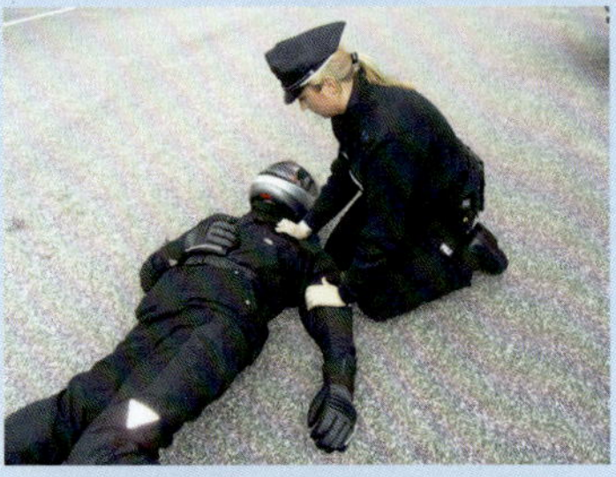 **Abb. 98 ▶** Helfer 1 spricht die Person an	**Helfer 1: Ansprechen der Person** Liegt eine Person regungslos am Boden, sprechen Sie sie an und schütteln Sie sie leicht an den Schultern. Reagiert die Person, so fragen Sie, ob Sie helfen können, und handeln – so möglich – nach deren Wünschen. Reagiert die Person nicht, so retten Sie sie – falls Gefahr besteht – unverzüglich aus dem Gefahrenbereich. Bereits jetzt um Hilfe rufen bzw. Notruf veranlassen.
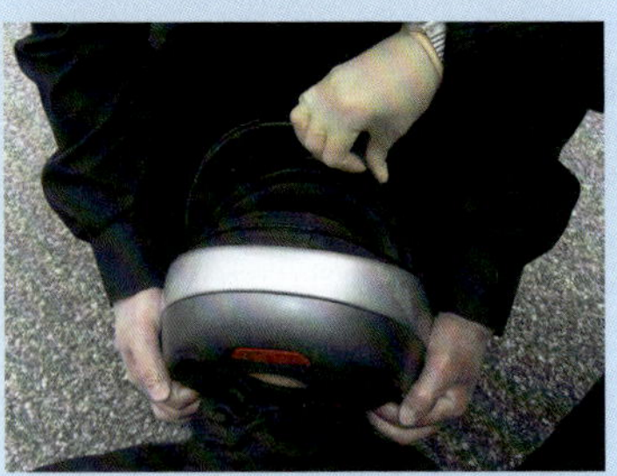 **Abb. 99 ▶** Helfer 2 fixiert den Kopf, Helfer 1 öffnet das Visier	**Helfer 2: Fixierung des Kopfes** Knien Sie sich hinter den Kopf des Patienten und fixieren Sie den Kopf achsengerecht, also gerade (nicht nach oben oder unten). **Helfer 1 öffnet das Visier des Helms** Öffnen Sie das Helmvisier, wenn der Kopf sicher fixiert ist. Trägt der Patient eine Brille, sollte diese jetzt entfernt und gesichert werden. Bei Integralhelmen öffnen Sie (zusätzlich) das Kinnteil.
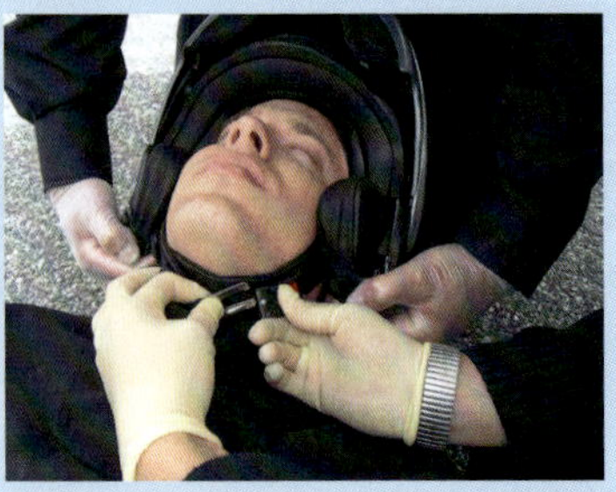 **Abb. 100 ▶** Helfer 1 löst den Kinnriemen des Helms	**Helfer 1: Löst den Kinnriemen** Lösen Sie nun den Kinnriemen/Verschluss des Helms.

TAB. 13 ▶ Helmabnahme durch zwei Helfer

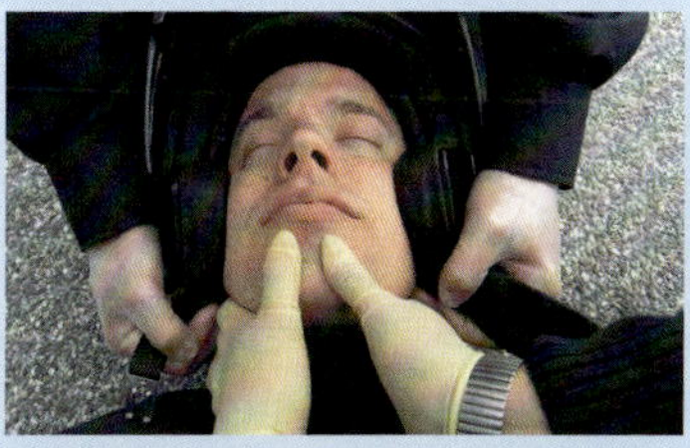

ABB. 101 ▶ Helfer 1 übernimmt die Fixierung des Kopfes

Helfer 1: Übernimmt die Fixation
Greifen Sie vom Brustkorb kommend an das Kinn des Patienten und übernehmen Sie die achsengerechte Fixierung von Kopf und Halswirbelsäule (in einer Linie).

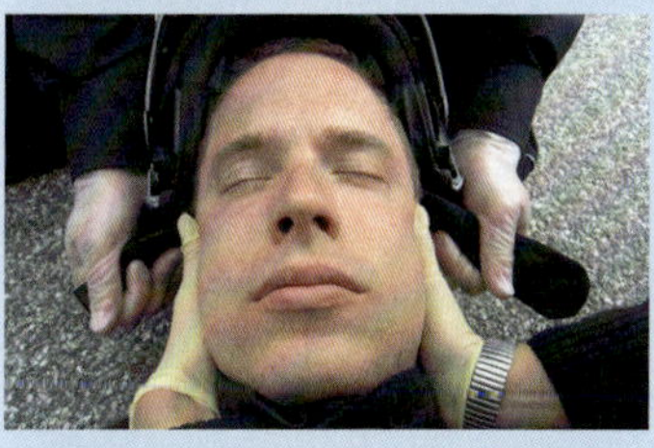

ABB. 102 ▶ Helfer 2 nimmt den Helm ab, Helfer 1 stabilisiert den Kopf des Patienten

Helfer 2: Nimmt den Helm ab
Wenn Helfer 1 den Kopf sicher fixiert hat, ziehen Sie den Helm etwas auseinander und nehmen Sie ihn ab. Eventuell müssen Sie den Helm etwas nach hinten kippen, damit die Nase des Patienten nicht bei der Abnahme im Weg ist.

Helfer 1: Übernimmt nach und nach die Fixierung des Kopfes
Während Helfer 2 den Helm abzieht, rutscht Helfer 1 gleichmäßig mit seinen Händen hinterher und übernimmt die Fixierung des Kopfes.

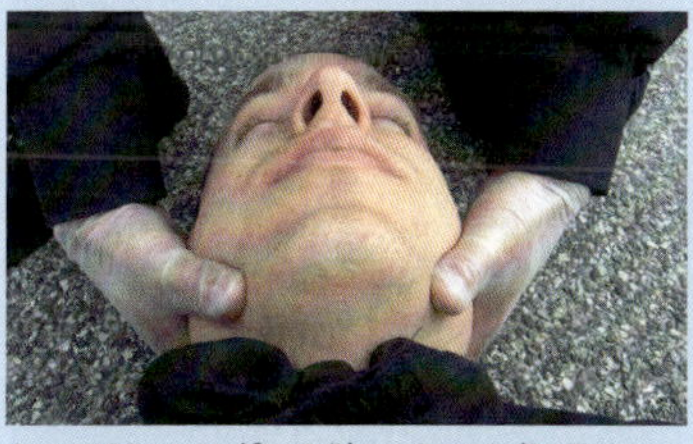

ABB. 103 ▶ Helfer 2 übernimmt die Fixierung des Kopfes des Patienten

Helfer 2: Übernimmt die Fixierung des Kopfes
Helfer 2 übernimmt erneut die Fixierung des Kopfes, damit Helfer 1 weitere lebensrettende Maßnahmen durchführen kann. Achten Sie darauf, dass beim erneuten Wechsel der Handpositionen die Kopflage immer gleichmäßig erhalten bleibt.

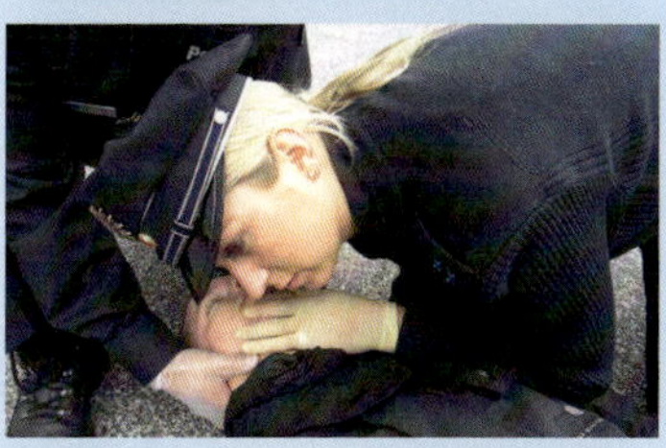

ABB. 104 ▶ Helfer 1 überprüft die Lebenszeichen

Helfer 1: Führt lebensrettende Maßnahmen aus
Helfer 1 führt nun eine Atemkontrolle durch, verbringt die Person ggf. in die stabile Seitenlage oder führt weitere, lebensrettende Maßnahmen aus.
Hinweis: Auch bei der Drehung in die stabile Seitenlage soll die Position des Halses gleichmäßig und achsengerecht aufrechterhalten bleiben (In-Line-Stabilisierung).

6.5 Helmabnahme durch einen Helfer

Tab. 14 ▶ Helmabnahme durch einen Helfer

Bildliche Darstellung	Vorgehen
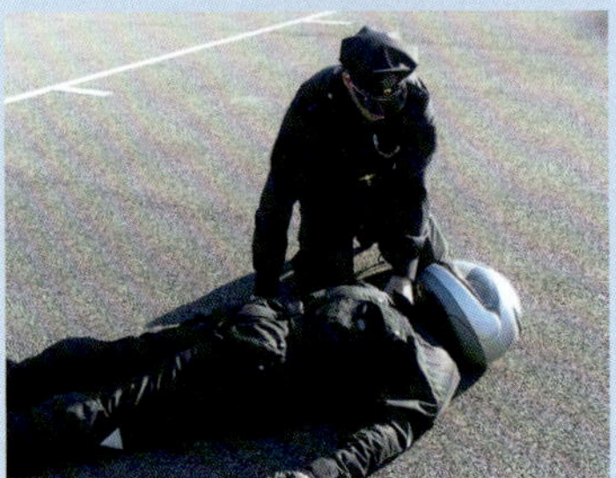 Abb. 105 ▶ Ansprechen der Person	**Ansprechen der Person** Liegt eine Person regungslos am Boden, sprechen Sie sie an und schütteln Sie sie leicht an den Schultern. Reagiert die Person, so fragen Sie, ob Sie helfen können, und handeln – wenn möglich – nach deren Wünschen. Reagiert die Person nicht, so retten Sie sie – falls Gefahr besteht – unverzüglich aus dem Gefahrenbereich. Bereits jetzt um Hilfe rufen bzw. Notruf veranlassen.
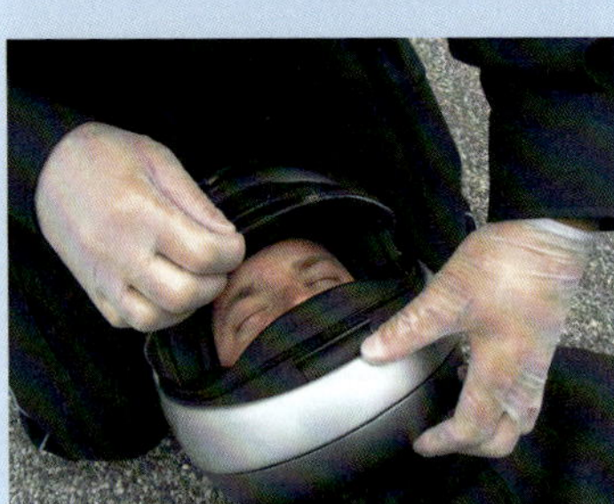 Abb. 106 ▶ Fixierung des Kopfes	**Fixierung des Kopfes** Fixieren Sie Helm und Kopf des Patienten mit Ihren Beinen und öffnen Sie das Visier.
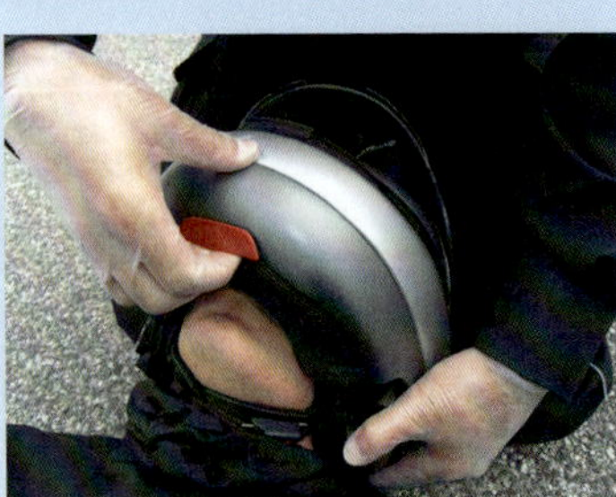 Abb. 107 ▶ Lösen des Helmverschlusses	**Lösen des Helmverschlusses** Öffnen Sie – bei Integralhelmen – das Kinnteil.

Tab. 14 ▶ Helmabnahme durch einen Helfer

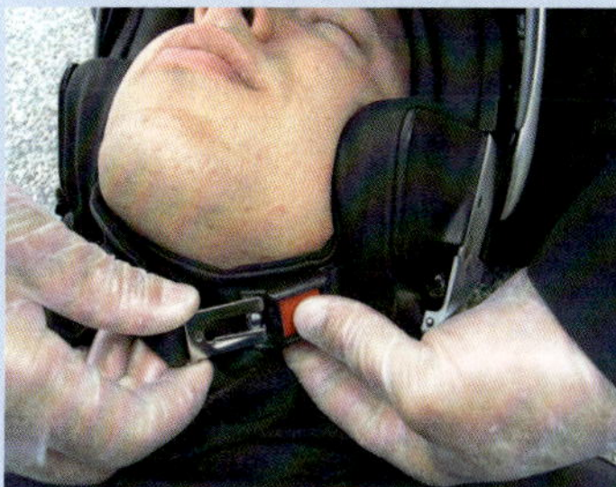

Abb. 108 ▶ Kinnriemen öffnen

Öffnen des Kinnriemens
Öffnen Sie den Kinnriemen.

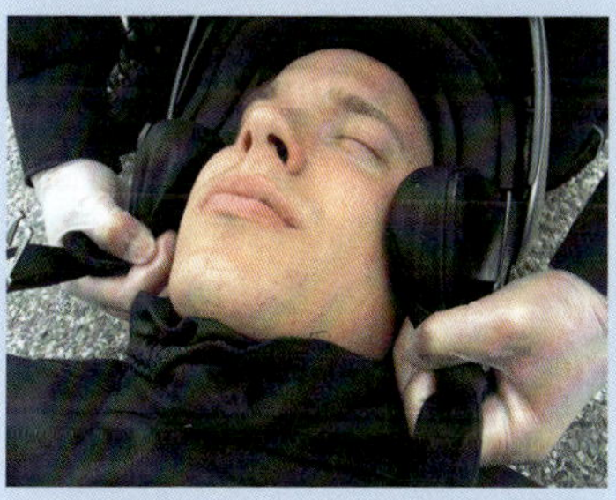

Abb. 109 ▶ Helm auseinanderziehen und kippen

Helm auseinanderziehen und langsam nach hinten kippen.
Ziehen Sie den Helm etwas auseinander und kippen Sie ihn langsam nach hinten. Fassen Sie ihn dazu mit beiden Händen seitlich an.

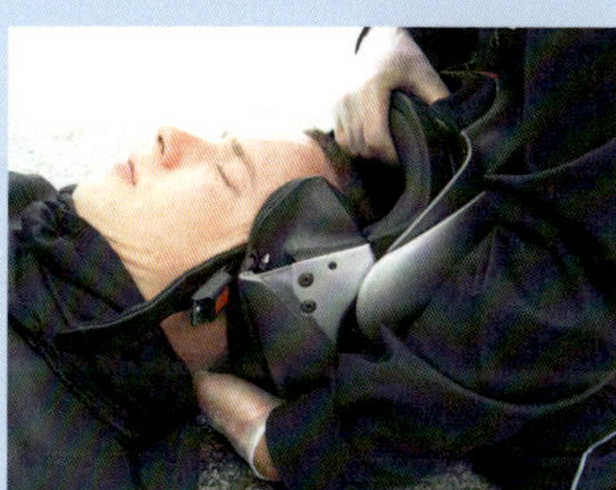

Abb. 110 ▶ Stützen des Kopfes und Entfernen des Helms

Stützen des Kopfes und Entfernen des Helms
Verlagern Sie, wenn der Helm sich vom Kopf zu lösen beginnt, wie abgebildet ihren Griff, und schieben Sie den Helm mit der unteren Hand vorsichtig nach hinten ab. Stützen Sie dabei den Kopf etwas, sodass er nicht auf den Boden schlägt. Führen Sie anschließend wie gewohnt eine Atemkontrolle durch. Verbringen Sie den Patienten ggf. in die stabile Seitenlage oder nehmen Sie weitere lebensrettende Maßnahmen vor.

6.6 Kreislaufstillstand

Tab. 15 ▶ Kreislaufstillstand (Herz-Lungen-Wiederbelebung)

Bildliche Darstellung	Vorgehen
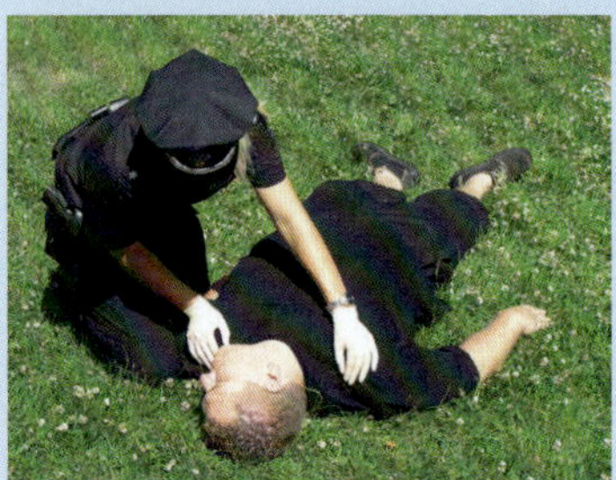 Abb. 111 ▶ Person ansprechen	**Ansprechen der Person** Ist eine Person regungslos, sprechen Sie sie an und schütteln Sie sie leicht an den Schultern. Reagiert die Person, so fragen Sie, ob Sie helfen können, und handeln – wenn möglich – nach deren Wünschen. Reagiert die Person nicht, so retten Sie sie – falls Gefahr besteht – unverzüglich aus dem Gefahrenbereich. Bereits jetzt um Hilfe rufen bzw. Notruf veranlassen.
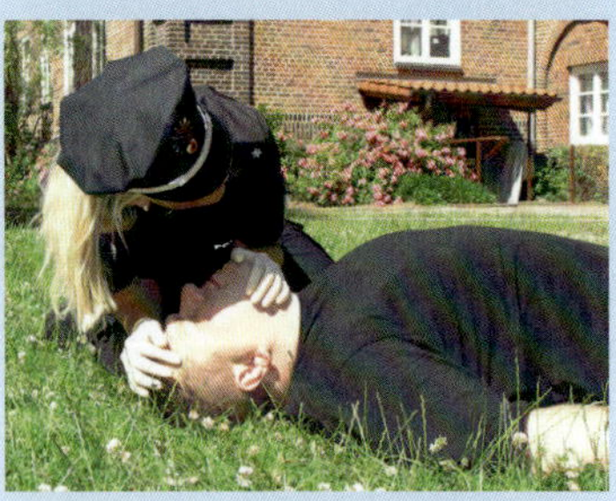 Abb. 112 ▶ Atmung überprüfen	**Überprüfen der Atmung** Prüfen Sie, ob die Atemwege frei sind. Überstrecken Sie den Hals des Patienten, indem Sie mit der einen Hand am Kinn, mit der anderen Hand an der Stirn, den Kopf leicht in den Nacken legen. Sehen, hören und fühlen Sie, ob der Patient normal atmet. Führen Sie die Atemkontrolle nicht länger als 10 Sekunden durch. Atmet der Patient nicht, veranlassen Sie spätestens jetzt einen Notruf.
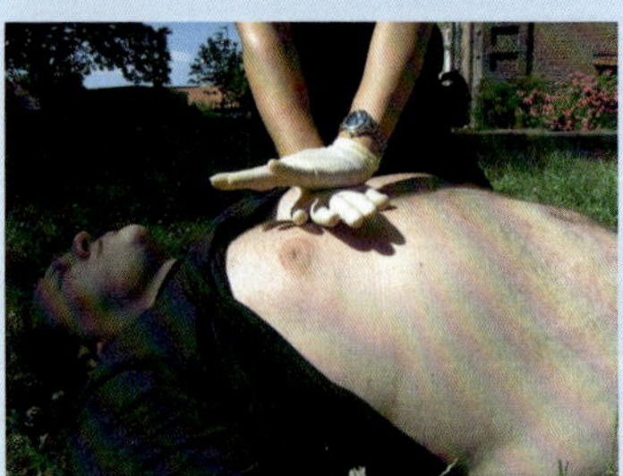 Abb. 113 ▶ Korrekte Handposition	**Einleiten der Herzdruckmassage** Die Oberbekleidung der Person entfernen und den Druckpunkt für die Herzdruckmassage in der Mitte des Brustkorbs aufsuchen. Bei einer Drucktiefe von etwa 5 - 6 cm 30 × drücken. Darauf achten, nicht auf den Oberbauch oder das Ende des Brustbeins zu drücken. Zum Drücken beide Hände aufeinanderlegen und den Brustkontakt immer nur mit dem unteren Handballen herstellen. Rücken Sie mit den Knien nahe an den Patienten und versuchen Sie, die Herzdruckmassage mit durchgestreckten Armen senkrecht von oben durchzuführen. Achten Sie auf eine gleich lange Be- und Entlastungsphase. Das Tempo sollte bei etwa 100 - 120 Herzdruckmassagen pro Minute liegen.

Tab. 15 ▶ Kreislaufstillstand (Herz-Lungen-Wiederbelebung)

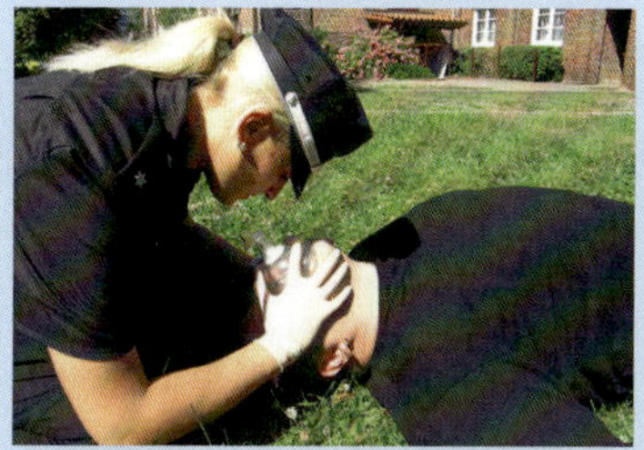 **Abb. 114 ▶** Atemspende durchführen	**Durchführung der Atemspende** Beatmen Sie den Patienten zweimal Mund zu Mund bzw. Mund zu Nase. Wenn vorhanden, nutzen Sie ein Beatmungstuch bzw. eine Beatmungsmaske.
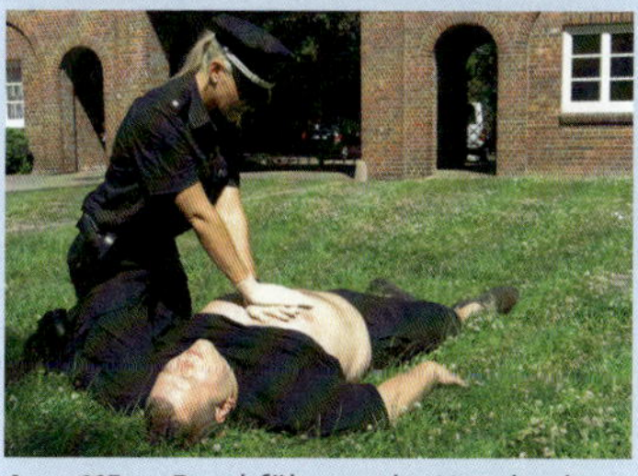 **Abb. 115 ▶** Durchführung der Herzdruckmassage	Die Reanimation im Wechsel 30 : 2 (Herzdruckmassage : Beatmung) fortführen, bis die Person wieder selbstständig atmet, der Rettungsdienst übernimmt oder ein Arzt das Ende der Maßnahmen anordnet.

6.7 Praxisanwendung eines AED

Tab. 16 ▶ Praxisanwendung eines AED (am Beispiel eines Medtronic LIFEPAK® CR^{Plus})

Bildliche Darstellung	Vorgehen
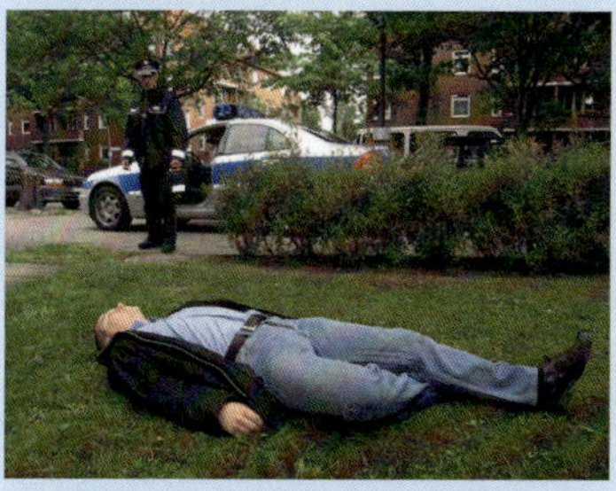 **Abb. 116 ▶** Eintreffen am Notfallort	**Das Bewusstsein des Patienten überprüfen.** Ist die Person nicht ansprechbar, rufen Sie um Hilfe bzw. veranlassen Sie einen Notruf. Machen Sie die Atemwege frei und kontrollieren Sie für max. 10 Sekunden die Atmung. Spätestens bei Atemstillstand den Notruf absetzen und einen AED anfordern. Hinweis: AED sind für den Einsatz ab dem 8. Lebensjahr geeignet. Für Kinder zwischen dem 1. und dem 8. Lebensjahr sollten pädiatrische Klebeelektroden verwendet werden. Ist diese Möglichkeit nicht vorhanden, werden trotzdem (Erwachsenen-)AED genutzt. Kinder unter 1 Jahr werden nicht von Ersthelfern defibrilliert.

TAB. 16 ▶ Praxisanwendung eines AED (am Beispiel eines Medtronic LIFEPAK® CR^{Plus})

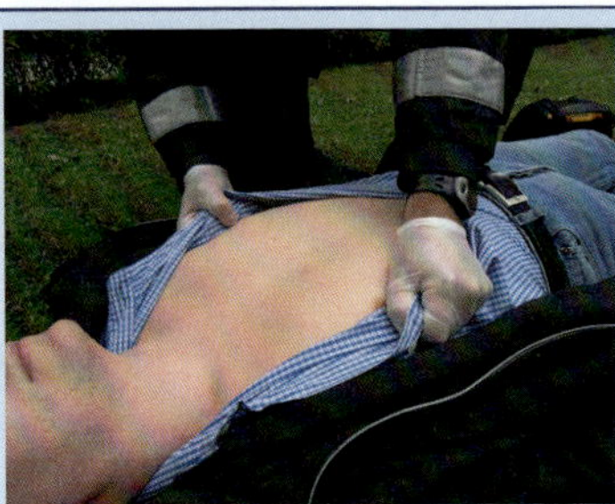 **ABB. 117 ▶** Oberbekleidung entfernen	**Entfernen Sie die Oberbekleidung des Patienten.** Beginnen Sie mit der Herz-Lungen-Wiederbelebung im Verhältnis 30 : 2 (Herzdruckmassagen : Beatmung), bis ein AED verfügbar ist. Steht ein AED zur Verfügung, drücken Sie die Taste »Abdeckung öffnen/Ein-Aus« und folgen Sie den Sprachanweisungen. Bei starker Brustbehaarung rasieren Sie die Brust an den Klebestellen der Elektroden mit dem beiliegenden Rasierer. Bei schweißnassem Patienten die Brust abtrocknen.
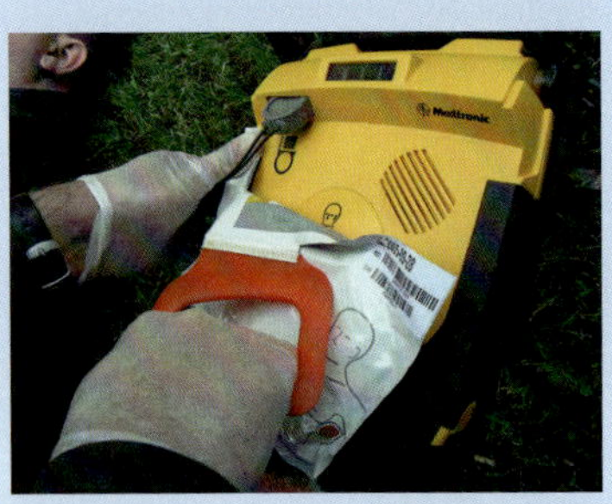 **ABB. 118 ▶** Roten Handgriff ziehen	**Ziehen Sie den roten Handgriff.**
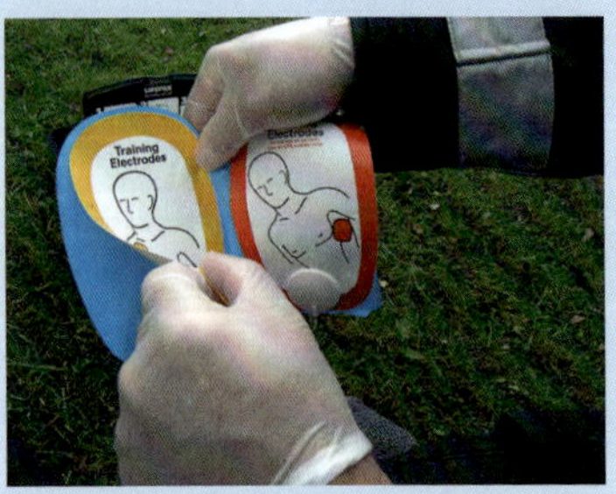 **ABB. 119 ▶** Elektroden von der Klebefläche lösen	**Lösen Sie nun die Elektroden von der Klebefläche.**

Tab. 16 ▶ Praxisanwendung eines AED (am Beispiel eines Medtronic LIFEPAK® CRPlus)

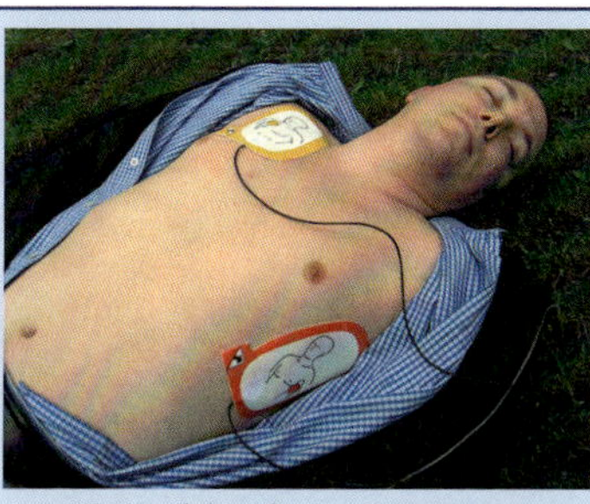

Abb. 120 ▶ Elektroden positionieren

Elektroden anbringen
Kleben Sie die Elektroden – wie abgebildet – auf den entblößten Brustkorb des Patienten. Die Herz-Lungen-Wiederbelebung sollte dabei möglichst nicht unterbrochen werden.

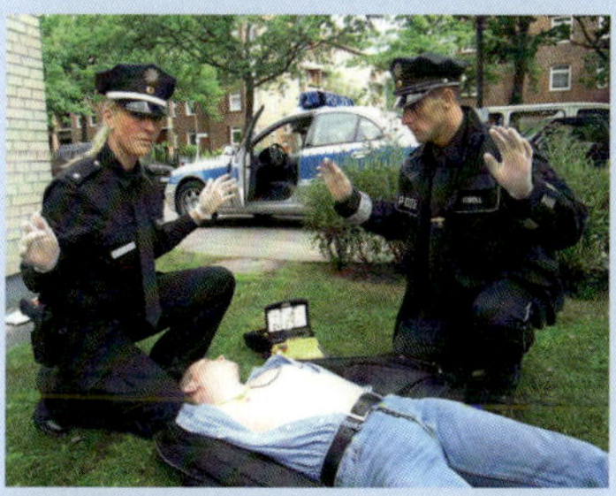

Abb. 121 ▶ Den Sprachaufforderungen des AED Folge leisten

Folgen Sie den Sprachaufforderungen des AED. Berühren Sie den Patienten erst wieder, wenn das Gerät dazu auffordert.

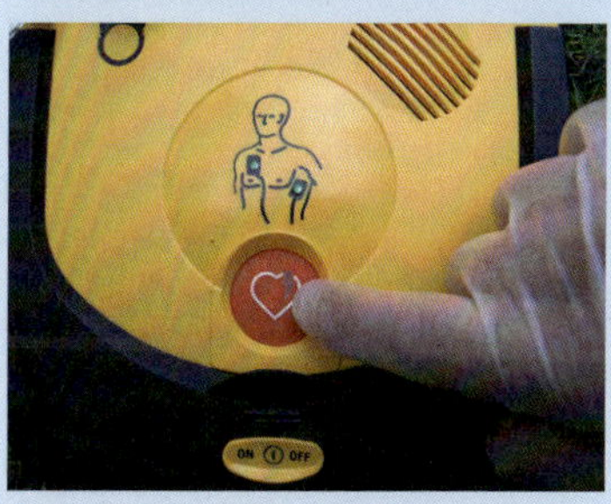

Abb. 122 ▶ Schocktaste drücken

Schock auslösen
Kontrollieren Sie, dass niemand den Patienten berührt und keine Gegenstände in Kontakt mit dem Patienten stehen. **Drücken Sie die Schocktaste.**
Hinweis: Nach 30 Sekunden ohne Drücken der Schocktaste wird die Energie zumeist selbstständig intern entladen.

Tab. 16 ▶ Praxisanwendung eines AED (am Beispiel eines Medtronic LIFEPAK® CR Plus)

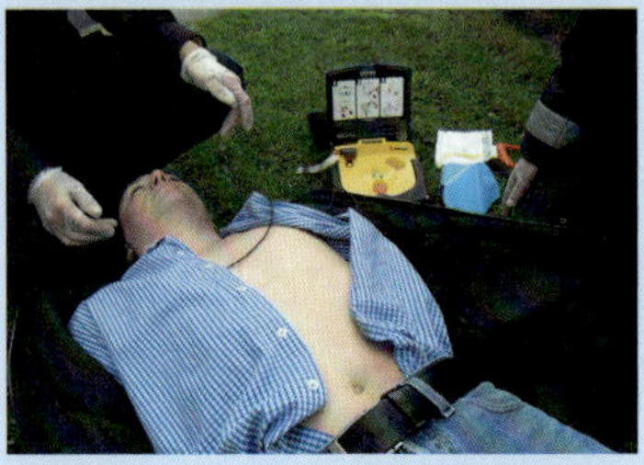

Abb. 123 ▶ Elektroden während weiterer Maßnahmen am Patienten belassen

Lassen Sie die Elektroden am Patienten angeschlossen, auch wenn sich der Patient wieder bewegt und/oder atmet. Führen Sie weitere Maßnahmen nach Zustand des Patienten durch, z.B. eine Herz-Lungen-Wiederbelebung oder die stabile Seitenlage.

6.8 Unterlegen einer (Rettungs-)Decke

Tab. 17 ▶ Unterlegen einer Decke

Bildliche Darstellung	Vorgehen
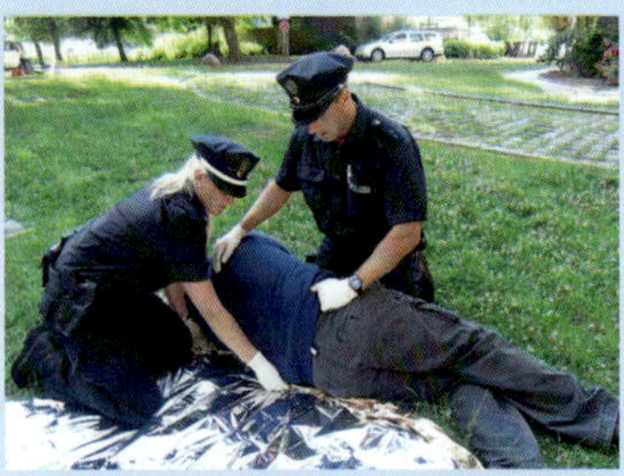 **Abb. 124 ▶** Person ansprechen und drehen	**Ansprechen und Drehen der Person** Sprechen Sie die Person an und sagen Sie ihr, dass Sie zum Wärmeerhalt eine Decke unter sie legen. Legen Sie die Decke neben den Patienten. Benutzen Sie eine Rettungsdecke, so muss die silberne Seite zum Patienten, die goldene Seite nach außen zeigen. Knien Sie neben der Person (rechter Helfer im Bild) und drehen Sie sie leicht zu sich. Fassen Sie die Person dazu an der Hüfte und Schulter an. Erklären Sie den Vorgang, so dass der Patient mithelfen kann. Der zweite Helfer rollt die Decke ein wenig ein und legt sie dann unter den frei gewordenen Platz, an dem der Patient eben noch lag.
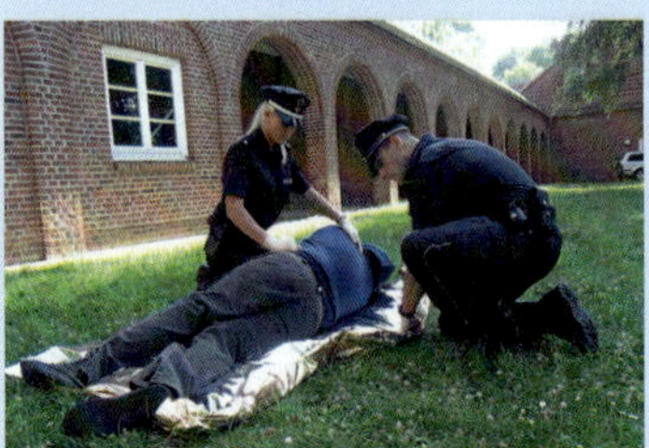 **Abb. 125 ▶** Drehen der Person	**Drehen der Person zur anderen Seite/ Ausrollen der Decke** Drehen Sie nun die Person vorsichtig zur anderen Seite in Richtung des zweiten Helfers (links im Bild). Nehmen Sie nun den eben eingerollten Deckenteil unter dem Patienten heraus und beginnen Sie ihn auf ihrer Seite auszurollen. Rollen Sie die Decke vollständig aus und drehen Sie den Patienten danach wieder auf den Rücken.

Tab. 17 ▶ Unterlegen einer Decke

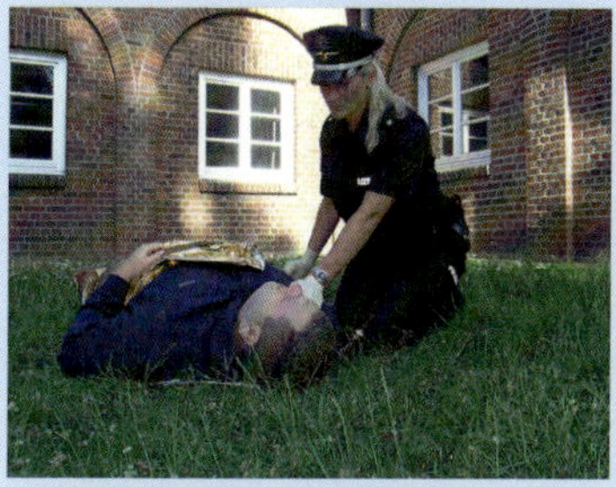

Abb. 126 ▶ Eindecken der Person

Eindecken der Person
Decken Sie die Person nun vollständig zu. Fahren Sie mit der psychischen Betreuung und Maßnahmen nach Art des Notfalls fort.

6.9 Anlegen eines Tourniquets

Tab. 18 ▶ Tourniquet

Bildliche Darstellung	Vorgehen
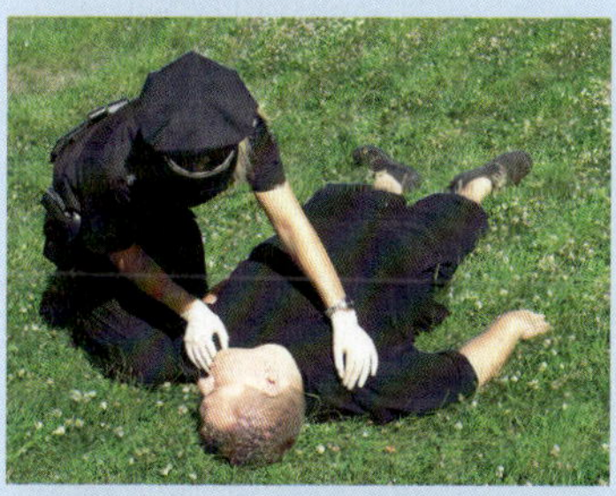 Abb. 127 ▶ Person ansprechen und verletzte Extremität hochhalten	**Ansprechen der Person** Sprechen Sie die Person an und sagen Sie ihr, dass Sie ihr helfen werden. Lassen Sie die Person sich hinlegen, halten Sie die verletzte Extremität hoch.
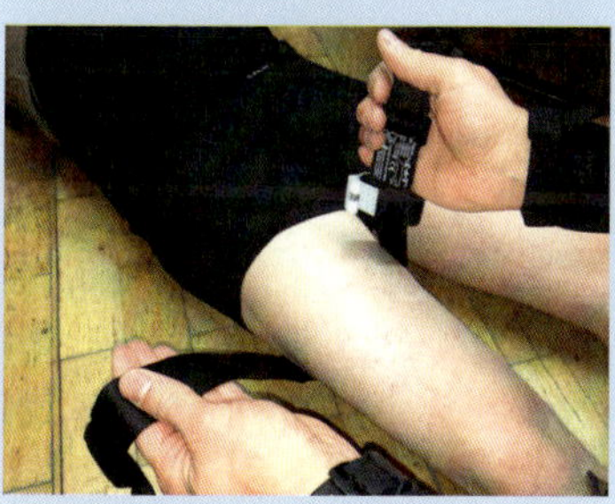 Abb. 128 ▶ Tourniquet umlegen	**Anlegen eines Tourniquets** Lösen Sie das Klettband und entschlaufen Sie es. Legen Sie das ausgeschlaufte Klettband des Tourniquets proximal der Blutung (d.h. oberhalb in Richtung Körperstamm) um die Extremität. Achten Sie darauf, dass das Klettband nicht verschmutzt wird.

Tab. 18 ▶ Tourniquet

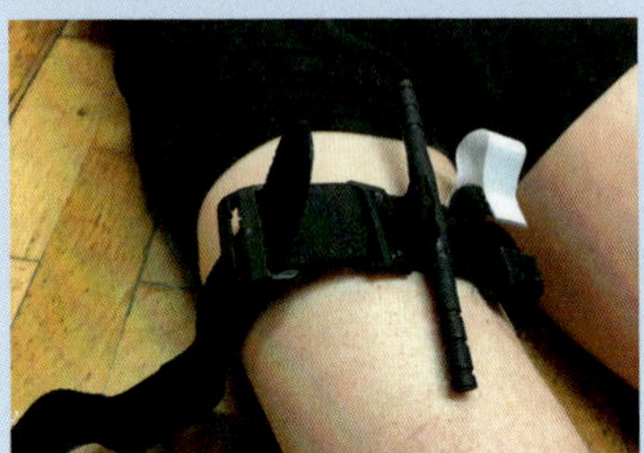

Abb. 129 ▶ Band durch innere Öse führen

Führen Sie das Klettband durch die innere Öse der Doppelschnalle.

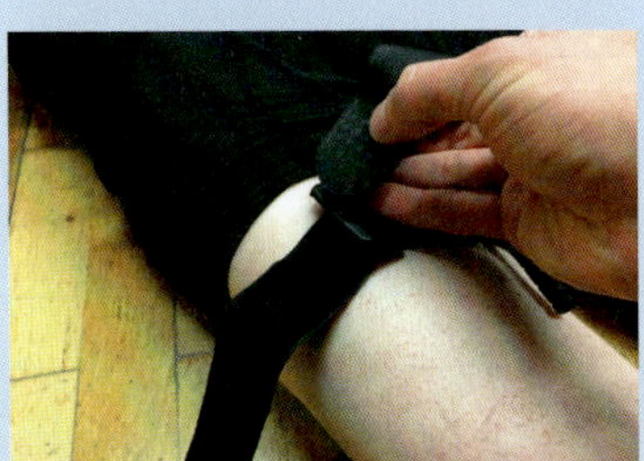

Abb. 130 ▶ Band zurückführen durch äußere Öse

Ziehen Sie das Klettband auch durch die äußere Öse. Achten Sie darauf, dass sich das Band nicht verhakt. Dies gelingt, indem Sie die Finger von unten ans Band führen.

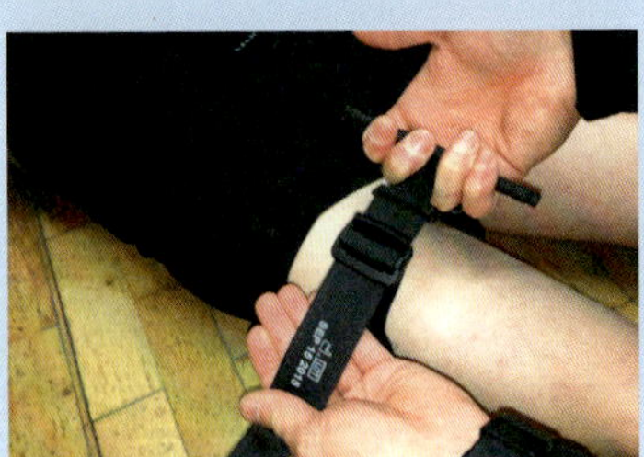

Abb. 131 ▶ Festziehen des Bandes

Ziehen Sie nun das zirkulär umgelegte Tourniquet fest. Um des Band gut festziehen zu können, ziehen Sie am Knebel des Tourniquets in die Gegenrichtung.

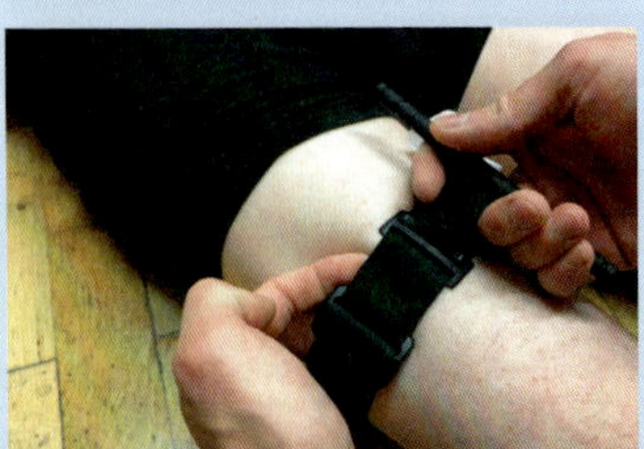

Abb. 132 ▶ Auf festen Sitz prüfen

Beachten: Ist das Band nicht fest genug angelegt, wird durch Drehen des Knebels keine ausreichende Kompression möglich sein.

Tab. 18 ▶ Tourniquet

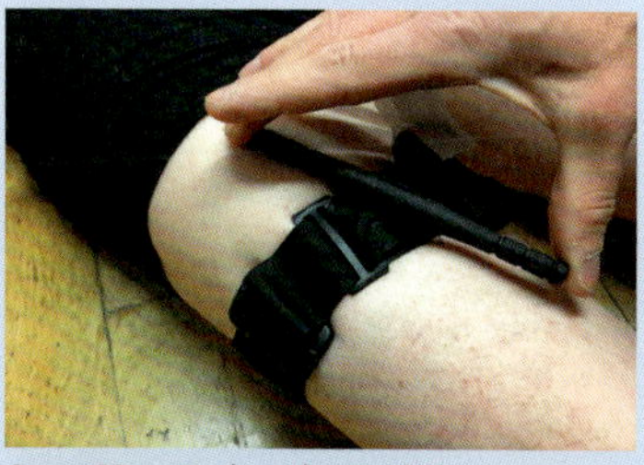

Abb. 133 ▶ Drehen des Knebels

Blutsperre schaffen
Drehen Sie nun den Knebel so lange, bis die Blutung steht. Dies erfordert sehr viel Kraft. Seien Sie unbesorgt, es gibt nur ein »zu locker« und kein »zu fest«!

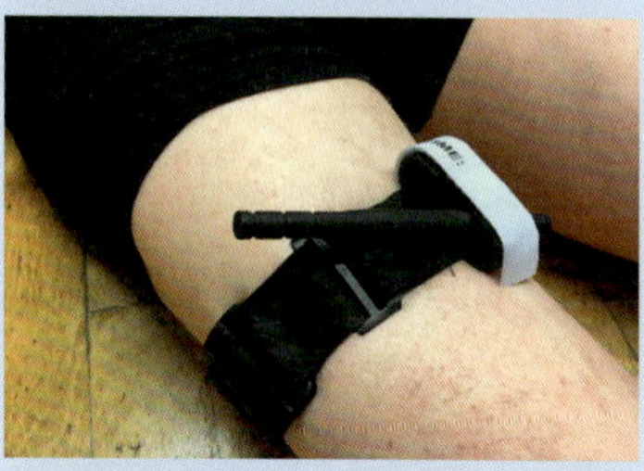

Abb. 134 ▶ Sichern des Knebels

Anlagezeitpunkt festhalten
Haken Sie den Knebel nun in den Klemmhaken ein und sichern Sie ihn, indem Sie das kleine Klettband über ihm schließen. Darauf muss der Zeitpunkt der Tourniquet-Anlage dokumentiert werden!

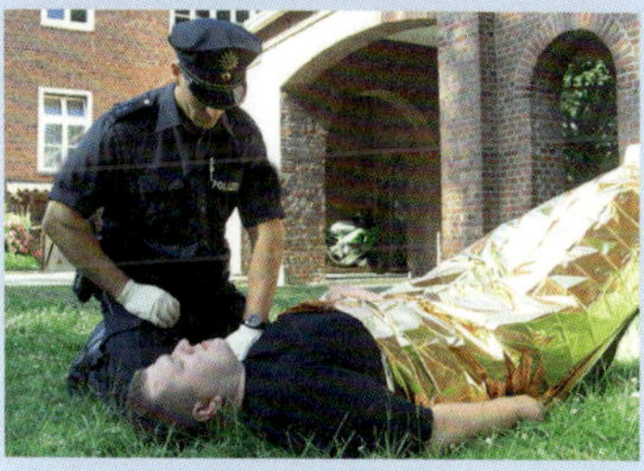

Abb. 135 ▶ Schockprophylaxe

Schockprophylaxe
Sorgen Sie für eine ausreichende Schockprophylaxe, indem Sie die Beine des Patienten hochlegen und ihn vor Wärmeverlust schützen. Betreuen Sie den Patienten bis zum Eintreffen des Rettungsdienstes.

6.10 Druckverband am Arm

Tab. 19 ▶ Druckverband am Arm

Bildliche Darstellung	Vorgehen
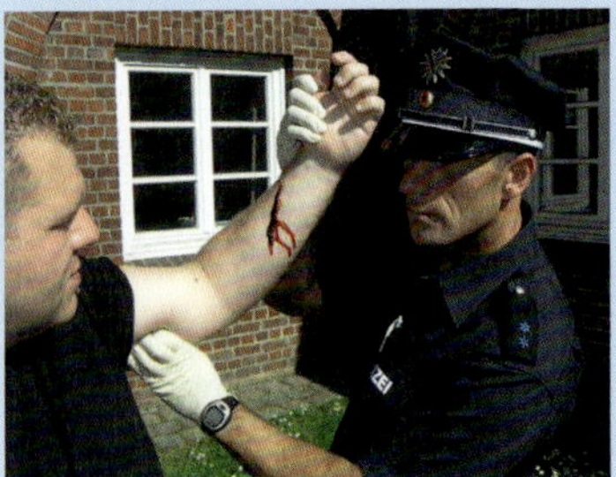 **Abb. 136 ▶** Person ansprechen und den verletzten Arm hochhalten	**Ansprechen und Hinlegen der Person** Sprechen Sie die Person an und sagen Sie ihr, dass Sie ihr helfen werden. Halten Sie den verletzten Arm hoch und lassen Sie die Person sich hinlegen.
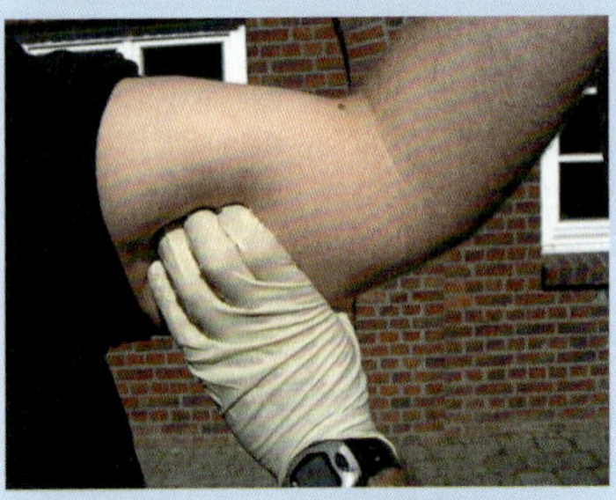 **Abb. 137 ▶** Schlagader abdrücken	**Abdrücken der Schlagader** Drücken Sie die Schlagader am Oberarm ab, indem Sie mit vier Fingern auf der Innenseite des Oberarms zwischen den Muskeln des Patienten direkt auf die Schlagader drücken. Vorzugsweise sollten Sie mit Ihrer rechten Hand abdrücken, wenn der rechte Arm verletzt ist, mit Ihrer linken, wenn der linke Arm verletzt ist.
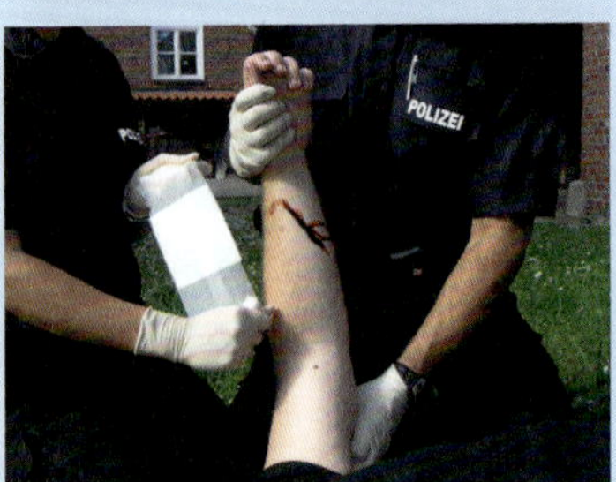 **Abb. 138 ▶** Verbandpäckchen öffnen	**Anlegen eines Druckverbands** Öffnen Sie ein Verbandpäckchen und nehmen Sie es aus der Packung. Wickeln Sie es ein wenig ab, bis die Wundauflage sichtbar wird.

Tab. 19 ▶ Druckverband am Arm

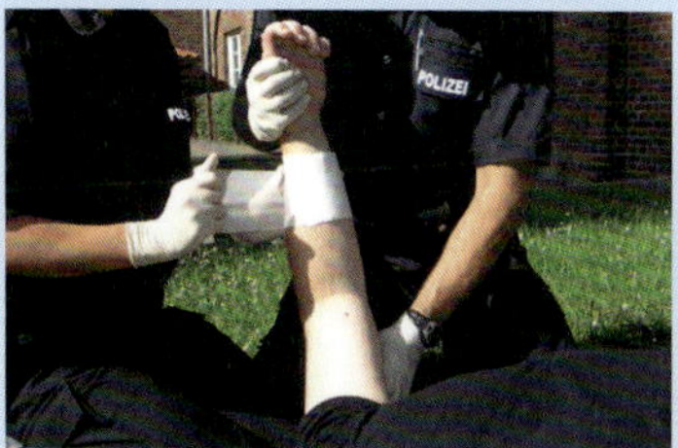

Abb. 139 ▶ Wundauflage sichern

Legen Sie die Wundauflage auf die Wunde und sichern Sie sie mit zwei bis drei Bindengängen.

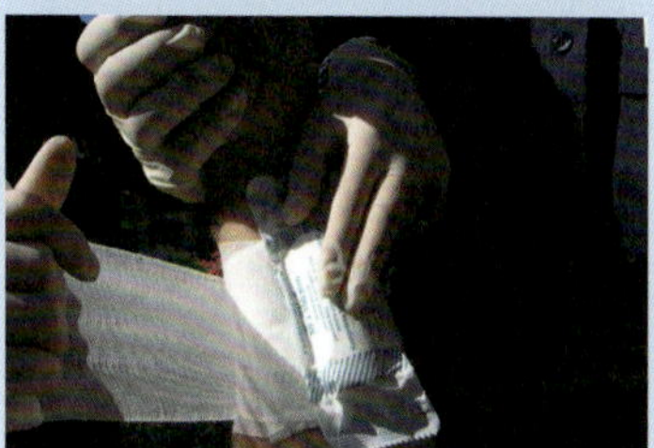

Abb. 140 ▶ Zusätzliches Verbandpäckchen auflegen

Legen Sie ein weiteres Verbandpäckchen oder einen anderen elastischen Gegenstand als Druckpolster auf die Stelle, wo sich die Wunde befindet.

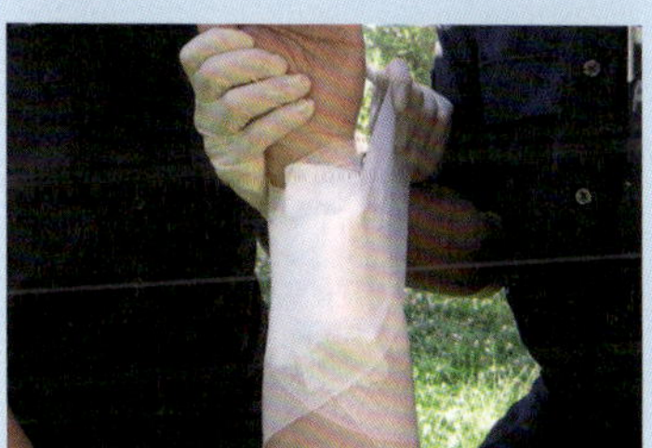

Abb. 141 ▶ »Achtertouren« wickeln

Wickeln Sie in sogenannten Achtertouren ca. vier Bindengänge. Eine Seite des Arms wird auf diese Weise sehr breit gewickelt, die Stelle über der Wunde sehr eng, sodass dort automatisch am meisten Druck entsteht (»Druckverband«). Achten Sie darauf, dass Sie nicht zu fest wickeln. Der Arm darf nicht eingeschnürt werden und es darf kein Blutstau entstehen. Beides können Sie verhindern, indem Sie gleichmäßig und mit nur lockerem Zug wickeln.

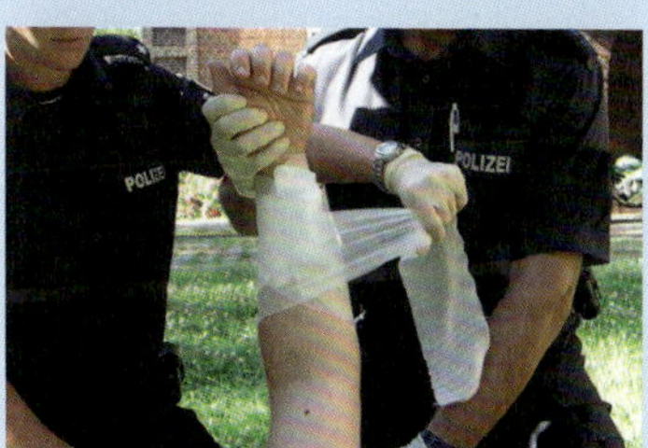

Abb. 142 ▶ Knoten vorbereiten

Lassen Sie beim Anlegen des Druckverbands genügend Binde übrig, um einen Knoten zu knüpfen – ca. 20 cm.

Tab. 19 ▶ Druckverband am Arm

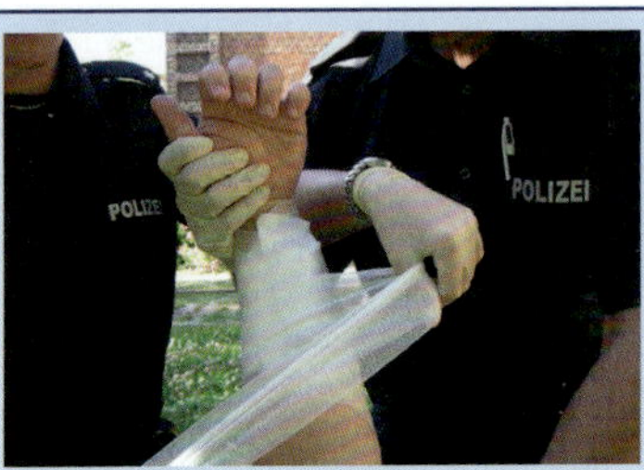

Abb. 143 ▶ Binde zurückwickeln

Legen Sie einen Ihrer Finger über die Stelle der Wunde in die Binde und wickeln Sie einmal um den Arm zurück.

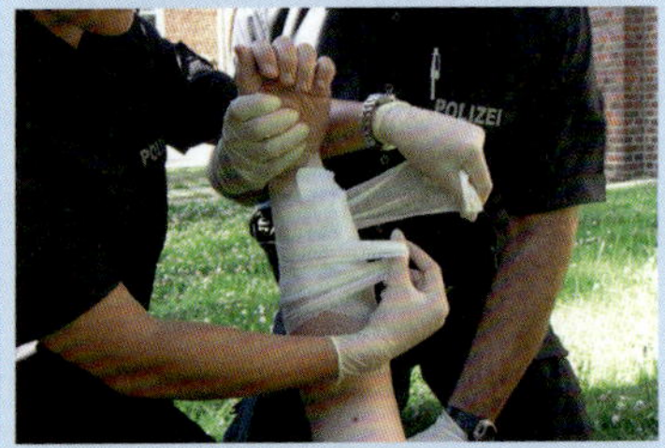

Abb. 144 ▶ Zwei Enden entstehen lassen

Sie haben nun zwei Enden. Machen Sie einen Knoten direkt über der Stelle der Wunde.

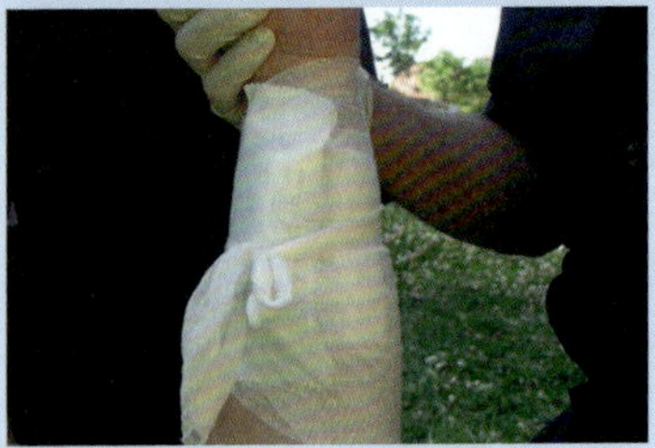

Abb. 145 ▶ Knoten über der Wunde

Befestigen Sie das lose Bindenende, indem Sie einen Knoten über der Stelle der Wunde machen. Ggf. können Sie auch einen Pflasterstreifen zu Hilfe nehmen. Wenn die Blutung durchsickert: Legen Sie ein weiteres Druckpolster auf das befestigte Polster und sichern Sie es mit einem weiteren Verband.

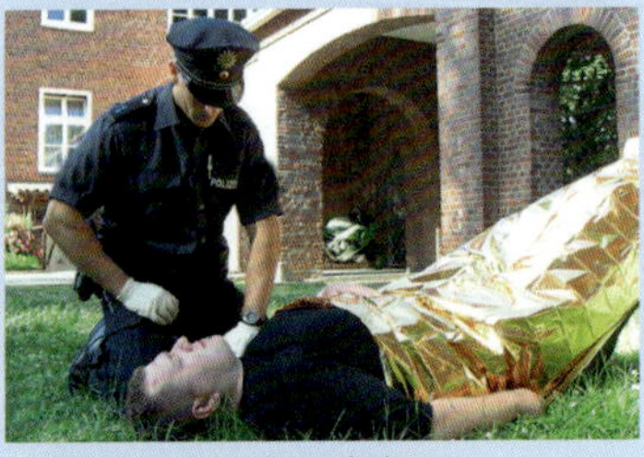

Abb. 146 ▶ Schockprophylaxe

Sorgen Sie für eine ausreichende Schockprophylaxe, indem Sie die Beine des Patienten hochlegen und ihn vor Wärmeverlust schützen. Betreuen Sie den Patienten bis zum Eintreffen des Rettungsdienstes.

6.11 Kopfverband

Tab. 20 ▶ Kopfverband

Bildliche Darstellung	Vorgehen
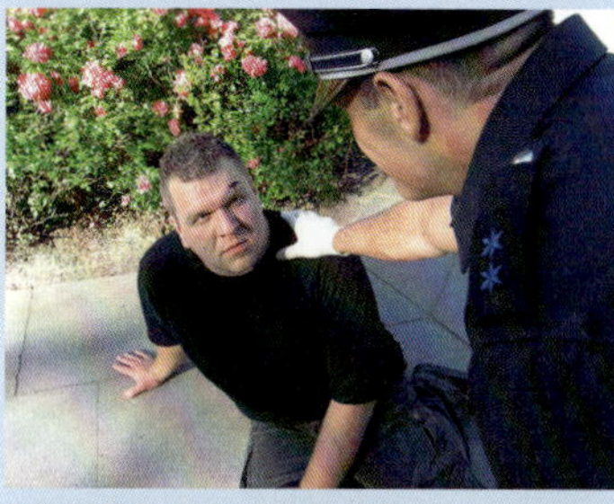 **Abb. 147 ▶** Person ansprechen	**Ansprechen der Person** Sprechen Sie die Person an und sagen Sie, dass Sie ihr helfen werden. Bitten Sie die Person, sich – wenn möglich – mit aufrechtem Oberkörper hinzusetzen.
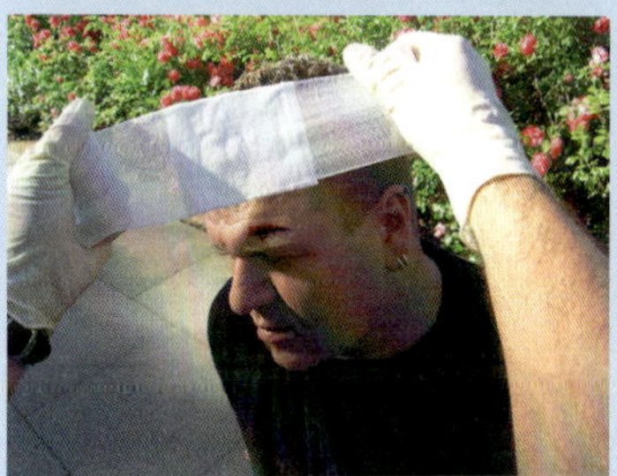 **Abb. 148 ▶** Wunde lokalisieren	**Anlegen eines Kopfverbands** Lokalisieren Sie die Wunde am Kopf. Eventuell müssen Sie mit einer Kompresse erst etwas Blut abtupfen, um die eigentliche Wunde zu sehen. Nehmen Sie anschließend ein Verbandpäckchen aus der Packung und legen Sie die eingearbeitete Kompresse auf die Wunde.
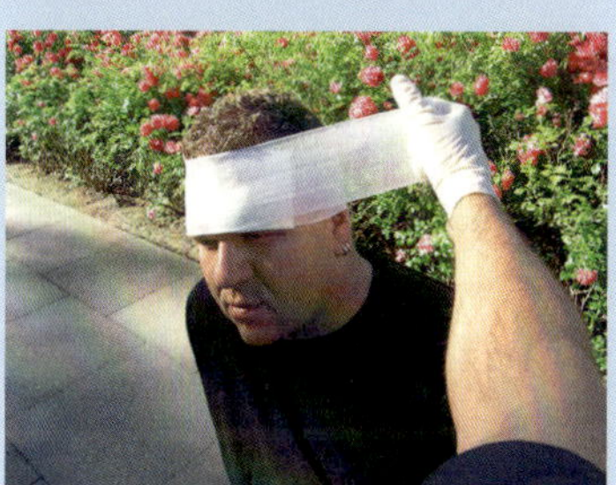 **Abb. 149 ▶** Erste Fixierung der Binde	Wickeln Sie zur ersten Fixierung zwei Runden der Binde um den Kopf.

<table>
<tr><th colspan="2">Tab. 20 ▶ Kopfverband</th></tr>
<tr><td>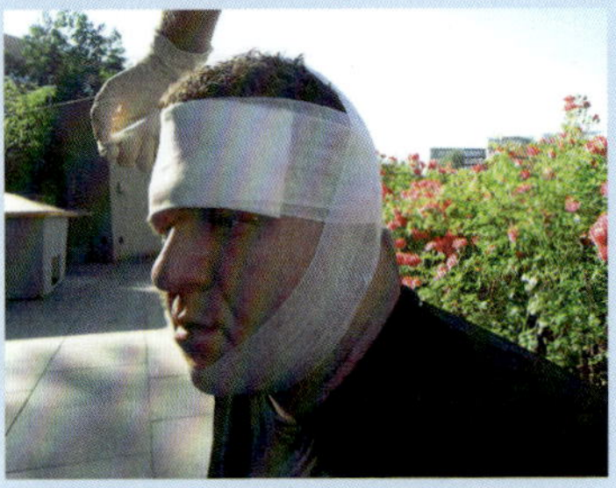
Abb. 150 ▶ Fixierung über das Kinn</td><td>Gehen Sie nun von hinten kommend mit dem Bindenmaterial nach unten um das Kinn herum und von dort aus gerade nach oben. Wickeln Sie anschließend zur besseren Fixierung eine gerade Runde vom Kinn zum Scheitel und zurück.</td></tr>
<tr><td>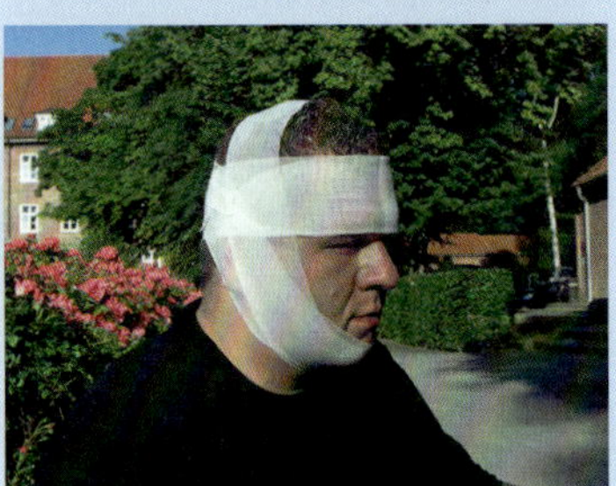
Abb. 151 ▶ Endgültige Fixierung</td><td>Wickeln Sie nun vom Kinn kommend schräg nach hinten zurück, bis Sie wieder eine Runde in der Waagerechten über die Wunde wickeln können. Fixieren Sie anschließend die Binde am Ende mit einem Klebestreifen.</td></tr>
</table>

6.12 Ruhigstellen eines Armes mit einem Dreiecktuchverband

<table>
<tr><th colspan="2">Tab. 21 ▶ Ruhigstellen eines Armes mit einem Dreiecktuchverband</th></tr>
<tr><th>Bildliche Darstellung</th><th>Vorgehen</th></tr>
<tr><td>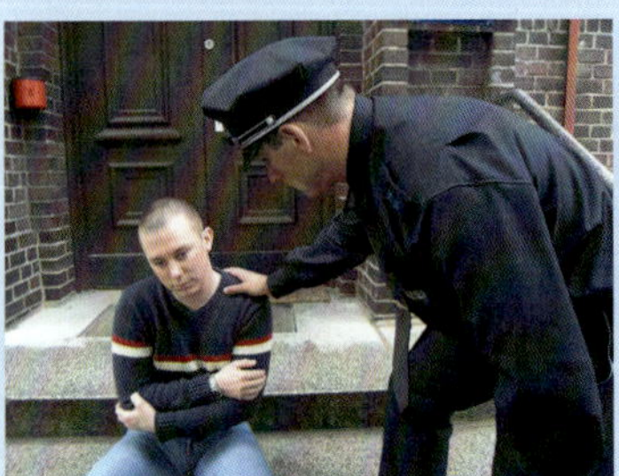
Abb. 152 ▶ Person ansprechen</td><td>Ansprechen der Person
Sprechen Sie die Person an und sagen Sie, dass Sie ihr helfen werden. Bitten Sie die Person, sich – wenn möglich – mit aufrechtem Oberkörper hinzusetzen.</td></tr>
</table>

Tab. 21 ▶ Ruhigstellen eines Armes mit einem Dreiecktuchverband

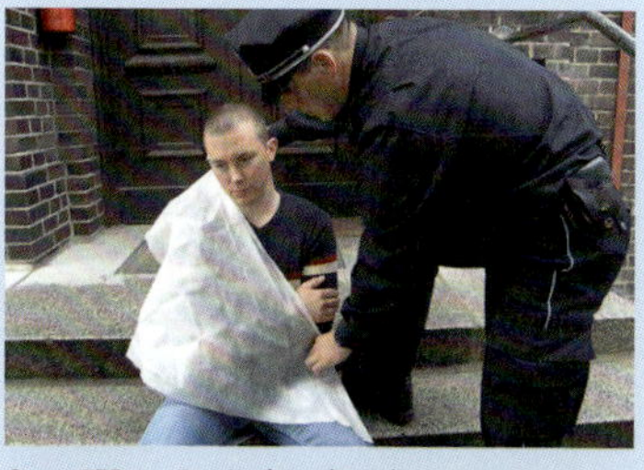

Abb. 153 ▶ Dreiecktuch anlegen

Anlegen eines Dreiecktuchverbands
Legen Sie das Dreiecktuch so vor die Brust des Patienten, dass die Spitze zum Ellenbogen des verletzten Armes und die Längsseite um den Nacken herum auf die unverletzte Körperseite zeigt.

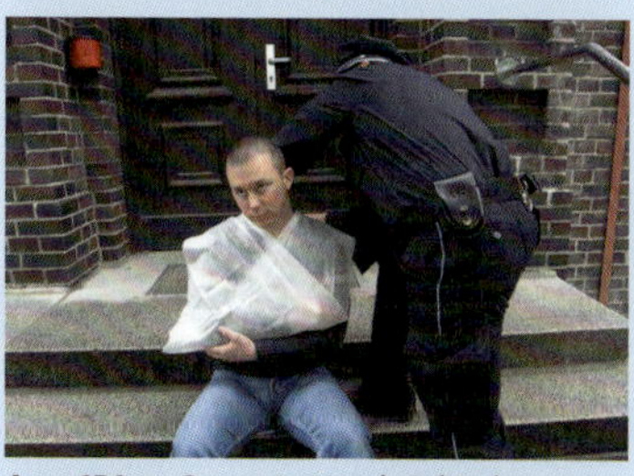

Abb. 154 ▶ Gesamte Hand einbinden

Das untere Ende wird nun unterhalb des verletzten Armes herum in Richtung des Kopfes geführt. Hierbei muss die gesamte Hand mit eingebunden werden, um eine Stabilisierung zu erreichen.

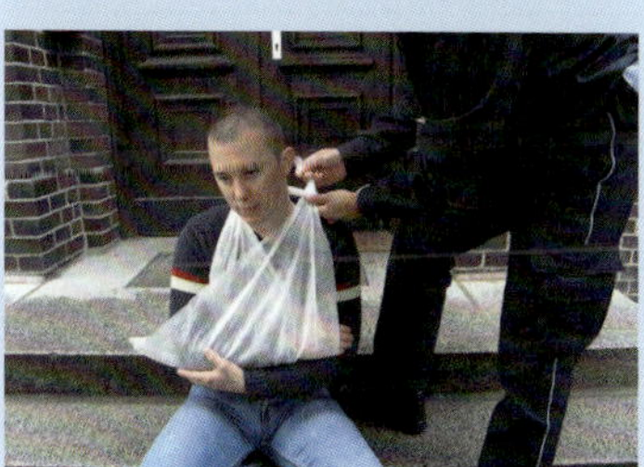

Abb. 155 ▶ Arm waagerecht fixieren

Verringern Sie die Länge des Tuches so, dass der Arm waagerecht im Dreiecktuch liegt.

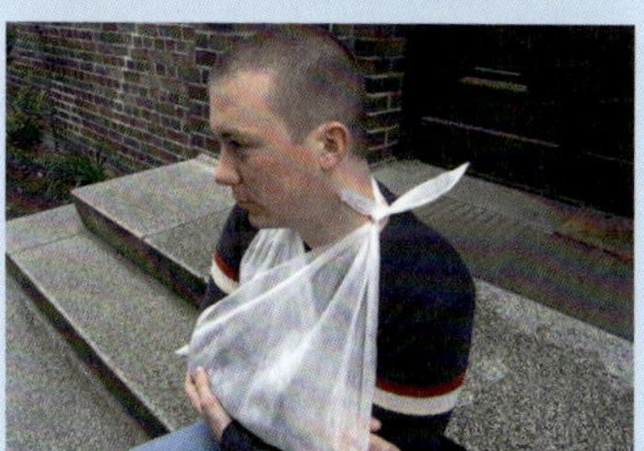

Abb. 156 ▶ Knoten anlegen

Knoten Sie die beiden Enden so hinter dem Kopf zusammen, dass der Knoten nicht direkt auf der Wirbelsäule liegt.

Tab. 21 ▶ Ruhigstellen eines Armes mit einem Dreiecktuchverband

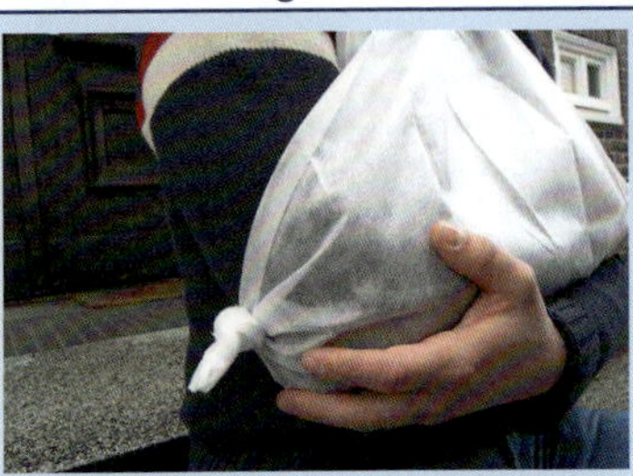

Abb. 157 ▶ 2. Knoten am Ellenbogen

Verknoten Sie das Ende am Ellenbogengelenk des verletzten Armes so, dass der Arm sicher im Tuch gehalten wird.

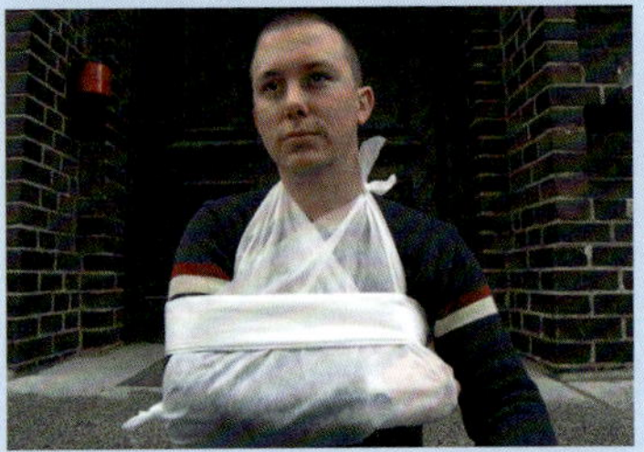

Abb. 158 ▶ Arm mittels Krawatte fixieren

Erstellen Sie aus einem weiteren Dreiecktuch eine Krawatte (siehe folgenden Abschnitt). Fixieren Sie damit den Dreiecktuchverband so, dass eine Bewegung des Armes ausgeschlossen ist.

6.13 Herstellen einer »Krawatte« aus einem Dreiecktuch

Tab. 22 ▶ Herstellen einer »Krawatte« aus einem Dreiecktuch

Bildliche Darstellung	Vorgehen
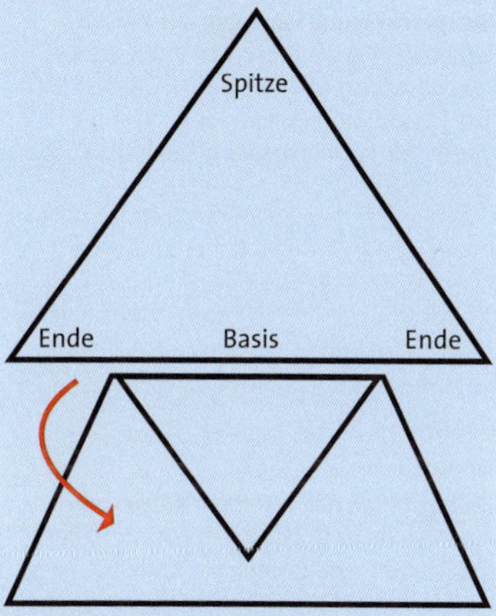 **Abb. 159** ▶ Spitze einschlagen	**Herstellen einer Krawatte** Nehmen Sie ein Dreiecktuch aus der Verpackung und breiten Sie es auf einer möglichst geraden und sauberen Fläche aus. Schlagen Sie die Spitze bis auf 2 – 3 Fingerbreit an die Basis heran.
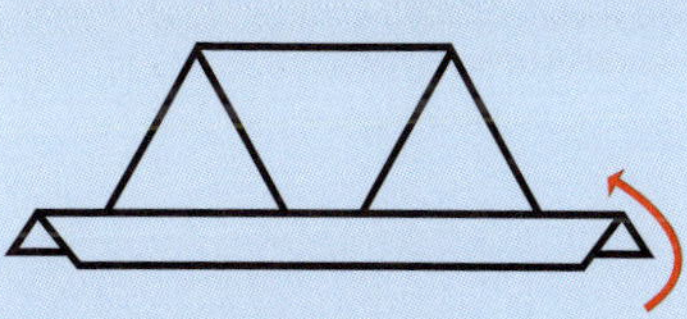 **Abb. 160** ▶ Basis umschlagen	Schlagen Sie die Basisseite des Dreiecktuchs zweimal ein.
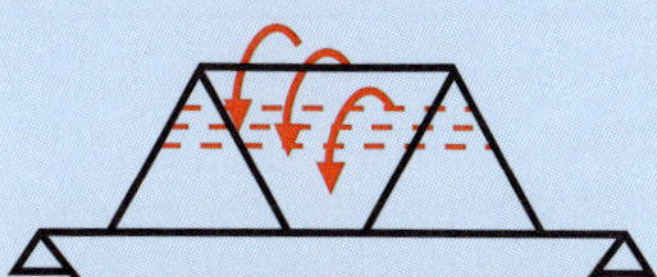 **Abb. 161** ▶ Wieder Spitze einschlagen	Schlagen Sie nun auch die andere Seite (Spitze) ein, jeweils ca. eine Handbreit, bis sich beide Seiten gegenüberliegen.
 **Abb. 162** ▶ Seiten aufeinanderlegen	Legen Sie beide Seiten bündig aufeinander.

6.14 Provisorisches Ruhigstellen von Bein und Fuß

Tab. 23 ▶ Ruhigstellen von Bein und Fuß

Bildliche Darstellung	Vorgehen
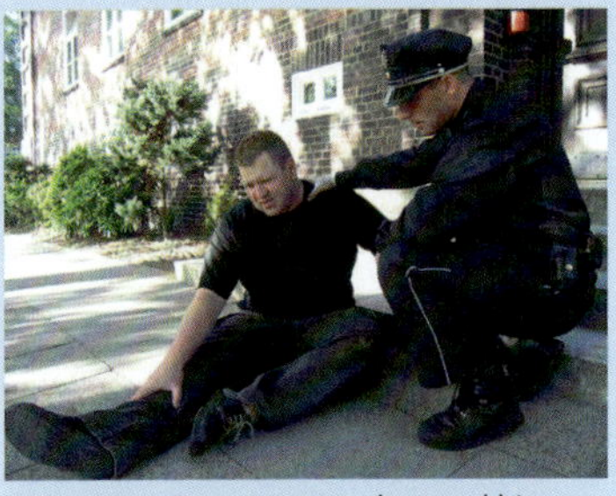 Abb. 163 ▶ Person ansprechen und hinlegen	**Ansprechen und Hinlegen der Person** Sprechen Sie die Person an und sagen Sie, dass Sie ihr helfen werden. Bitten Sie die Person, sich – wenn möglich – mit aufrechtem Oberkörper hinzusetzen oder hinzulegen.
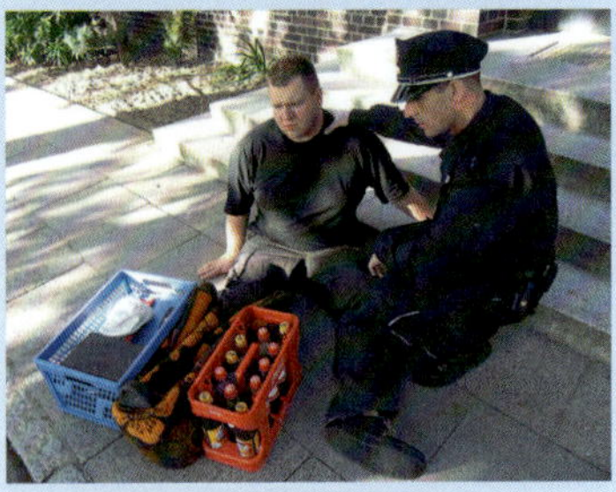 Abb. 164 ▶ Verletztes Körperteil ruhigstellen	**Ruhigstellen des verletzen Körperteils** Suchen Sie nach geeigneten Materialien, mit denen Sie das Bein, einschließlich des Fußes, ruhigstellen können. Polstern Sie den verletzten Körperteil gut ab und stellen Sie die herbeigeschafften Gegenstände eng an das Bein bzw. den Fuß.

6.15 Lagerungsarten

Eine dem Notfall entsprechende Lagerung spielt eine wesentliche Rolle innerhalb der zentralen Maßnahmen der Ersten Hilfe. Sie trägt entscheidend zur Verbesserung des Zustands des Patienten bei, daher sind entsprechende Kenntnisse für Ersthelfer unentbehrlich.

Die folgende Übersicht informiert über die Lagerungsarten in verschiedenen Notfallsituationen.

6.15.1 Atemnot

Lagerungsart: Lagerung mit erhöhtem Oberkörper

Ziel:
- Erleichterung der Atmung durch verbesserten Einsatz der Atemhilfsmuskulatur.

Abb. 165 ▶ Atemnot

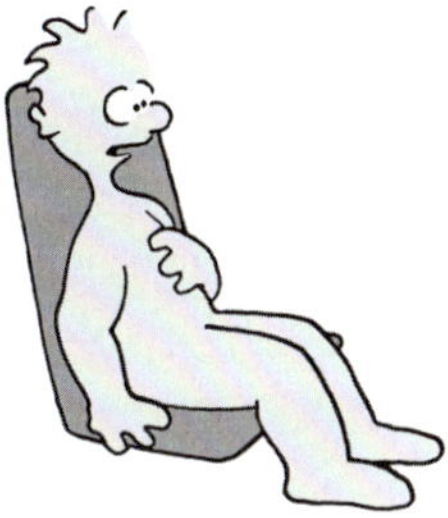

6.15.2 Bauchverletzungen (Abdominaltraumata)

Lagerungsart: Rückenlage mit Knierolle und Kopfpolsterung

Ziel:
- Verringerung der Bauchdeckenspannung
- Schmerzverringerung.

Abb. 166 ▶ Abdominaltrauma

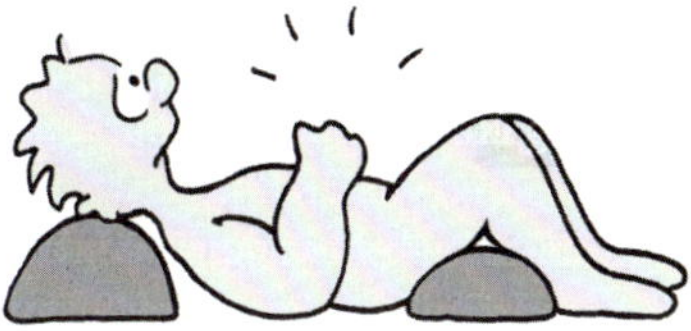

6.15.3 Bewusstlosigkeit

Hinweis: Alle bewusstlosen Personen werden bei vorhandenen Lebenszeichen in der stabilen Seitenlage gelagert!

Voraussetzung: ausreichende Spontanatmung

Lagerungsart: stabile Seitenlage

Ziel:
- Freihalten der Atemwege
- Verringerung der Gefahr des Erstickens an Erbrochenem.

Abb. 167 ▶ Stabile Seitenlage

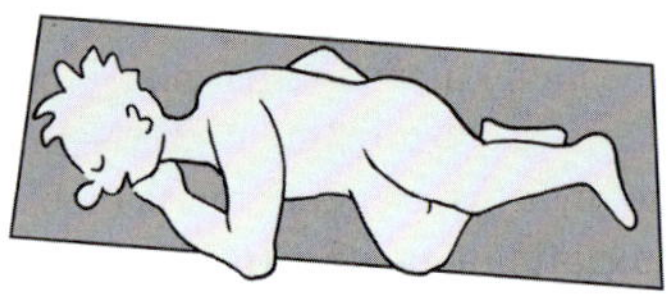

6.15.4 Brustkorb-/Oberkörperverletzungen

Lagerungsart: Lagerung mit erhöhtem Oberkörper auf verletzter Seite

Ziel:
- Ruhigstellung
- Minderung von Schmerzen
- Atemerleichterung durch Entlastung der unverletzten Seite.

Abb. 168 ▶ Thoraxtrauma

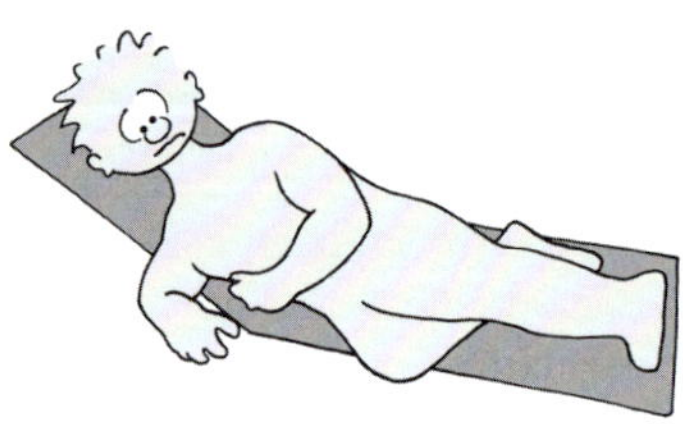

6.15.5 Extremitätenverletzungen

Lagerungsart: Flachlagerung, gesundes Bein erhöht

Ziel:
- Blutstillung
- Minderung von Schmerzen
- Vermeidung weiterer Schäden.

Abb. 169 ▶ Extremitätentrauma

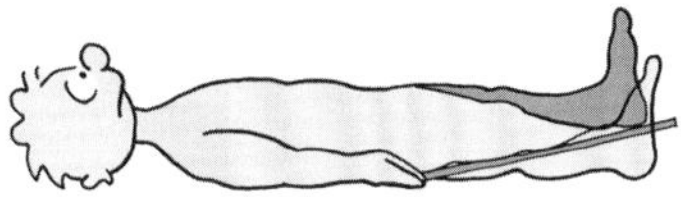

6.15.6 Herzinfarkt/Angina pectoris

Lagerungsart: Lagerung mit erhöhtem Oberkörper

Ziel:
- Entlastung des Herzens (Blut folgt der Schwerkraft, fließt vornehmlich in die Beine des Patienten)
- Atemerleichterung.

Abb. 170 ▶ Kardiogener Schock

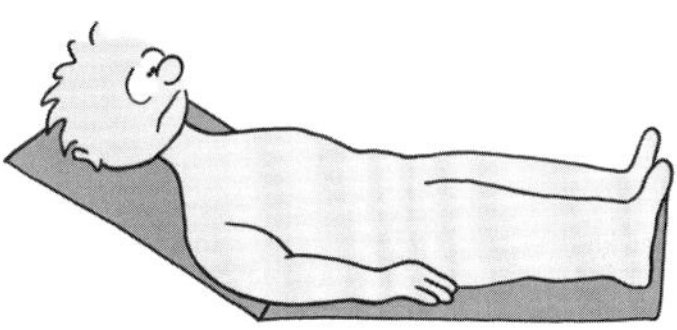

6.15.7 Kopfverletzungen

Lagerungsart: Lagerung mit erhöhtem Oberkörper

Ziel:
- Verminderung der Hirndurchblutung
- Minderung des Hirndrucks
- Minderung von Schmerzen.

Abb. 171 ▶ Schädel-Hirn-Trauma

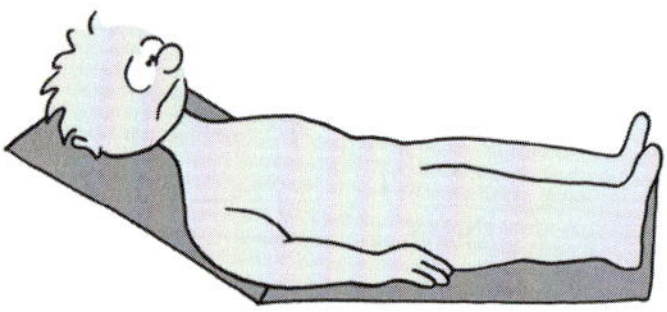

6.15.8 Schock (Volumenmangel)

Lagerungsart: Schocklage

Ziel:
- Verbesserung der Durchblutung lebenswichtiger Organe.
- Verbesserung des venösen Blutdurchflusses.

Abb. 172 ▶ Volumenmangelschock

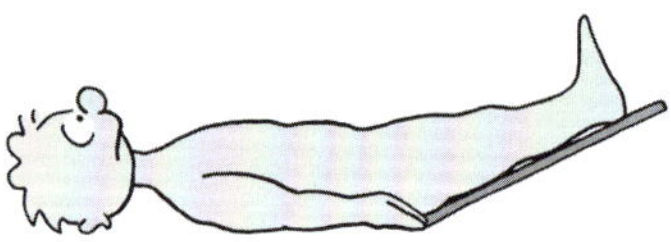

6.15.9 Verletzungen der Wirbelsäule

Lagerungsart: Flachlagerung in vorgefundener Lage

Ziel:
- Minderung von Schmerzen
- Vermeidung weiterer Schäden.

Abb. 173 ▶ Wirbelsäulentrauma

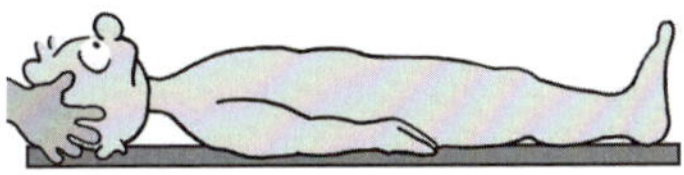

6.16 Notfälle, die einen Notarzt erfordern

Tab. 24 ▶ Notfälle mit Notarztindikation

Notfall	Erkennungszeichen
Atemstillstand	keine Atmung feststellbar
Atemstörung	erschwerte/unregelmäßige Atmung, Blaufärbung der Haut/Lippen
Bewusstlosigkeit	keine Reaktion auf Ansprechen/Anfassen
Blutung (stark)	große/tiefe äußere Blutung, Abtrennung von Gliedmaßen, Verdacht auf innere Blutung mit Schockzeichen, stumpfe Bauchverletzung
Blutung aus inneren Organen (stark)	Erbrechen/Aushusten von Blut
Eingeklemmte/verschüttete Person	Person ist z.B. nach Unfall in Pkw eingeklemmt
Elektrounfall	Bewusstlosigkeit, evtl. Strommarken
Gynäkologischer Notfall	starke Unterleibsschmerzen, evtl. starke Blutung
Herzanfall/ Herzinfarkt	starke Schmerzen im Brustbereich, Atemnot, (Todes-)Angst, Vernichtungsgefühl, Blässe
Schock	Bewusstseinseintrübung, Angst, Blässe, Unruhe, kalter Schweiß
Schwerverletzte Person	offene Schädel-, Brustkorb-, Bauchverletzung, offener Knochenbruch, (Verdacht auf) Becken-, Wirbelsäulen-, Brustkorb-, Oberschenkelbruch, Schuss-, Messerstichverletzung
Status asthmaticus	von allein nicht endender/sehr langer Asthmaanfall
Status epilepticus	von allein nicht endender/sehr langer Krampfanfall
Sturz aus großer Höhe	Unfallgeschehen
Unfall mit drei oder mehr Personen	größere Schadenslagen/Verkehrsunfälle
Verbrennung/Verätzung (stark)	Schockzeichen, Blasenbildung, Rötung, starke Schmerzen
Vergiftung	Bewusstlosigkeit, Hinweise auf Vergiftung

Anhang

▶ Giftinformationszentren

Informationszentren für Vergiftungen sind die Bindestellen zwischen Laien, Arzt und Krankenhaus. Hier kann man rund um die Uhr Hinweise und Verhaltensrichtlinien für verschiedene Vergiftungen erhalten. Je umfassender und ausführlicher die Informationen für die Giftnotrufe sind, desto genauer kann Ihnen geholfen werden.

Tab. 25 ▶ Kontaktadressen von Giftinformationszentren (Giftnotruf)

(Bundes-) Land	Telefonnummer
Baden-Württemberg (Freiburg)	(0761) 19 24 0
Bayern (München)	(089) 19 24 0
Berlin, Brandenburg (Berlin)	(030) 19 24 0
Bremen, Hamburg, Niedersachsen, Schleswig-Holstein (Göttingen)	(0551) 19 24 0
Hessen, Rheinland-Pfalz (Mainz)	(06131) 19 24 0
Mecklenburg-Vorpommern, Sachsen, Sachsen-Anhalt, Thüringen (Erfurt)	(0361) 730 730
Nordrhein-Westfalen (Bonn)	(0228) 19 24 0
Saarland (Homburg)	(06841) 19 24 0
Österreich (Wien)	(0043) 1 – 4 06 43 43
Schweiz (Zürich)	(0041) 44 – 2 51 51 51

Weitere Informationen zu Vergiftungen erhalten Sie auch im Internet unter www.giftinfo.de oder www.giftnotruf.de.

▶ Haus-/Wachenapotheke

Eine gut sortierte Hausapotheke kann nicht nur für den privaten, häuslichen Bereich eine hervorragende Hilfe im Falle leichter Erkrankungen sein. Sie stellt ebenso eine sinnvolle Ergänzung für die Ausstattung des Wachbetriebes dar. Vor allem in geschlossenen Einsätzen ist diese bei »Bagatellerkrankungen« sehr hilfreich. Die Haus-/Wachenapotheke sollte mindestens auf dem Stand eines Kfz-Verbandkastens (s.u.) sein. Darüber hinaus sind folgende Inhalte nützlich:

- rezeptfreie leichte Mittel gegen Schmerzen, Erkältungskrankheiten, Durchfall, Verdauungsstörungen
- Naturheilmittel wie Baldrian, Kamillenextrakt
- Hilfs- und Krankenpflegemittel, wie z.B. Augenspülflasche, Splitterpinzette, Fieberthermometer, Desinfektionsmittel und Alkoholtupfer.

Im privaten Bereich bietet es sich an, verordnete Medikamente der Hausapotheke hinzuzufügen. Wichtig ist, Arzneimittel mit Schachtel, Beipackzettel und Aufstellung über die Verordnung des Arztes (Medikamentenplan) griffbereit aufzubewahren.

Zur Lagerung sollte die Haus-/Wachenapotheke in einem besonderen Schrank, trocken und nicht zu warm untergebracht sein. Sie darf keinesfalls für Kinder zugänglich sein.

Auf Vollständigkeit und Gebrauchsfähigkeit der Haus-/Wachenapotheke achten. Arzneimittel entsprechend dem Verfallsdatum entsorgen.

Reiseapotheke

Für unterschiedliche Lebensbereiche (z.B. polizeilicher Einsatz, Urlaubsreise) wird die Einrichtung einer transportablen Apotheke empfohlen, die die wichtigsten Medikamente für eine schnelle und unbedenkliche Selbstmedikation bzw. eine gute Ausrüstung für die Erste Hilfe enthält. Während für den beruflichen Einsatz die Erste-Hilfe-Ausrüstung Priorität hat, sollte man im Privatleben auch für die Urlaubszeit auf Erkrankungen oder Verletzungen vorbereitet sein. Oft kommt es im Urlaub durch Klimawechsel, veränderte Hygieneverhältnisse, plötzlich abfallenden Stress oder ungenügend vorbereitete Aktivitäten zu Verletzungen oder Krankheiten. Folgendes sollte eine mobile Apotheke enthalten:

- Medikamente gegen Reisekrankheit
- Schmerzmittel
- Medikamente gegen Durchfall bzw. Verdauungsstörungen
- Arzneimittel gegen Erkältungskrankheiten
- Fieberthermometer (ggf. in stoßfestem Behältnis)
- Salben gegen Sonnenbrand und Insektenstiche
- Salben zur Schmerzlinderung bei Verrenkungen, Verstauchungen oder Prellungen
- Mittel zur Behandlung von Allergien
- Augen- bzw. Ohrentropfen
- Zeckenzange
- 2 mittelgroße Verbandpäckchen
- 2 Mullbinden (6 und 8 cm breit)
- Wundschnellverband (4 und 6 cm breit)
- 2 elastische Binden (8 cm breit)
- 1 Rolle Heftpflaster
- 1 Verbandschere
- 1 Splitterpinzette.

Die Reiseapotheke/mobile Apotheke sollte wie der Kfz-Verbandkasten für den Notfall schnell greifbar und der Aufbewahrungsort allgemein bekannt sein.

Individualreisen

Bei bestimmten Reisen kann es von großer Wichtigkeit sein, nicht nur eine gut sortierte Reiseapotheke mitzuführen, sondern vor Urlaubsantritt die eigenen Erste-Hilfe-Fertigkeiten aufzufrischen. Dies gilt insbesondere dann, wenn (professionelle) Hilfe aufgrund der Reisestrecke oder des Reiseortes nicht direkt erreicht werden kann.

Medikamente für Kinder

Viele Medikamente sind in Zusammensetzung und Dosierung nicht für Kinder geeignet. Dies ist vor allem bei Fieber und Beruhigungszäpfchen, Nasen- und Ohrentropfen der

Fall. Hier ist unbedingt die Rücksprache mit einem Arzt notwendig.

Halten Sie Rücksprache mit Ihrem Haus- bzw. dem Polizeiarzt über eine weitergehende Ausstattung Ihrer Haus- bzw. Wachenapotheke.

▶ Verbandkästen und Verbandmaterialien

Viele Menschen denken bei »Erster Hilfe« sofort an einen Unfall, mit Blut und Verletzten. Tatsächlich stellt die Versorgung von Wunden einen klassischen Part der Ersten Hilfe dar. Im Folgenden finden Sie Bilder und Informationen zu einigen gängigen Verband- und Hilfsmitteln.

In Abbildung 174 sehen Sie eine Rettungsdecke mit typischer Goldfarbe. Daneben liegen zwei Rollen Rollenpflaster, die zur Fixierung von Verbänden verwendet werden können, z.B. eines Verbandpäckchens. Dieses sehen Sie in Abbildung 176. Ein Verbandpäckchen zeichnet sich dadurch aus, dass es neben dem reinen Verbandstoff eine integrierte Kompresse (eine spezielle Wundauflage) hat.

Die Kompresse als Wundauflage ist auch einzeln erhältlich und wird vornehmlich als reine Wundauflage verwendet (Abb. 177). Eine Mullbinde (Abb. 178) verfügt im Gegensatz zu einem Verbandpäckchen über keine eingearbeitete Kompresse. Dreiecktücher können zum Anlegen von Verbänden, aber auch als Hilfsmittel zur Wundversorgung verwendet werden (Abb. 179).

In Abbildung 180 ist schließlich der meist bekannte Wundschnellverband zu sehen, der im Volksmund auch »Pflaster« genannt wird.

Grundsätzlich gilt, dass eine Wundreinigung von Ersthelfern nicht (mehr) vorgenommen werden soll. Manipulieren Sie also nicht mit »Hausmitteln« in oder an einer Wunde, sondern sorgen Sie für eine ausreichende Wundversorgung mit Schockprophylaxe.

Kontrollieren Sie in regelmäßigen Abständen an der Wache und bei Wagenübernahme Ihren Verbandkasten. Wo genau befindet er sich, wie ist er zugänglich und vor allem,

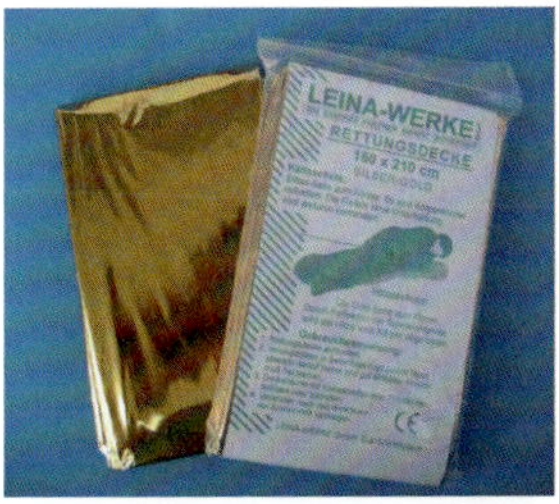

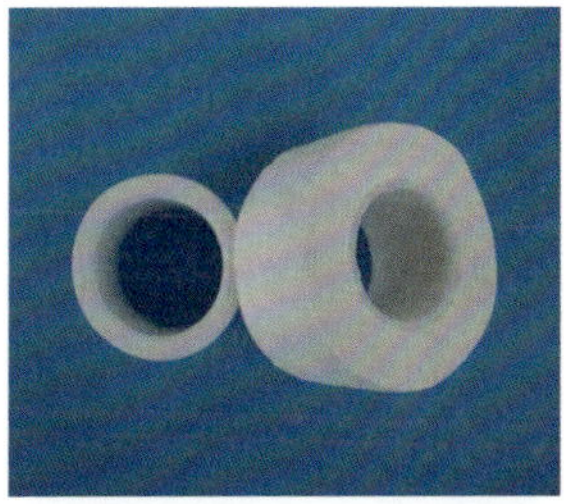

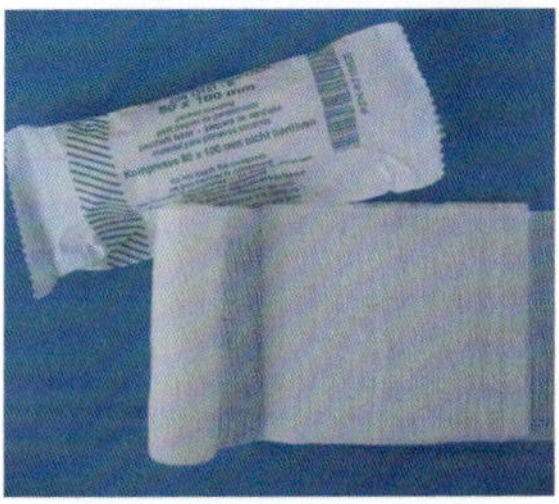

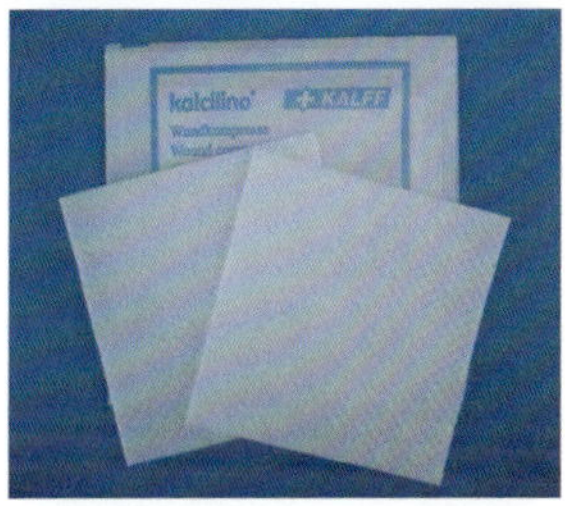

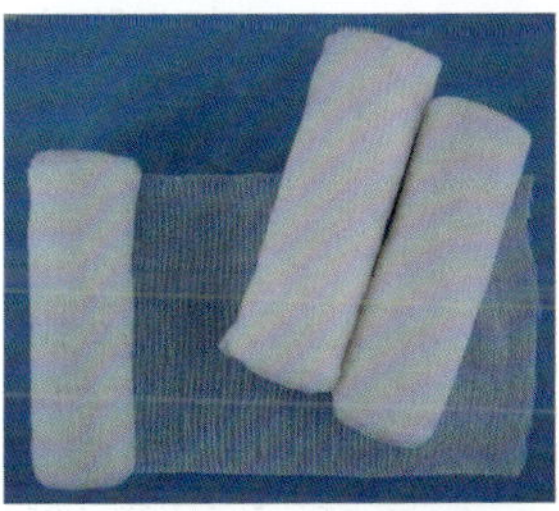

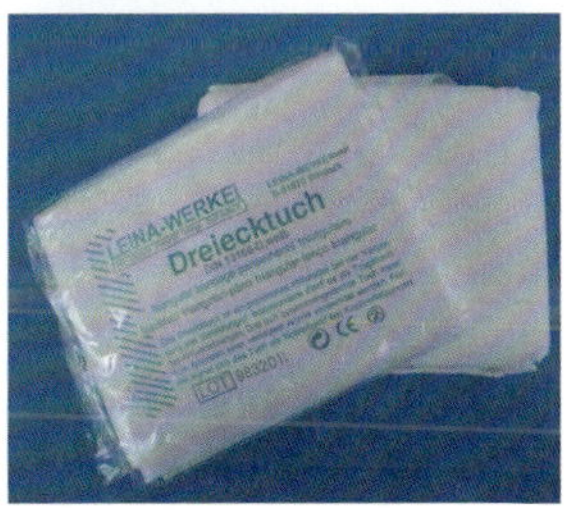

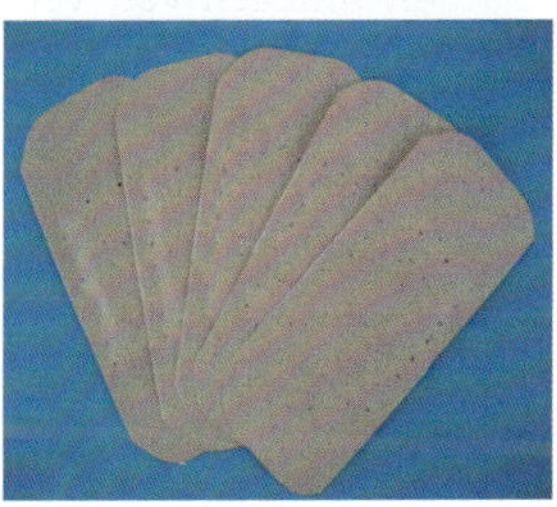

Abb. 174 – 180 ▶ Verschiedene Verbandmaterialien

ist er auch vollständig und das Verfallsdatum des Materials nicht abgelaufen? Rechnen Sie damit, dass der Verbandkasten benutzt, nicht aber aufgefüllt wurde. Fehlen dann Materialien, müssten Sie im Zweifelsfall vor Ort improvisieren.

Eine Liste mit dem vorgeschriebenen Inhalt eines Kfz-Verbandkastens und eines Verbandkastens für Betriebe finden Sie im Folgenden.

▶ Verbandkasten für Betriebe DIN 13157 sowie DIN 13169

(Stand: 2009)

TAB. 26 ▶ Verbandkasten für Betriebe

Nr.	Bezeichnung	Stückzahl Kasten klein (DIN 13157)	Stückzahl Kasten groß (DIN 13169)
1	Rollenpflaster, 5 m × 2,5 cm	1	2
2	Wundschnellverband, 10 × 6 cm	8	16
3	Fingerkuppenverband, 43 × 72 mm	4	8
4	Fingerverband, 120 × 20 mm	4	8
5	Pflasterstrip, 19 × 72 mm	4	8
6	Pflasterstrip, 25 × 72 mm	8	16
7	Verbandpäckchen klein	1	2
8	Verbandpäckchen mittel	3	6
9	Verbandpäckchen groß	1	2
10	Verbandtuch, 60 × 80 cm	1	2
11	Kompresse, steril 10 × 10 cm	6	12
12	Augenkompresse, 5 × 7 cm	2	4
13	Kälte-Sofort-Kompresse, Fläche mind. 200 cm^2	1	2
14	Rettungsdecke, 210 × 160 cm	1	2
15	Fixierbinde, 6 cm	2	4
16	Fixierbinde 8 cm	2	4
17	Dreiecktuch	2	4
18	Schere	1	1
19	Folienbeutel, verschließbar 30 × 40 cm	2	4
20	Vliesstofftuch, 20 × 30 cm	5	10
21	Einmalhandschuhe	4	8
22	Erste-Hilfe-Broschüre	1	1
23	Inhaltsverzeichnis	1	1

(Quelle: https://www.din13157.de/index.html sowie www.brewes.de)

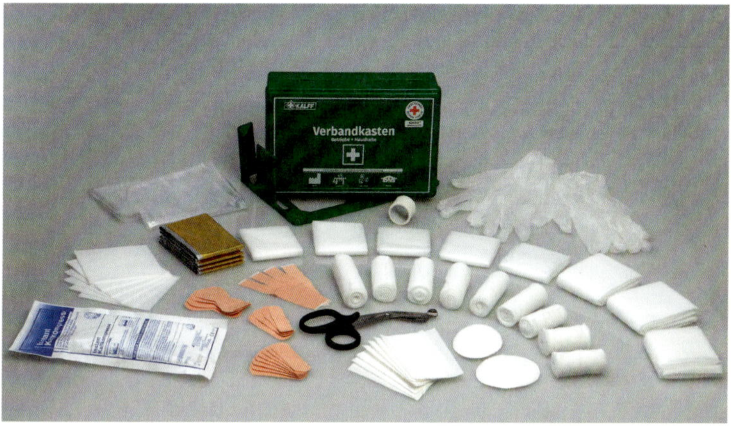

Abb. 181 ▶ Verbandkasten für Betriebe (Bild: Franz Kalff GmbH, Euskirchen)

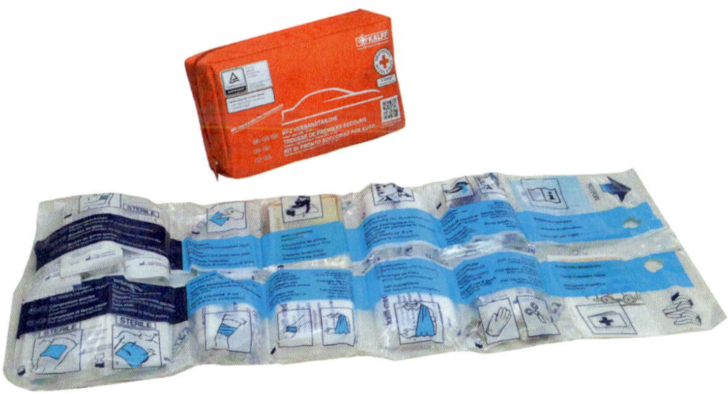

Abb. 182 ▶ Kfz-Verbandkasten, Ausführung als Tasche (Bild: Franz Kalff GmbH, Euskirchen)

▶ Verbandkasten für Kraftfahrzeuge DIN 13164

(Stand: 2014)

TAB. 27 ▶ Verbandkasten für Kraftfahrzeuge

Nr.	Bezeichnung	Stückzahl Kfz-Verbandkasten (DIN 13164)
1	Inhaltsverzeichnis	1
2	Anleitung zur Ersten Hilfe	1
3	Dreiecktuch	2
4	Einmalhandschuhe	4
5	Erste-Hilfe-Schere, 14 cm, kniegebogen	1
6	Feuchttuch zur Hautreinigung	2
7	Fixierbinden, 6 cm	2
8	Fixierbinden, 8 cm	3
9	Kompressen, steril 10 × 10 cm	6
10	14-teiliges Fertigpflasterset	1
11	Rettungsdecke, mind. 210 × 160 cm	1
12	Rollenpflaster, 5 m × 2,5 cm	1
13	Verbandpäckchen klein	1
14	Verbandpäckchen mittel	2
15	Verbandpäckchen groß	1
16	Verbandtuch, 40 × 60 cm	1
17	Verbandtuch, 60 × 80 cm	1
18	Wundschnellverband, 10 × 6 cm	4

(Quelle: https://www.adac.de/der-adac/rechtsberatung/ausruestung-und-wartung/verbandkasten/)

▶ Tauglichkeit des Kfz-Verbandkastens für den Einsatzdienst

Häufig hat sich gezeigt, dass die Verbandscheren eines normalen Kfz-Verbandkastens für einen schnellen und sicheren Gebrauch ungeeignet sind. Es bietet sich an, diese gegebenfalls durch eine höherwertige Schere zu ersetzen, damit im Einsatzfall gebrauchsfähiges Material zur Verfügung steht.

Dies giltumso mehr, wenn z.B. Kleidung in einem Einsatz zerschnitten werden muss.

Ziehen Sie das Erste-Hilfe-Material in die regelmäßigen Kontrollen der polizeilichen Einsatzmittel auf Vollständigkeit und Gebrauchsfähigkeit mit ein!

Autoren

DR. PHIL. CARSTEN ROELECKE, Jahrgang 1974; Staatsexamen für ein Lehramt an öffentlichen Schulen der Sekundarstufe I und II; Zusatzstudium der Informationstechnischen Grundbildung in der Lehrerausbildung; Lehrrettungsassistent; Organisatorischer Leiter Rettungsdienst; Master of Arts (M.A.) Öffentliche Verwaltung – Polizeimanagement; tätig als Referatsleiter im Stab der Direktion Einsatz der Polizei Bremen.

BRITTA VOLLER, Jahrgang 1974; Diplom-Verwaltungswirtin; Rettungshelferin; Kriminaloberkommissarin; tätig im Führungsstab der Kriminalpolizei Bremen.

Danksagung
Wir danken CARSTEN GRASSHOFF für die fachliche Begleitung, Inspiration und Unterstützung.

Kontakt:
Stumpf + Kossendey Verlagsgesellschft mbH
z.H. Dr. phil. Carsten Roelecke, Britta Voller
PF 1361
28183 Edewecht
service@skverlag.de
info@dr-roelecke.de
www.dr-roelecke.de

Abbildungsnachweis

Alle hier nicht aufgeführten Fotos und Grafiken wurden von den Autoren oder vom Verlag in deren Auftrag erstellt. Weitere Nachweise bei den Abbildungen.

ASB Bundesverband (2001) Frühdefibrillation durch Laien, Fachinformation, Seminarunterlagen für AED-Trainer. Arbeiter-Samariter-Bund Deutschland e.V., Köln
Kap. 4 Abb. 41

Michael Damm, Kent, WA 98032, USA
Kap. 5 Abb. 52, 53

Carsten Dombrowski
Kap. 4 Abb. 25

Enke K et al. (2015) (Hrsg.) Lehrbuch für präklinische Notfallmedizin, 5. Aufl., Stumpf und Kossendey, Edewecht
Kap. 2 Abb. 9; Kap. 4 Abb. 21, 22, 37; Kap. 5 Abb. 47

Franz Kalff GmbH
Dechant Wolfgarten Straße 85, 53881 Euskirchen
Anhang Abb. 181 und 182

GLORIA GmbH
Diestedder Straße 39, 59329 Wadersloh
Kap. 2 Abb. 16

Florent Josse, Ulm
Kap. 4 Abb. 30; Kap. 6 Abb. 128–134

Peer G. Knacke, Eutin
Kap. 5 Abb. 70

Marcel Neumann
DRK Rheinhessen-Nahe, Lotharstraße 11–13, 55116 Mainz
Kap. 4 Abb. 17–29

Physio-Control
Stresemannallee 4, 41460 Neuss
Kap. 4 Abb. 44

SAM Medical®
27350 SW, 95th Ave, Suite 3038, Wilsonville, OR 97070, USA
Kap. 4 Abb. 38

Dr. med. Ralf Schnelle, Stuttgart
Piktogramme: Sehen, Fühlen, Hören, Riechen
Zeichnungen: Kap. 5 Abb. 48–50, 55, 59, 65;
Kap. 6 Abb. 165–173

Tactical Medical Solutions
1250 Harris Bridge Road, Anderson, SC 29621, USA
Kap. 4 Abb. 23, 26

Wero Medical
Idsteiner Str. 94, 65232 Taunusstein
Kap. 4 Abb. 24

White RD, Hankins DG, Bugliosi TF (1998) Seven years' experience with early defibrillation by police and paramedics in an emergency medical services system. www.circulation aha.org (Abruf: 18.03.2003)
Kap. 4 Abb. 46

Wikipedia, Junglecat
Kap. 5 Abb. 69

Literatur

Adams HA, Hartmann B, Lehnhardt M et al. (o.J.) Erste Hilfe bei Brandverletzungen – eine Empfehlung der Deutschen Gesellschaft für Verbrennungsmedizin (DGV). Unter: https://www.verbrennungsmedizin.de/leitlinien-erste-hilfe-brandverletzungen.php (Abruf: 28.06.2018).

Arbeitskreis Notfallmedizin der Deutschen Gesellschaft für Anästhesiologie und Intensivmedizin (DGAI) (2016) Handlungsempfehlung zur prähhospitalen Anwendung von Tourniquets. Ulm: Arbeitskreis Notfallmedizin der Deutschen Gesellschaft für Anästhesiologie und Intensivmedizin.

Atzbach U, Hündorf H-P, Lipp R (2016) Notfallsanitäter upgrade. Edewecht: Stumpf & Kossendey.

BAuA (2016) Unfalltote und Unfallverletzte 2015 in Deutschland. Unter: https://www.baua.de/DE/Themen/Arbeitswelt-und-Arbeitsschutz-im-Wandel/Arbeitswelt-berichterstattung/Gesamtunfallgeschehen/Gesamtunfallgeschehen_node.html (Abruf: 28.06.2018).

Bellamy RF (1984) The causes of death in conventional land warfare: implications for combat casualty care research. In: Milit Med 149: 55–62.

Braunecker S (2016). Achtung, Stromschlag! Zur Anwendung von Elektroimpulswaffen im Polizeieinsatz. In: Rettungsdienst 39 (8): 780–782.

Champion HR, Bellamy RF, Roberts P, Leppaniemi A (2003) A profile of combat injury. In: J Trauma 54 (5): S13–S19.

Deutsche Bahn AG (2017) Hilfeleistungseinsätze im Gleisbereich der DB AG. Unter: http://www.fwvbw.de/fileadmin/Downloads/Aktuelles/Fachgebiete/Hilfeleistungseinsatz_im_Gleisbereich.pdf (Abruf: 10.05.2018).

Deutsche Gesellschaft für Unfallchirurgie (DGU) (2016) Kurzversion der S3-Leitlinie Polytrauma/Schwerverletzten-Behandlung. Unter: http://www.awmf.org/leitlinien/detail/ll/012-019.html (Abruf: 01.06.2018).

Eastridge BJ, Mabry RL, Seguin P, Cantrell J et al. (2012) Death on the battlefield (2001–2011): Implications for the future of combat casualty care. In: J Trauma Acute Care Surg 73 (6 Suppl 5): S431–S437.

Engelhardt M, Elias K (2017) »Stop the bleeding«. Aus Sicht der Gefäßchirurgie. In: Trauma u. Berufskrankheit 19 (Suppl 1): 70–74, unter: https://link.springer.com/article/10.1007/s10039-016-0224-8#CR3 (Abruf: 10.05.2018).

German Resuscitation Council (GRC) (Hrsg.) (2015) Reanimation 2015 – Leitlinien kompakt. Ulm: Deutscher Rat für Wiederbelebung.

Hetz SP (2006) Introduction to military medicine: A brief overview. In: Surg Clin N Am 86: 675–688.

Hoßfeld B, Josse F, Bohnen R, Garling A, Lampl L, Helm M (2015) TEMS – Taktische Medizin im Rahmen von Einsätzen der Strafverfolgungsbehörden. In: Notf.med. up2date 10: 33–4.

Josse F, Breitinger H (2016) Anlage eines Tourniquets: Schritt für Schritt. In: Rettungsdienst 39 (12): 1212–1216.

Karutz H, Lasogga F (2016) Kinder in Notfällen. Edewecht: Stumpf + Kossendey.

Kipker D (2016) Terroranschläge: Eine Herausforderung für die nicht-polizeiliche Gefahrenabwehr. In: Rettungsdienst 39 (8): 730–734.

Kleber C, Giesecke MT, Tsokos M, Haas NP, Buschmann CT (2013) Trauma-related preventable deaths in Berlin 2010: need to change prehospital management strategies and trauma management education. In: World J Surg 37: 1154–1161.

Lasogga F, Gasch B (2013) Psychische Erste Hilfe bei Unfällen. Edewecht: Stumpf + Kossendey.

Lieber A, Willy C (2009) Chirurgische Verletzungsmuster und -mechanismen. In: Willy C (Hrsg.) Weltweit im Einsatz – der Sanitätsdienst im Einsatz 2010. Bonn: Beta Verlag & Marketinggesellschaft mbH, S. 119–132.

Lippay C (2016) Taktische Lagen: Eigenschutz geht vor Fremdrettung! In: Rettungsdienst 39 (8): 738–742.

Mahler O, Reich C, Hoßfeld B (2015) Taktische Verwundetenversorgung: Großübung des Bundeswehrkrankenhauses Ulm. In: Rettungsdienst 38 (8): 782–788.

Semmel T (2016) ABCDE – Die Beurteilung von Notfallpatienten. München: Elsevier.

Tactical Rescue & Emergency Medicine Association (TREMA) e.V. (2013) Leitlinien der TREMA e.V. für Tactical Combat Casuality Care. Version 2.0. Unter: http://46.38.238.62/wp-content/uploads/2013/06/TREMA-e.V.-Guidelines-fuer-TCCC-2.0.pdf (Abruf: 24.06.2015).

TraumaRegister DGU® (o.J.), hrsg. von der Akademie der Unfallchirurgie GmbH (AUC) unter: http://www.traumaregister-dgu.de/de.

Glossar

ABCDE-Schema	standardisiertes Untersuchungsschema: Airway (A), Breathing (B), Circulation (C), Disability (D), Exposure (E)
Abdomen	Bauch, Bauchhöhle
Abszess	Eiterhöhle
adipös	fettleibig
Advanced Life Support (ALS)	erweiterte lebensrettende Maßnahme
Airway	Atemweg; beim C-ABCDE gehören darunter Freimachen und Freihalten der Atemwege
Akutes Abdomen	Überbegriff für meist plötzlich einsetzende Symptome bei einer Vielzahl von Krankheiten im Bereich der Bauchhöhle
Akutes Koronarsyndrom	medizinischer Fachbegriff für Herzinfarkt bzw. herzinfarktähnliche Erkrankungen
Alveolen	Lungenbläschen
Amnesie	Erinnerungslücke
Amphetamine	Anreger des zentralen Nervensystems, heben die Stimmungslage bis zur Euphorie; Gefahr von Gewöhnungseffekt und Sucht bei längerer Anwendung
Analgesie	Schmerzbekämpfung, Schmerztherapie
Analgetikum	Schmerzmittel
Anämie	Blutarmut
Anamnese	Erhebung der Krankheitsvorgeschichte
anaphylaktisch	auf einer Unverträglichkeitserscheinung beruhend
Anaphylaxie	Unverträglichkeitsreaktion
Antidot	Gegenmittel, Gegengift
Antihistaminikum	Antiallergiemittel

Aorta	Hauptschlagader, große Körperschlagader
Apathie	allgemeine Verlangsamung oder Teilnahmslosigkeit
Apnoe	Atemstillstand
Apoplex	Schlaganfall
Applikation	Verabreichung
Arrhythmie	Herzrhythmusstörung, Unregelmäßigkeit der Herzaktion
Arterie	Schlagader
Arteriosklerose	»Arterienverkalkung«, Arterienverhärtung
Aspiration	Ansaugen/Einatmen einer Substanz/eines Fremdkörpers in die Atemwege
Asthma bronchiale	chronisch entzündliche Atemwegserkrankung mit Verengung der Atemwege und Schleimbildung
Asystolie	Herzstillstand ohne elektrische Aktivität des Herzens
Atemgift	ein Stoff, der über die Atemwege in den Körper gelangt und dort eine schädigende Wirkung hervorruft
Atemhilfsmuskulatur	Muskulatur, die in Anspruch genommen wird, wenn besonders tief und schnell geatmet werden muss; das sind Teile der Brust-, Schultergürtel- und Kopf- und Halsmuskulatur
Automatisierte externe Defibrillatoren (AED)	computergestützte Geräte, die die Analyse des EKG-Rhythmus übernehmen und einen defibrillationspflichtigen EKG-Rhythmus erkennen
Azidose	Übersäuerung des Gewebes bzw. des Blutes
Basic Life Support (BLS)	Basismaßnahmen der Wiederbelebung

Betablocker	Medikamente zur Blockade der Betarezeptoren z.B. bei bestimmten Herzrhythmusstörungen, Bluthochdruck und Durchblutungsstörungen der Herzgefäße
Blutplasma	flüssiger Anteil des Blutes
Bradykardie	erniedrigte Herzfrequenz unter 60/min
Bradypnoe	verlangsamte Atmung
Breathing	Atmung; beim C-ABCDE ist damit die ausreichende Belüftung/Atemfunktion gemeint
Bronchien	Luftröhrenäste
Bronchiolen	Luftröhrenzweige
Bronchitis	Entzündung der Schleimhaut der unteren Atemwege
C-ABCDE	um »Critical Bleeding« (lebensbedrohliche Blutung) erweitertes ABCDE
COPD	Chronic Obstructive Pulmonary Disease (chronische obstruktive Lungenerkrankung)
Dehydratation	Wasser- und Elektrolytverlust/-mangel
Delir	Bewusstseinstrübung mit illusionärer Verkennung der Umwelt und Sinnestäuschungen
Desinfektion	Versetzung von lebendem oder totem Material in einen Zustand, in dem es nicht mehr infizieren kann
Diabetes mellitus	Zuckerkrankheit
Dialyse	»Blutwäsche«
Diarrhö	Durchfall
Diastole	Entspannungs- und Füllungsphase des Herzens
Disability	Unfähigkeit, Ausfall; beim C-ABCDE sind neurologische Ausfälle gemeint
DMS-Kontrolle	Kontrolle von Durchblutung, Motorik, Sensibilität

Dyspnoe	Luftnot, Atemnot
Elektrolyte	chemische Verbindungen, vor allem gelöste Salze, die in beweglichen Ionen vorliegen und elektrisch leitfähig sind
Embolie	Arterienverschluss durch ein losgelöstes Blutgerinnsel
Embolus	Blutgerinnsel, losgelöster Thrombus
Erythrozyt	rotes Blutkörperchen
Esmarch-Handgriff	Rettungsgriff, um die Atemwege freizuhalten
Exposition	Aussetzung, Darstellung
Exposure	Aussetzung; beim C-ABCDE ist das Entkleiden und Untersuchen des Patienten gemeint
Exsikkose	Austrocknung
Exspiration	Ausatmung
Extremitäten	Gliedmaßen: Arme, Beine
FAST-Test	Abfrageschema zur Diagnostik eines Schlaganfalls (Face, Arm, Speech, Time)
fibrillieren	unkontrolliertes, unkoordiniertes Zucken einzelner Fasern des Muskelgewebes
Fraktur	Knochenbruch
Gelbe Zone/ Warmer Bereich	Bereich einer Einsatzstelle, der unter bestimmten Bedingungen unter Schutz durch die Polizei vom Rettungsdienst betreten werden kann
Giemen	pfeifendes Atemgeräusch als Zeichen bronchialer Verengung; s.a. Stridor
Grüne Zone/ Kalter Bereich	an Einsatzstelle angrenzender Bereich, in dem sich der Rettungsdienst bei gefährlichen Lagen ohne besondere Absicherung aufhalten kann
Hämatom	Bluterguss/»blauer Fleck«
Hämatothorax	massive Einblutung in die Brusthöhle
Hämoglobin	roter Blutfarbstoff
Hautkolorit	Hautfarbe

Hautturgor	Haut- und Gewebespannung
Heimlich-Manöver/-Handgriff	Rettungsgriff bei drohender Erstickung
Herzinsuffizienz	Herzschwäche, ungenügende Leistung des Herzens
Hyperglykämie	Anstieg des Blutzuckerspiegels
Hyperthermie	Erhöhung der Körpertemperatur
Hypertonie/Hypertonus	Bluthochdruck
Hyperventilation	vertiefte, beschleunigte Atmung
Hypoglykämie	Unterzuckerung
Hypotension	erniedrigter Blutdruck
Hypothermie	Absinken der Köpertemperatur; Unterkühlung
Hypotonie	erniedrigter Blutdruck
Hypovolämie	Volumenmangel im Kreislaufsystem, »Blutmangel«
Hypoxämie	Absinken des Sauerstoffgehalts im Blut
Hypoxie	Sauerstoffmangel, Sauerstoffunterversorgung
Immobilisierung	körperliche Ruhigstellung
Immunsuppressivum	Medikament zur Unterdrückung immunologischer Körperreaktionen
Indikation	Anwendungsgebiet
Infektion	Ansteckung
Inhalation	Einatmung
inhalativ	über die Atmung aufnehmen
Inspektion	Untersuchung
Inspiration	Einatmung
insuffizient	ungenügend, nicht ausreichend
Insulin	Hormon, das den Zuckerspiegel senkt
Intoxikation	Vergiftung
intramuskulär	in die/in den Muskel(n)
intravenös	in eine/in einer Vene

inverse Atmung	umgekehrte Atmung, auch Schaukelatmung genannt; Brustkorb zieht sich bei Einatmung nach innen und Bauchraum wölbt sich vor; Anzeichen für komplette Atemwegsverlegung
Kammerflimmern	schnelles, unkoordiniertes Fibrillieren des Herzmuskels; ventrikuläres Flimmern
Kapillaren	Haargefäßnetz
kardial	das Herz betreffend
Kohlenhydrate	Zucker
Kolik	starker wellenförmiger Schmerz durch spastisches Zusammenziehen eines Bauchhohlorganes
kollabieren	zusammenbrechen, zusammenfallen
Koma	tiefe Bewusstlosigkeit
Kompensation	Ausgleich
Kontamination	Verunreinigung, Verschmutzung
Kontraindikation	Gegenanzeige
Larynx	Kehlkopf
Läsion	Schädigung
Letalität	Sterblichkeitsrate
Leukozyt	weißes Blutkörperchen
Ligament(um)	Band
Lipid	Fett
Lippenbremse	Atemtechnik zur erschwerten Ausatmung, um Atemwegsdruck zu erhöhen und Sauerstoffversorgung zu verbessern
Menstruation	(weibliche) Monatsblutung
metabolisch	stoffwechselbedingt
Monitoring	Überwachung von Vitalfunktionen mittels technischer Apparate
Multiorganversagen	gleichzeitiges Versagen mehrerer Organe
Nekrose	Absterben von Gewebe

normofrequent	mit normaler Frequenz
Obstruktion	Verengung
Ödem	vermehrte Wasseransammlung im Gewebe, Gewebeschwellung
Oxygenierung	Sauerstoffversorgung in Blut/Gewebe; Zuführung von Sauerstoff
Palpation	Abtasten
Pankreas	Bauchspeicheldrüse
paradoxe Atmung	Brustkorb senkt sich bei der Einatmung und hebt sich bei der Ausatmung im Bereich von gebrochenen Rippen
Parese	Lähmungserscheinung
pathogen	krankmachend, krankheitserregend
pathologisch	krankhaft verändert
Penetration	Eindringen von Gegenständen in Körper(-teile)
Perforation	Durchbruch, Durchdringung
Perfusion	Durchblutung
peripher	körperfern
pH-Wert	Maß für die Konzentration von Wasserstoffionen und damit den sauren oder basischen Charakter einer wässrigen Lösung
physiologisch	die Lebensvorgänge im Organismus betreffend
Plasma	flüssige Bestandteile des Blutes
Plazenta	Mutterkuchen
Pleura	Brustfell
Pleuraspalt	Spaltraum zwischen Brust- und Lungenfell
Pneumonie	Lungenentzündung
Pneumothorax	Eindringen von Luft in den Pleuraspalt und folgendes Zusammensinken des betroffenen Lungenflügels

Polytrauma	Mehrfachverletzung, wobei eine Verletzung oder die Summe aller Verletzungen lebensgefährlich ist
Protein	Eiweiß
proximal	körpernah
Psychose	Umschreibung für endogene psychiatrische Störungen im weitesten Sinne; diagnostisch-umschreibender Begriff für ein schizophrenes Syndrom
pulmonal	die Lunge betreffend
Punktion	Einstechen in einen Hohlraum oder Gefäß des Körpers
Radialispuls	Puls der Arteria radialis; an der Daumenseite des Handgelenks fühlbar
Rautek-Griff	Rettungsgriff zur Rettung von Personen aus unmittelbarer Gefahr
Regurgitation	Zurückfließen von Mageninhalt in den Mund-Rachen-Raum
Rekapillarisierung	Wiederfüllung der kleinen Blutgefäße
Reklination	Zurückbeugen
rektal	im Mastdarm/Enddarm
Reperfusion	Wiederdurchblutung
Repetition	Wiederholung, Wiederholungsgabe von Medikamenten
Reposition	Wiedereinrichtung z.B. einer Fraktur
Respiration	Atmung
Rote Zone/Heißer Bereich	Bereich, der aufgrund unmittelbarer Gefahr vom Rettungsdienst nicht betreten werden darf
Ruptur	Zerreißung, Einriss
SAMPLE/SAMPLER-Anamnese	strukturierte Untersuchung: Symptome (S), Allergien (A), Medikamente (M), Patientengeschichte (P), Letzte Mahlzeit (L), Ereignis (E), Risikofaktoren (R)

Säure	Verbindung, die Wasserstoffionen abgeben kann; Lösungen mit einem pH-Wert < 7
Schnappatmung	pathologischer Atemtypus; langsame, von größeren Pausen unterbrochene flache Atemzüge
Sedativa	Beruhigungsmittel
Sepsis	generalisierte Blutvergiftung
septischer Schock	entzündlicher Vergiftungsschock
sichere Todeszeichen	Totenflecke, -starre, Leichenfäulnis, mit dem Leben unvereinbare Verletzungen
Somnolenz	Schläfrigkeit
Sopor	tiefe Schläfrigkeit
Spannungspneumothorax	besondere Form des Pneumothorax
Status epilepticus	anhaltender epileptischer Anfall oder wiederkehrende epileptische Anfälle innerhalb kurzer Zeit
Stridor	pfeifendes Atemgeräusch
Stupor	Bewusstseinsstörung; Reaktion erfolgt nur auf starke (Schmerz-)Reize
suffizient	ausreichend
Suizid	Selbsttötung
Suizidalität	auf den eigenen Tod zielende Denk- oder Verhaltensweisen
Systole	Kontraktions- und Auswurfphase des Herzens
Tachykardie	erhöhte Herzfrequenz
Tachypnoe	beschleunigte Atmung
Thorax	Brustkorb
Thrombose	Venenverschluss
Thrombozyten	Blutplättchen
Tourniquet	Abbindesystem
Toxin	Giftstoff
toxisch	giftig

Trachea	Luftröhre
Trauma	Verletzung
Ulkus	Geschwür
Uterus	Gebärmutter
Venen	Blutadern
Ventilation	Belüftung der Lunge
Ventrikel	Kammer; Herzkammer, Hirnkammer
Verlegung	Verschluss/Blockade (z.B. der Atemwege)
Viren	kleinste infektiöse Einheiten
Vitalparameter/ -funktionen	Atmung, Kreislauf, Bewusstsein
Vorhof	Hohlraum des Herzens
WASB-Schema	Schema zur schnellen Einstufung der Bewusstseinslage in: wach (W), Reaktion auf Ansprache (A), Reaktion nur auf Schmerzreiz (S), bewusstlos (B)
Zwerchfell	wichtiger Atemmuskel
Zyanide	Salze der Blausäure
Zyanose	Blaufärbung von Haut und Schleimhäuten

Index

C

D

E

T

U

V

W

Z

Eigene Notizen